U0197016

北京大学叙事医学丛书

中国叙事医学案例与实践

Narrative Medicine Cases and Practice in China

主编 郭莉萍

北京大学医学出版社

ZHONGGUO XUSHI YIXUE ANLI YU SHIJIAN

图书在版编目（CIP）数据

中国叙事医学案例与实践 / 郭莉萍主编 . — 北京：
北京大学医学出版社 , 2022.9
ISBN 978-7-5659-2612-9

Ⅰ . ①中… Ⅱ . ①郭… Ⅲ . ①叙述学—应用—医学—
研究 Ⅳ . ① R

中国版本图书馆 CIP 数据核字 (2022) 第 043132 号

中国叙事医学案例与实践

主　　编：郭莉萍
出版发行：北京大学医学出版社
地　　址：（100191）北京市海淀区学院路 38 号　北京大学医学部院内
电　　话：发行部 010-82802230；图书邮购 010-82802495
网　　址：http://www.pumpress.com.cn
E－mail：booksale@bjmu.edu.cn
印　　刷：中煤（北京）印务有限公司
经　　销：新华书店
责任编辑：刘　燕　　责任校对：靳新强　　责任印制：李　啸
开　　本：880 mm×1230 mm　1/32　印张：11.625　字数：310 千字
版　　次：2022 年 9 月第 1 版　2022 年 9 月第 1 次印刷
书　　号：ISBN 978-7-5659-2612-9
定　　价：68.00 元

本书由
北京大学医学出版基金资助出版

编者名单

主　编　郭莉萍　北京大学医学人文学院

编　者（按姓氏汉语拼音排序）

陈德芝　上海市医学伦理学会

陈　妍　北京回龙观医院

范晓艳　清华大学附属垂杨柳医院

耿庆山　广东省人民医院

郭莉萍　北京大学医学人文学院

郭　伟　首都医科大学附属北京天坛医院

何　雪　首都医科大学附属北京安贞医院

黄　蓉　北京大学医学人文学院

黄旭芬　湖南省肿瘤医院

蒋　玲　湖南省肿瘤医院

李慧茹　清华大学附属垂杨柳医院

刘　峰　湖南省肿瘤医院

刘　耕　北京积水潭医院

刘贵浩　广东省人民医院

刘晓红　湖南省肿瘤医院

陆　夏　首都医科大学宣武医院

彭望连　湖南省肿瘤医院

邵　静　北京回龙观医院

孙叶萍　上海市嘉定区中心医院

唐志敏　郑州市第六人民医院

童　菲　湖南省肿瘤医院

王　昊　中国中医科学院

王　静　首都医科大学附属北京天坛医院

王子旭　中国中医科学院

文忞霓　湖南省肿瘤医院

严　晋　广东省人民医院

杨德松　湖南省肿瘤医院

杨　辉　湖南省肿瘤医院

杨秋莉　中国中医科学院

易丽丽　湖南省肿瘤医院

尹　琳　中日友好医院

张乐蒙　湖南省肿瘤医院

张　凌　中日友好医院

张燕华　上海市嘉定区中心医院

赵　斌　北京积水潭医院

赵　威　北京大学第三医院

郑卫平　广东省人民医院

朱　眉　郑州市第六人民医院

邹　然　湖南省肿瘤医院

编写秘书　李远达　北京大学医学人文学院

丛书序

叙事医学自 2011 年正式进入我国以来，其发展速度有些令人瞠目，从一朵悄然绽放的小野花，俨然变成了沁人心脾的玫瑰田。探究其背后动因，约略有三。首先，医学技术迅猛发展，反而让越来越多的医护人员认识到医学和技术主义的局限性，似乎我们能做的很多，但患者的感觉反而变差，这个悖论需要破解；其次，经过了两次医改，我国的医患关系也发生了巨大变化，当下复杂的医患关系倒逼我们寻找解决方法；再次，这个过程，特别是"做得更多，感觉更差"的体验与西方国家是相似的，因此肇始于西方的医学人文也得以进入我国。同样相似的是，我们也在寻找医学人文与临床实践相结合的方法。这时，叙事医学恰逢其时地出现了，并被及时地引入我国。它让医护人员意识到，原来消除技术主义带来的疏离感、改善医患关系以及建立医患同盟的钥匙就在自己手里，正如叙事医学创始人丽塔·卡伦（Rita Charon）所说："医学人文是可以说的概念，而叙事医学是可以做的事情。"

叙事医学在我国的发展特点鲜明。它不但是卡伦最初定义的由医护人员带有叙事能力而主动实施的、自上而下实践医学的一种方式，也是心理学、语言学、文学等学科，乃至公众按照各自的方法对医患相遇过程、患病体验等的研究和描述。我将上述两种形式分别称为"狭义叙事医学"和"广义叙事医学"。广义叙事医学的参与者不但有医护人员，还有人文学者，更有作为主要医疗参与方的普罗大众。叙事医学关注患者的疾病体验和独特性，弥补了循证医学的不足，同时将不同的学科视角及大众期盼代入研究医疗过程的医患互动中来。从这个角度看，叙事医学是一门综合运用了文学、医学、语言学、心理学和健康传播等跨学科方法论的交叉实践学科。在医学高度技术化的今天，它也是滋润医生枯涩心田的一泓甘泉。

叙事医学的理论与实践方法已被证明具有改善医患关系、提高临床效果以及对抗医护人员职业倦怠的显著作用，被视为医学人文在临床落地的工具。但另一方面，恰恰是由于我们在推广哥伦比亚大学叙事医学方法上的成功，在传播过程中也使一些医护人员产生了迷惑与误解：叙事医学不就是讲故事吗？讲故事需要习得吗？叙事医学就等同于平行病历书写吗？就是要做很多人文活动吗？细读文学作品就能改善医患关系吗？在繁忙的临床工作中，哪里还有时间做这些额外的工作？类似的问题还有很多。这套丛书就是要尝试着给出不一样的答案。

这套"北京大学叙事医学丛书"包括四部著作，内容丰富多样：有叙事医学的理论探索和发展溯源的《叙事医学：历史与演进》，有译介国外叙事医学教学和临床实践的《叙事医学的原则与实践》，有医患互动过程中的话语分析研究——《医患交流话语研究》，也有国内践行叙事医学的案例呈现——《中国叙事医学案例与实践》。其中《中国叙事医学案例与实践》由国内多家医院的临床医护专家和叙事医学学者通力合作，梳理了近几年来我国各地、各层级、各种医疗场景中医护人员的叙事医学实践，并将其理论化，旨在通过介绍不同的叙事医学案例和实践，探索叙事医学实践的临床路径和方法，以及叙事医学理论与我国医疗情境和文化如何具体地结合，以促进医患关系和谐、医患互信、医护人员职业满足感的提升。

本套丛书旨在发挥交叉学科的融合创新优势，努力为社会贡献一套高水准、具有引领作用的叙事医学著作，为健康中国语境下增加民众的获得感和医护人员的成就感做出努力。

郭莉萍

2022 年 1 月于北京

前　言

　　本书缘起于 2019 年 1 月在北京大学医学人文学院召开的医院叙事医学实践研讨会。会上来自不同医院、不同科室及不同岗位的医院工作者分享了各自的叙事医学实践方法，参加者都感到了互鉴的必要性。因此，我提议大家是否可以一起编写一本《叙事医学实践指南》。提议得到了参会者的一致响应，但鉴于"指南"一词在医学中强烈的"规范"色彩，大家认为，我们提供的只是各自的实践方法，充其量只能称为"案例"，不应妄称"指南"，以免产生不必要的误会。此外，书名之所以加上"中国"，意在突出本书是叙事医学与我国医疗卫生现状及健康文化相结合的最新在地化实践探索成果，从而丰富世界范围内的叙事医学实践。

　　叙事医学因临床而生，服务于临床是它的天然使命。丽塔·卡伦在《叙事医学的原则与实践》一书中将叙事医学进一步阐释为"一个严谨的智识学科和临床学科，意在通过有技术地接受人们关于自己的叙述来强化医疗卫生事业，使我们能够认识、吸收和解释，并被他人的故事触动，从而为他们采取行动"。[1] "采取行动"是叙事医学的核心要义。自叙事医学进入中国后，各种旨在促进医学人文落地的叙事医学实践探索就悄然兴起。2021 年恰逢叙事医学进入我国的第 10 个年头，《叙事医学》杂志发起了首届全国叙事医学临床实践案例征集活动，得到了广泛的响应，短短一个月就收到了近 300 份符合杂志规定的案例书写要求、兼具医学理性与叙事温度的优秀临床案例。最终，12 个案例脱颖而出，分别荣获叙事医学十佳案例与特色案例。

　　叙事医学理论是舶来品，因此，我们在编写过程中十分重视海外相关论著的搜集与整理工作。目前，国外已经出版了少量建立在研究基础之上的临床叙事医学实践指导类书籍，主要集中在全科医学 [2] 和急诊科。[3]

前者是受过心理学训练的全科医生介绍如何运用家庭疗法的理念和方法，指导全科医生认识自己的职业角色、在与患者互动时"创造性"地提问，以便鼓励患者建构关于自己的"新叙事"，理解疾病的意义，增加战胜疾病的信心或是与疾病共生的信念；后者是深入急诊室观察的语言学家通过分析有效和无效的医患互动，提出有益于急诊环境的叙事方法，使急诊科医生认识到关切倾听的重要性，掌握与患者交流的正确方法。与此相关，在我国现有的叙事医学临床路径中叙事护理实践一枝独秀，其借用的理论框架也是家庭疗法中的叙事疗法，[4] 而其他环节的叙事医学实践中符合我国实际情况、理论与实践相结合的临床路径并不为广大医生所熟知。

同时，临床工作者就叙事医学实践也产生了许多疑问，譬如，叙事医学就是书写平行病历吗？门诊程序的常规流程中如何进行叙事医学实践？用何种问题得到医生想要的信息，同时又使患者感到他已经讲出了要讲的内容？用何种方式打断患者无休止的叙述而患者不感觉被忽视？急诊流程和不同急诊场景有什么不同特点？在急诊中，哪些场景是需要叙事技巧的？在时间紧迫的情况下，如何用语言和非语言行为与患者和家属沟通？在灾难场景中如何叙事？在住院患者中如何实践叙事医学？如何甄别需要进行叙事护理的患者？如何用叙事的方式进行知情同意告知？如何从患者的角度来理解医疗决策的风险与益处，从而理解患者和家属的决定？在一些特定的专科中如何实践叙事医学？如何借助中医的方法来丰富叙事医学的临床路径？在国家大力发展的全科医学中，如何推广叙事医学实践？作为"人民健康的守门人"，全科医生应该具有哪些叙事技巧？这些叙事医学的临床路径，需要医护人员和叙事医学学者共同探索、研究。叙事医学得到医学界的认可并迅速发展起来，很大程度上是因为它可以有效改善患者就医体验，减少医患纠纷。但实践叙事医学就只意味着医生额外的投入吗？对医生本身有什么益处吗？对医院有什么益处吗？医院中哪些节点是需要叙事的？这些问题是近年来国内叙事医学实践中产生的新疑问，也是值得深入探究的新领域。

　　本书希望能够为上述一些问题提供可行性答案。临床部分的每一章都包含以下三个部分：①各个场景、不同科室的特点；②这些场景、科室的实践与叙事医学的关系；③该作者团队的具体实践方法及其意义，既包括门诊、急诊和住院等常规场所，也包括肿瘤和精神科等特定科室。此外，本书还纳入了一些独特又富于推广意义的叙事医学实践，如叙事伦理查房和临床心灵关怀等。

　　以上这些部分关注的都是患者及家属的叙事，强调对话和语言的重要性，但对话和语言的重要性不仅体现在医患之间，还体现在医生与自己、医院与员工之间——按照家庭疗法的观点来看，"语言不仅反映了现实，语言还创造了现实。在由语言表达出来之前，意义和理解还不存在。在这种意义上来说，理解永远是一个过程，永远在路上，不可能一劳永逸地实现。"[5] 如果能够通过叙事和语言使医生提升获得感和幸福感，认识到自己工作的意义，那么叙事医学就不再是某些医生眼中的"负担"，而将成为一种积极工作、实现自我的创造性原动力。同理，如果医院能够通过叙事活动增强员工的归属感和幸福感，逐步梳理和建立医院的文化品牌，进而塑造出具有向心力、凝聚力和战斗力的医院文化，那么医院的领导层也就有了推进叙事医学实践的动力；而全员实践叙事医学又会进一步促进医患关系的改善、医护人员职业满足感的提升、医院凝聚力及发展动力的强化。患者 - 医生 - 医院三者构成的良性叙事循环也是本书"科室平行病历的书写实践""叙事医学与医护人员福祉"和"叙事医学与医院文化建设"三章的编写初衷。

　　中医和传统文化被认为是叙事医学在我国在地化发展的一个重要资源库。本书"中医与叙事医学"一章详细阐述了中医的人文关怀思想、思维方式、中医心理学的实践哲学以及医案医话对平行病历写作的启示等。我们期望读者在理解民族医药文化心理的基础上，择善而从，将其中积极的叙事要素应用到自己的临床实践中，更好地服务患者。

　　本书的作者团队由我国最早的一批叙事医学实践者组成。他们在领到编写任务后，除了系统性地梳理和总结自己的实践方法外，更是花费大量时间查阅文献，更深刻地发现、理解和阐述实践背后的理论，做到理论与实践相互印证、紧密结合。因此，本书不仅仅是"案例"，更是叙事医学理论在实际应用中的具体体现。希望读者可以在理论的指导下，进行自己的叙事医学实践探索，由叙事医学的关注者、学习者，逐步成长为叙事医学的实践者、同道者，参与叙事医学的在地化发展进程。

　　本书的全体编者在历时两年半的编写过程中，不断更新自己的知识，多次修改稿件，但囿于不可避免的知识和理解的片面性，本书仍然可能存在这样或那样的问题，望读者不吝赐教，以期共同推动我国叙事医学实践之发展，使叙事医学的理性与温度照进千万医患的心田。

（郭莉萍）

参考文献

[1] CHARON R, DASGUPTA S, HERMANN N, 等著 . 叙事医学的原则与实践 [M]. 郭莉萍 , 黄蓉 , 乔玉玲 , 译 . 北京 : 北京大学医学出版社 , 2021.

[2] LAUNER J. Narrative-based primary care: a practical guide[M]. Abingdon: Radcliffe Medical Press, 2002.

[3] SLADE D, Manidis M, Mcgregor J, et al. Communicating in hospital emergency department[M]. New York & London: Springer, 2015.

[4] 李春 . 叙事护理 [M]. 赤峰 : 内蒙古科技出版社 , 2018.

[5] ANDERSON H, GOOLISHIAN H. Human systems as linguistic systems: preliminary and evolving ideas about the implications for clinical theory[J]. Fam Proc, 1988, 27: 371-393.

目　录

第一章

门诊中的叙事医学实践

郭莉萍　赵威

第一节　门诊工作的特点

门诊是大多数患者接触医院和医生的主要场所，患者在门诊的经历很多时候塑造了他们对医生这个职业和某个医院的印象和评价。患者的性别、年龄、性格、职业、文化程度、收入水平、生活条件、个人经历及社会背景都不尽相同，所患疾病不同，对疾病治疗的需求及心态也不同，就医的经济保障方式也不尽相同。这些不同会直接或间接影响患者的就医需求和就医行为。这要求医生一方面要对患者一视同仁，同时还要尽力关注到他们的不同。但是，我国目前的医疗状况是，在固定的工作时间内，门诊医生接诊患者比较多，特别是大型综合性医院，门诊医生的诊疗任务十分繁重。有的普通门诊医生一上午或一下午要接待几十位患者，专家门诊医生一般也要接诊二十几位患者。有的医生接诊一名患者的时间甚至不到5分钟，时间非常紧迫。因此，在有效的时间内，医生要对每一位患者完成询问病史、体格检查、阅读既往病史资料、分析病情、做出处置意见、解答患者的提问以及诊治过程中的一系列工作，实在不是一件容易的事情。门诊患者的就诊时间和数量有着很强的随机性，很可能在短时间内聚集大量患者。但一般来讲，门诊患者就诊时间比较集中，上午就诊的患者更多。而一旦形成就诊高峰，则候诊时间延长，就诊时间缩短，使医生观察和了解病情受限，与患者的交流可能不充分，容易造成患者误解。[1] 就诊患者多，接诊时间短，部分患者就会出现各种抵触情绪。如果医生没有正确的认识，未掌握有效的交流方法，或者不够真诚、不够耐心、不认真沟通，很有可能引起矛盾甚至医患冲突。

门诊工作的另一个特点是医生多采取定期轮换的方式，不能长期固定在门诊工作，专家也是按照各自所排的班次出门诊，导致门诊医生流动相对频繁。因此，前来就诊的患者，特别是多次复诊的患者，往往可能先后经历不同的医生接诊，客观上造成接诊医生不易全面了解患者诊治的整个过程，再加上每一位医生的诊治方法和解释说明也不尽相同，这也会造成个别患者的误解和沟通上的障碍，从而产生医患矛盾，甚至引起医疗纠纷和医疗事故。

从就诊过程来看，门诊诊疗只是患者就医过程中的一环——当然是最重要的一环，但患者就医的全过程从到医院就开始了，还涉及安检、导诊、预检、分诊、挂号、候诊、接诊、交费、检查、治疗及取药等多个环节。在这些复杂的环节中，患者所经历的不愉快也许会因为与医生交流的不畅而引起总爆发。当然，医院要做的是设身处地想患者所想，认真推敲每一个环节，合理调整窗口业务，有效地改善就诊流程，合理设置各环节之间的衔接，缩短患者不必要的等候时间，延长有效的接诊时间，让患者方便、快捷地缴费和拿到检查报告单，并快速高效地取到药，这些都是"以患者为中心的医疗"要考虑的内容。但在医院就诊外部条件达到完美之前，医生也可以凭借顺畅的交流和对患者的关心，安抚患者焦躁的心情，让他们了解自身的疾病状况，在理解和信任的基础上与医生共同做出临床决策。可以说，与医生交流的质量最终决定着患者的就医体验。

多次就诊的患者往往由不同的医生接诊，这是我国医院门诊的主要特点，但在时间相对宽裕的特需门诊中，也有患者投诉医生"不让患者讲话"；也有医生觉得患者的挂号费更贵，应该多跟他们交流，却不知道该说什么。因此，本章希望通过阐述门诊中叙事医学的目的、提供门诊医患互动的参考模式，以及分享医生用叙事医学的方法与"困难"患者交流的实例，让医生认识到，在门诊工作中，医生如何看待自己与患者互动的目的和意义、采用何种方式与患者互动、如何看待疾病与患者的关系、如何看待自己的角色，都决定着医患交流是否畅通以及患者对医院的评价，甚至也决定着患者对整个医疗界的评价。

第二节　门诊中叙事医学的作用

一、认识门诊活动的叙事属性

美国医学人文学者、英文教授凯瑟琳·亨特（Kathryn Montgomery Hunter）在两年的时间内，在三个医院里进行了田野工作。她跟随医生参加了他们所有的活动，并做了大量的田野笔记。在此基础上，她得出的结论是："医学从根本上来说是叙事的，特别是三级教学医院中的科学性医学实践，其日常实践充满了故事。"[2]认识到医学实践具有叙事属性，而非只具有"硬科学"属性，才能使医生从根本上承认叙事的意义和倾听患者故事的重要性。

门诊中的医患互动过程就是一个讲故事的过程，患者呈现给医生的关于本人健康的问题都是以故事的形式讲述的。一般叙述的流程是："我以前身体都挺好的，但最近（某个部位）感觉有 ×× 问题，我做了 ×× 也不见好转，于是我决定来看看，听听医生怎么说。"这是患者关于自己疾病的叙事，好像是把一个微型的"生命叙事"呈现给医生。医生听到这个叙事后，会根据患者所给的线索，按照医学的思路进行提问，把听到的内容转换成医学信息，继续扩充这个故事，并借助各种检查给出诊断。这个过程就是解释性地重新讲述患者故事的过程，也是叙事医学所说的一种"再现"过程。

美国哲学家德鲁·莱德（Drew Leder）把患者在门诊看病时讲给医生的故事称为"经验文本"。他认为，构成诊断互动的"文本"包含四个二级文本：经验文本（患者自己的叙事）、叙事文本（医生对患者叙事的解释）、身体或感知文本（医生从体检中发现了什么）及工具文本（各种实验室检查发现了什么）。[3] 患者带给医生的故事很像一个"谜"。在呈现这个"谜"的时候，患者也会提供一些线索，医生的工作就是"解谜"。医生所进行的"解谜"这一智识活动是一个叙事诠释过程，虽然借助了查体和各种实验室检查，但医生必须在自己的知识体系框架内，对患者提供的线索和这些结果进行解释，并借助叙事把自己得出的故事结论（即诊断）告诉患者。医学实践的现实告诉我们，不同的医生对这些"证据"的解释有可能不同。由此，我们可以说，医学诊断就像叙事本身一样，也有不确定性和多重解释。认识到医学实践的叙事属性，医生才可以从态度上重视患者的叙事。法国哲学家让·弗朗索瓦·利奥塔（Jean Francois Lyotard）认为，科学知识并不代表知识的整体，它只是与叙事知识并存的一种知识，[4] 要得到完整的关于患者疾病的知识，医生首先要肯定患者有权利建构自己关于疾病认识的叙事，并要尊重患者构建的叙事。借用上述莱德的术语，"经验文本"和"叙事文本"有两个作者，它们在很多情况下可能是不一致的，甚至是相互矛盾的，需要相互解释、达成一致意见。而患者能够接受医生解释的一个重要前提，是他／她感觉到自己参与了，他／她的故事医生听到了，他／她的价值观被医生重视了。虽然一些患者对此并没有理论化的理解，但他／她的感受是真实的。只有患者认可了经医生重构后的疾病叙事，他／她才可以心甘情愿地接受医生给出的治疗方案，依从性才会好。

二、通过叙事与患者建立归属关系

生物—心理—社会医学模式的倡导者乔治·恩格尔（George Engle）指出，患者既是"看病"行为的发起者，也是这一过程的合作者，他／她不仅仅是一个研究对象，所以在问诊中倾听患者的故事有助于了解导致疾病的原因。他认为医生的问诊应该包括三部分：外观（outer-viewing，即倾听患者讲话、观察他／她的行为举止、面色和情绪）、内观（inner-viewing，即把所观察到的现象与自己的医学知识相匹配，从而进行诊断）以及对话（inter-viewing，即进一步了解患者的信息，并把自己的想法告诉患者）。[5] 问诊是所有医学技巧中最基本的技巧，不仅为诊断和治疗提供了大部分信息，也决定着医患关系的走向和临床治疗结果，因此，问诊过程也是叙事医学最关注的过程。

在问诊过程中，如果医生能够快速与患者建立起信任关系，那么问诊的过程对双方而言就都是满意的。叙事医学的来源之一——"关系性医学"（relational medicine）认为："任何医疗活动的基础都是人与人之间的互动……对任何医疗专业来说，人际关系对医护人员和患者的满意度和良好的临床结果来说都是至关重要的。"[6] 叙事医学创始人丽塔·卡伦（Rita Charon）在总结医学的叙事特征时，把"主体间性"作为医学的一个主要叙事特征。她认为主体就是"认知的自我、行动的自我、观察的自我……因此，主体间性，就是当两个主体，或者说两个真正的自我相遇时发生的情形。"[7] 对医生来说，建立主体间性的第一步，就是要认识到患者是"认知的自我、行动的自我、观察的自我"。门诊的问诊是两个独立的"自我"之间的互动，要把患者当作一个能动的主体，需要认识到这个主体有讲述的渴望，并尊重患者讲述的权利，给予他们讲述的机会；还要认识到医患的互动过程不是一个医生唱独角戏的过程，患者的观点，以及患者对医生话语的回应共同构成医患对疾病的全面认识，因此医生要愿意去跟患者建立关联，认识到医患互动首先是两个人之间的互动，并要像在任何其他人际交流中那样，尊重对方为交流所做的贡献。

美国密歇根州立大学的医学教授罗伯特·史密斯（Robert C. Smith）认为问诊有三个目的，即：①收集信息；②与患者建立关系；③患者教育。[8] 有的医生认为收集关于疾病的信息是问诊的唯一目的，但同样重要的是关系的建立，这里面包含着处理情感问题和患者教育。这可以为患者提供必要的信息，并在需要的时候促使患者行动。叙事医学的三个要素是"关注""再现"和"归属"，其中"关注"是第一步，也是最重要的环节，倾听则是关注的手段。通过倾听，医生就能发现患者自己对疾病的认识和担忧。在解释治疗方案时，医生通过再现所听到的这些担忧，患者感到自己被理解了，就会最大限度地依从治疗方案，就有助于建立起医患之间的归属关系。但是，门诊中最大的问题恰恰在于医生不愿意倾听患者的叙事——特别是不愿意听或听不出患者讲述其内心深处的担忧。这里根本的原因是没有认识到医学不仅是科学实践，还是叙事实践，从心里对患者叙事不以为然，但给出的理由往往是门诊工作太忙、患者太多，没有时间听。例如，一个热爱运动的患者因踝关节不适去看病，反复询问医生这个病是否能治好，而医生多次重复了同一句话"这个要等核磁结果出来才知道"。患者感到很生气："多解释一句话能累死人吗？"这个对话发生在上午11:20，后面已经没有其他患者等候了，所以医生不能以"患者多、时间紧"作为漠视患者担忧的理由。诚然，核磁结果出来后，医生才能明确这个患者的具体情况，但患者感受到的是医生的冷漠和敷衍。一个具有叙事能力的医生能够从患者的反复追问中听出他的担忧，会给患者简要地解释各种情况下的疾病转归可能是什么样，这时候再说"您的具体情况要等核磁结果出来才知道"，再加上几句话，嘱咐患者如何保护踝关节，效果就会大不一样。患者感受到医生理解了自己的担心，并得到了一些关于疾病和康复的知识，不但不会对医生有意见，反而会认为这是一个善解人意、为患者着想的好医生。

下面这个案例中医生提供了一个正面的例子。

[案例 1]（患者为 58 岁女性）

患者：我最近一个月以来一牙疼就开始心脏不舒服，吃速效救心丸压一下能好点。

医生：最近看过病吗？

患者：很久以前了。

医生：最近几次疼时都是在活动吗？

患者：是，我说这可能是身体不太好了，要运动一下。

医生：难受的时候是什么感觉呢？

患者：喘不上气儿。

医生：坐下来休息会好吗？

患者：坐下来休息个两三分钟就好了。

医生：有高血压、高血脂吗？

患者：有，没怎么吃药。

医生：您说的这个疾病表现就是教科书级的心绞痛，就是我们给学生讲课时典型的心绞痛表现，从牙疼开始，由劳力诱发，休息缓解，吃速效救心丸也能缓解，持续 2 分钟以上。您去运动却起了相反的作用。您大概率有血管狭窄，有点儿危险，最好尽快住院，要做造影。

患者：妈呀！要住院呀！

医生：住院的话有困难吗？可以住院吗？

患者：嗯……必须要住院吗？

医生：现在住院对您最好。感觉您好像有点儿勉强，有什么顾虑吗?

患者的妹妹：她女儿刚生完孩子，还没出满月，她这个病呀，就是累出来的!

医生：没雇月嫂吗?

妹妹：雇了呀，但她瞎操心。

医生：有月嫂照顾，让她也教一下您女儿怎么照顾宝宝，您也需要照顾一下自己的身体了，您这个病还是有危险的。

患者：唉，那好吧。儿孙自有儿孙福，那我就住院吧……

医生给病房打电话联系住院的事，问病房是否有床位，患者需要马上住院，最后跟病房确认明天可以住院——该院心内科病房床位非常紧张。医生简要地解释了做造影的必要性，询问了患者的付费方式，患者是公费医疗。

医生：现在我就不跟您说太多了，怕您记不住，住院后我会详细地跟您说的。我先给您开点药，哪怕是一天的时间，该吃药还是要吃，血脂跟心绞痛有直接的关系，这是刚开过的欧洲心血管大会上说的。（然后听诊，再次跟患者确认明天一早8点来住院）

患者：岁数大了就是毛病多。

医生：您这岁数也不是太大，就是最近太劳累了，相信您女儿在月嫂的帮助下能行的。我刚才跟您说了这么多您也别紧张啊!您来看病的时机也很好，还有妹妹陪着，多好啊!

患者：是啊，我妹妹对我可好了。

医生在正式问诊开始之前，就问清楚了陪伴者是患者的妹妹，并了解到患者是某高校退休职工。患者来看医生之前的故事和她要解开的"迷"可以这样表述："最近身体不太好，需要运动一下强健身体，但运动后就感觉喘不上气，我这是怎么了?"看病之后，她会带着另一个故事离开："原来我是心肌梗死的典型症状，主要是女儿生孩子我操心劳累导致的；医生说幸亏我来得及时，又有妹妹陪着，很幸运。这个医生还主动给我联系病房住院，真是个好医生。"医生也是用故事的形式讲述："您的症状是教科书上典型的心肌梗死症状，我们给学生讲课时就是这么讲的。您的情况有危险，需要马上住院，我立刻帮您联系住院部。有妹妹来陪您来看病多好！"医生为患者讲述的虽然是基于生物医学知识和循证医学证据的科学知识，但没有叙事，她是无法传递这些知识的。同时，医生从患者犹豫的语气中，感觉到她的担忧并主动询问，了解到她的担忧后又进行了劝解，促使患者做出了决策。叙事医学提供了一个概念框架，让我们得以理解故事，并认识到这些故事都是真实的，帮助我们寻找讲好故事的方式，让我们得以在其中把专业的故事、科学的故事讲好，并同时能把患者的故事融入到专业的故事之中，又因两个故事的有机相融，而与患者建立起归属和伙伴关系。

在门诊中采用叙事医学的方法有两个要求，第一个要求是医生愿意让患者积极参与医患互动过程中，尊重患者对这个过程的贡献，愿意倾听他/她的叙事，同时对他/她的叙事有所回应。这体现了医生愿意与患者分享医患互动中的权力，同时又相信在这个过程中能够保持自己的专业角色并控制医患互动的走向。第二个要求就是医生在任何时候都应有反思的意愿——要反思自己说的话，为什么说这些话，以及这些话在互动当中的作用是什么。这种自我反思也包括关注影响对话的情境，不仅包括关注对方，也包括关注自己和整体的互动，以评估如何最好地生成双方都可以接受的意义和行动。反思也是医学专业的一种责任，有利于医生在与患者共同建构故事的过程当中既投入其中，又保持距离。这样说并不是悖论——对工作更投入，是因为医生关注到了患者的讲述；同时，反思可以让医生观察自己的提问方式来评估与患者的互动，并根据对方的回应改变自己的回应，这样做就保持了距离。

第三节　门诊医患互动的参考模式

一、门诊医患互动中的张力

　　医患之间的交流好像是两种对话方式的斗争。英国著名叙事医学实践者、全科医生约翰·劳纳（John Launer）称之为"叙事性和规范性之争"（narrative vs. normative）。[9] 前面讲过，患者都是带着自己生病的故事来看医生的。有的故事清晰流畅。有的故事不连贯、碎片化、很复杂，中间还夹杂着沉默。但无论如何，这些讲述都符合故事的特点，都具有人物、事件、问题和时间线。患者想表达的是自己境况的独特性，而医生做的一般刚好相反——医生一般要找出所有患者故事当中的共性，然后尽快按照指南做出结论（给出诊断）或采取治疗行动。患者想要讲事件，而医生想要识别模式。医生一直在患者的讲述中筛选在自己的认知框架中"有用"的信息，如"憋气""胸痛""腿肿"等症状，自动过滤掉其他有关患者生活的信息。这也解释了为什么患者刚讲几句话医生就会打断他/她，因为这时医生已经识别到了要寻找的模式，但患者觉得自己的前因后果还没有讲完。劳纳认为，理想的医患互动模式应该是叙事性和规范性互补的模式。他借用中国文化中"阴阳鱼"的意象来描述这种互补。[9]

　　在"规范性"问诊中，医生只关注症状，限制了叙事或选择忽略叙事；而在叙事问诊方法中，医生更准确地听到患者叙事背后的故事，并以此作为线索，发现更具医学意义的事件和线索。例如，一个经历了癫痫发作的患者来看医生。他向医生描述了当时的情形："我正准备给那个车换轮胎，结果发现型号不对，站起来准备去换个对的型号，谁知道却抽起来了……"医生没有马上问跟症状相关的问题，反而问道："你老板或同事看到了吗？"医生一方面是认识到患者可能会有病耻感，给他一个表达的机会并适当安慰；另一方面，也是希望能听到患者从旁观者的视角描述当时的情形，以便得到更多的线索，使后面的规范化提问更有针对性。

美国俄克拉荷马大学英文教授罗纳德·施雷夫（Ronald Schleifer）和医学院副教务长、内科学教授杰瑞·瓦纳塔（Jerry B. Vannatta）在长期的教学和实践中发现，医生和医学生没有经过叙事训练，就不能发现医患互动中那些可以进行叙事的点，很多时候就会错过重要的信息，从而影响对疾病的判断和对患者的了解。等发现信息不全再去询问时，就会浪费时间并耽误治疗，还会给患者留下不好的印象。他们提议：在门诊问到现病史的时候，一定要问患者的主要关切事项（chief concern）是什么，并要把患者的主要关切事项正式作为患者的主诉记录在案。他们认为，这个关切是患者对疾病在他 / 她正在进展的生命故事中意义的认识。正因为如此，患者的主要关切也应该像家族史那样，作为病史的常规部分，写到病史和查体记录中。如果让医生把询问患者的主要关切事项变成一种常规做法，医生就可以有意识地把叙事作为诊断和治疗的一个重要工具。[10] 施雷夫和瓦纳塔的提议找到了在医患互动过程中既满足患者的叙事性需求、又满足医生的规范性问诊的方法。

劳纳给出了一个叙事性和规范性问诊相结合的例子。案例中这位全科医生在问诊时明确地问到了患者的主要关切事项，现编译如下：

[案例 2]

　　患者：医生，我嗓子疼，真没想到嗓子能疼成这样。

　　医生：您很少嗓子疼吗？

　　患者：不光是疼，主要是持续时间太长了。

　　医生：这也不是不常见，不过如果您以前没有过这样的经历，可能会有点吃惊。对于这次嗓子疼，您有特别担心的事吗？

　　患者：唉，也许我太大惊小怪了，不过我听说心脏的毛病也能导致嗓子疼？

　　医生：您的症状很不一样。有什么其他的事让您担心是心脏出了问题吗？

　　患者：除了嗓子疼，也没有什么其他问题。

　　医生：那是什么原因让您对心脏疾病特别担心呢？

　　患者：我父亲心脏有问题，去年心脏病去世了，才49岁。

　　医生：真是太不幸了！这对您有什么影响吗？

　　患者：我很担心同样的事情会发生在我身上。

　　医生：您觉得我们应该帮助您早日排查吗？

　　患者：我从来没想过这个……今天也不是为这个来的……

　　医生：好，我们现在先解决嗓子的问题，您后面可以再来排查心脏病的风险。

　　患者：老实说，我真不太想查，如果我的基因就是这样，我情愿不知道……

　　医生：那您觉得我要不要给您推荐一些筛查，比如查查胆固醇啥的？

　　患者：让我想想……您的工作就是劝人去做胆固醇检查之类的？

　　医生：我的工作是提建议，选择权在您自己。

　　患者：也许我应该啥时候到医院来检查检查……

　　医生：好的，决定好了可以提前预约。现在我们来看嗓子的问题……[9]

　　在这个对话当中，医生通过开门见山地询问患者的主要关切事项，了解到患者对心脏疾病有极大的担心，进一步追问后发现了原因，这也为患者确定了后续就医的目标。如果能将患者的主要关切事项作为固定部分写进病历，对日后其他医生全面掌握患者的身体状况非常有益。

二、采用叙事问诊的两个模式

前面已经说过，虽然很多医生认为无法用叙事的方法与患者互动的主要制约因素是时间，但实际上时间只是其中的一个因素。劳纳认为医生觉得难以采用叙事的方法面对患者主要有以下几个方面的原因：

（1）医生具有一种根深蒂固的信念，认为与患者所有的互动都是为了做出结论、采取行动。这种信念是医学教育反复灌输、又被医学文化反复强化的。

（2）基于经济模型的医疗保健比人的价值更具有权威性和客观性。

（3）坚信结论和行动只能通过规范化方式实现，特别是当时间有限的时候。

（4）缺乏通过叙事方法得到患者重要事实性信息的微技能训练。

（5）没有接受过如何通过叙事合作性地做出结论和采取行动的训练。[9]

可以看出，上述原因既有医学文化的影响，也有缺乏叙事训练的现实。本章前面着重论述了叙事在医学实践中的重要性，旨在帮助医生抛弃线性思维、单一因果思维、"医学就是客观的"这样的执念。下面介绍两个叙事问诊模式，协助医生改变刻板的问诊模式，在提问或回答患者问题时摈弃"你懂什么"的态度，协助患者构建自己的叙事。

1. 劳纳模式

劳纳在 2002 年就总结出了对全科医生进行叙事问诊训练的模式，他将这种问诊模式称为"能够带来改变的对话"（conversations inviting change）。这个模式包括七步：探索不同与关联、做出假设、追问、制订策略、分享权力、反思、发现更好的新故事。[11] 根据我国门诊的具体情况，我们在劳纳模式的基础上制订了一个叙事性五步问诊方案，包括：①关联性提问；②假设性提问；③验证假设提问；④制订策略提问；⑤共同决策提问。以下结合上述案例 2 进行阐述。

在上述案例中，医生的第一个问题不是"疼了多长时间了？"而是

"您很少嗓子疼吗？"这个问题鼓励患者讲出自己是否有嗓子疼的历史，以便从中发现这个病史与这次嗓子疼的关联，然后又用"对于这次嗓子疼，您有特别担心的事吗？"这个问题让患者讲出自己的"主要关切"。果然，患者的担心不是嗓子疼，而是心脏可能会有问题。这是第一步"关联性提问"。在专业性地排除了患者嗓子疼是由心脏病导致的可能性之后，医生实际上已经做出了假设：虽然嗓子疼只是个小毛病，但患者担心的是他的身体有更大的问题——心脏病，于是用提问提出了自己的假设，力图发现患者担心背后的实质性原因："那是什么原因让您对心脏疾病特别担心呢？"结果发现患者的父亲在 49 岁时死于心脏病。医生在问诊时，会随着患者给出的线索不断做出和调整关于诊断的假设，但很多医生只关注与患者主诉相关的症状，并不太会关注背后可能的原因。叙事假设有助于医生发现患者的实质性问题。

劳纳模式的第三步是验证假设提问，这种提问跟一般性的医学问诊有所不同。一般性医学问诊的目的是缩小可能性，而验证假设提问是开放可能性。这样做当然不是浪费时间，而是为了快速地找到患者最实质性的问题。在这个案例中，医生追问道："这对您有什么影响吗？"患者明确地表达"很担心同样的事情发生在我身上"。这就验证了医生的假设。第四步"制订策略提问"是为了采取行动。在明确了患者真正的担心后，医生问道："您觉得我们应该帮助您早日排查吗？"这是第五步共同决策提问。听到患者的反馈后，医生决定今天要解决的问题就是嗓子疼，但因为知道了患者的主要关切，还是提出要不要做一些筛查，同时指出医生的工作是提建议，选择权在患者。

劳纳在 2018 年的第 2 版书《医疗卫生及社会关怀的叙事实践》（*Narrative-Based Practice in Health and Social Care*）中指出，叙事性问诊的核心概念是七个 C，即对话（conversation）、好奇（curiosity）、情境（contexts）、复杂性（complexity）、挑战（challenge）、谨慎（caution）和关爱（care）。叙事方法认为对话过程本身具有疗愈作用，其方法是在对话过程中邀请患者从新的视角看待问题，而医生也要对患者的故事走向感到好奇或感兴趣。这种好奇不仅是认知上的，也包括情感投入，就是认同对方的情感，同时也认同自己对这些情感的理解。医生要认识到患者被各种情境所环绕，他们的故事被家人、朋友、同事和过去看过的医生所建构。理解患者的叙事不可避免地需要询问患者的生活情境，包括家庭和工作环境、过去看医生的经历等。若不准确理解话语的情境以及各种情境之间的关系，往往很难理解患者话语的真实含义。医生也带着自己的情境，包括所受的教育、个人所遵循的传统、所在医院的规则、专业的行为准则以及工作环境的文化。复杂性意味着世界充满了无限的、不可预测的互动模式，也意味着医护人员要接受叙事只是片面的、暂时的这样的观点。如果不经训练，这个观点对医护人员来说也许比较难接受，因为医学教育只接受"线性观点"：公式、标签、诊断、理想的治疗方法和解决方案。但在医护人员和其他人的互动中，复杂性是一个基本的概念，意味着要重新审视单一的因果关系、可预测的效果、不改变的问题和过度确信的诊断和评估。叙事方法对医生提出挑战，让他们以新的、独特的角度来思考所关心的问题。"谨慎"则要求提问者监督自己的情感回应，并确保自己的提问符合对方在某个时刻的思维能力。叙事方法的目的是帮助他人，更是关心他人。它不是一种纯粹的认知方法，只需要逻辑思维，而是根植于关爱和实践伦理中。劳纳认为，没有了关爱（care），前面的 6 个 C 都不会奏效。[9]

2. 史密斯模式

美国密歇根州立大学的医学教授罗伯特·史密斯（Robert C. Smith）早在 1996 年就提出，生物医学模式教导医学生用"以医生为中心"的问诊方法得到信息。这个方法要求医生主导医患互动，互动过程要满足医生获取所需信息的要求。医生通过获取非个人化的各种信息，将其组合为对于患者疾病的描述。患者个人的担心一般都被忽略或打断，为的是让医生在生物学信息基础上做出诊断。以医生为中心的问诊方法不会关注患者个人，只会阻断关于患者这个人的信息，医生因此就不可能关注到患者的"心理 - 社会"方面的信息。[8] 为了纠正这个模式的弊端，"以患者为中心"的问诊模式应运而生。这个模式鼓励患者讲出对他们来说最重要的事情，除了症状，也可以表达自己的担心。这样医生就能在所得到的患者个人信息基础上，建立起关于患者的心理 - 社会描述，就可以避免只孤立地关注症状，能了解到患者在谈话中披露的重要的个人信息，即导致症状和疾病的个人生活状况，从而使医生能够更好地制订治疗方案，患者更好地依从。

史密斯认为，只孤立地使用以医生为中心的方法是与科学的要求相悖的，得到的是关于患者的不完整、带偏见的信息。佐以以患者为中心的方法，医生将很快得到关于患者的个人信息和症状信息。这些信息会非常有效地指向某个时刻患者最主要的问题。史密斯认为，单独用"以患者为中心"的问诊方法得到的是患者的患病经历和对症状的感受，但这些都只是"原材料"，医生必须运用自己的医学知识，以查体和检验结果作为辅助，把从以患者为中心的问诊中得到的原材料加工为一个按时间顺序展开的故事，以便识别症状所指向的疾病。单独使用"以患者为中心"的问诊方式和单独使用"以医生为中心"的问诊方法都有缺陷，只有结合两者优点的问诊方式才是完整的问诊。为此，他提出了"整合患者 - 医生问诊方式"（integrated patient-doctor interviewing，以下简称"整合式问诊方式"）。虽然史密斯的问诊模式先于叙事医学的出现，但同样受到了"关系性医学"的启发，并力求在问诊中获得患者的心理 - 社会信息，以便纠正生物医学模式的弊端。

史密斯的整合问诊方法对首次就诊的新患者一般以这样的顺序问诊并获得信息：主诉（chief compliant）—现病史（history of present illness）—其他现有问题（other current active problems）—健康问题（health issues）—既往病史（past medical history）—社会史（social history）—家族史（family history）—系统回顾（review of systems）。整个过程耗

时约 45 分钟到 1.5 小时，对老患者则要简单很多。这个问诊时间长度在我国的门诊中几乎是难以想象，也很难实现的，但我们可以借鉴其中一些做法。在史密斯模式中，在"主诉"和"现病史"部分采取以患者为中心的问诊模式，其余部分使用以医生为中心的问诊模式，我们的医生对此也很熟悉，所以我们下面只介绍以患者为中心的问诊部分。以患者为中心的问诊以开放性问题为主，以医生为中心的问诊以封闭性问题为主。史密斯特别关注的是以患者为中心的问诊技巧，包括两部分，即提问技巧和关系建立技巧，这也是我们的医生需要着重训练的。

掌握提问技巧的关键是灵活自如、恰到好处地使用开放性问题和封闭性问题。开放性问题鼓励患者用自己的话语描述症状和担心，医生可以用的六个技巧是：①沉默（等待患者讲述）；②非语言性鼓励（面部表情和身体语言等）；③中性话语（即副语言，如嗯、啊、哎）；④重复（重复患者的个别字）；⑤请求（还有吗？请继续）；⑥总结。前三个是"非聚焦性"技巧，鼓励患者讲话，但不聚焦于某个问题；后三个是聚焦性技巧，不仅鼓励患者讲话，还聚焦于某个特定的问题，是一种主动的、以患者为中心的提问技巧。封闭式问题需要回答是或不是，或给出非常简单的回答。这样的问题适合获取关于症状的具体信息，能够增加信息的准确性，但阻拦了患者想说的话，迫使患者只能回应医生的关切和想法。[8]

关系建立技巧能够关注患者的情感并让他们说出来，建立关系的三种技巧分别是：①情感询问技巧；②情感应对技巧；③多重倾听。关注患者的情感能够建立最强的医患关系，也是获取患者生活信息的最快途径。史密斯认为，人的情感对人体功能有很大的影响，理解患者的情感应优先于理解患者生活的其他方面，因此他认为情感询问技巧是建立关系的第一个技巧，医生要在问诊开始时就主动关注并询问患者的情感。[8]情感询问技巧包括直接询问和间接询问。医生要对患者的语言和非语言情感表达保持敏感，如听到患者说工作丢了，或看到患者坐立不安，就要意识到情感因素可能与疾病相关，就要对此加以询问。直接询问就可以问患者"这对您有什么影响？"而对于沉默不语的患者，可以间接询问是什么导致了某种问题，如"您觉得为什么最近背痛加剧了呢？"

在患者表达了情感后，医生需要有回应，这就是第二种建立关系的技巧即情感应对技巧，这也是建立良好医患关系的基础。可以用以下四种情感应对方式来回应：①为情感命名；②理解；③尊重；④支持。如下例：

（患者刚说他的狗死了，自己感觉很糟）

医生： 感觉很孤独吧？（命名）

患者： 这狗跟我好长时间了。唉，听着挺傻的……

医生： 几年前我养的猫死了，我真的很理解你。生活中失去的一切都会让我们难过，不管是人是狗还是猫。我很理解你。（理解）

患者： 我以前爱去郊区玩，总带着它。

医生： 能看出这狗对你很重要，你一定感到很难过。（尊重）

患者： 是啊！

医生： 有时候谈一谈有好处。（支持）

患者： 是啊，感觉好多了。以前都没好意思跟任何人提起过这事儿。[8]

史密斯提出的第三个建立关系的技巧是多重倾听。他的观点跟叙事医学创始人卡伦的观点是一致的，认为经过一定的培训和一段时间的实践，医生能够自动学会多重倾听。多重倾听意味着能够关注到这些方面：①患者讲述这些事情的方式；②还有什么没说；③隐含的意思是什么。史密斯认为这需要训练医生在倾听时关注语法、句法、动词时态、主语的转换、非语言线索（如身体语言）以及语言和情感内容的不一致，还要理解隐喻，比如，"您说这很严重，可您说的时候却在笑。"[8] 这也是卡伦一再强调培养医生和医学生细读能力的原因。

第四节　用叙事的方法与"困难患者"互动

　　叙事医学是获得、理解及融合疾病经历中所有参与者不同观点的工具，它更关注的是语言，怎么说，说什么，愿意去听别人的语言和讲述，发现语言背后的真实意图，并对此做出回应和说服，使医生和患者都能看到不同的视角。鉴于我国门诊的实际情况，前三节介绍的概念和方法也许不能全部得以应用，但如果医生有叙事医学的观念，根据情况有选择地使用，还是会改善医患互动的质量。本节的几个案例阐释了如何运用叙事医学的方法顺畅地与所谓的"困难患者"沟通并取得良好效果。

一、"另有所图"的患者

　　老爷子进诊室 10 来分钟了，但我感觉我们俩还是谁也没有把对方说明白……

　　"大爷，您看，我再帮您捋一遍哈……您进来一开始说最近心慌，我也详细询问了您的情况，听了心脏，还看了您最近做的那些检查的结果，确实没发现什么大问题。刚刚数心跳的时候，您一分钟才跳 60 来下，真是挺不错的。"我试图用更通俗易懂的语言跟这位在北京打工、口音还比较重的西北大爷把我想说的内容表达清楚，顺便也再看看还有哪个环节没整明白，让我们迟迟不能在目前的诊疗计划上达成一致。

　　"可我这个心电图的报告写了好几行字啊，还有这个，这个叫什么超声的，还写了一堆数，肯定不正常啊……大夫，您再给好好看看。我有时候还胸口疼，就是这儿，这儿疼！"他说着再次指向右胸的某处，从部位来看就跟心脏关联比较小。

"是，这个刚才咱们也聊了。人上了点年纪，难保做检查会出现一两样不完全正常的结果，但那也不等于就是病啊，更不是都需要打针、吃药来治疗。就说您这个胸疼，来我这之前也有大夫给您做了检查了。您看您这么大年纪了，运动测试的时候不也是心电图没有什么改变，运动能力还这么好，说明您心脏的功能很棒啊！"尽管有口罩遮挡，我还是微笑地看着他，希望他能从我的眼神中感染到一点点愉快的情绪。

但很显然，他并没有，甚至显得更为沮丧，让我觉得"他很健康"这个结果似乎并不是他真正想要的，而是别的什么。

可一个人为什么会希望自己有心脏病呢？……

"那大夫您说，您真的不能给我写个有什么心脏病的证明吗？"

"没查出病来，我可怎么写呢？再说了，心脏没什么大问题，这不是好事吗？"心里想着，我嘴里已经自然而然地问了出来，因为感觉这个问题不理清楚，我们俩今天的对话就没法真正结束。

"心脏没问题，当然是好事……"他喃喃着，眼神里却看不出一点喜悦，"我也不是必须要一个有心脏病的证明。"

那就是说，能拿到一个写了别的什么病的证明也行？

"那您希望医院能写个得了病的证明，是为了给谁看呢？"

老爷子看了我一眼，并没有回答我的问题，而是慢慢把右边的袖口卷到了手肘处，一大片似乎是烧伤之后的瘢痕几乎铺满了他的右前臂！

"大夫，其实我感觉我这个心慌的毛病也不是心脏有什么病。我没来北京的时候，在老家上山砍柴都没问题，心脏棒着呢！其实这个毛病，是受了这个伤以后被吓得……"老爷子轻轻叹了口气，指了指自己的胳膊，"这个事出了有好几个月了，我在一个施工队打工，被电了……"

"那工头肯定得带您看病吧？"这是百分百的工伤啊。

"胳膊这个伤一直给看呢，可我从那天以后，就一直心慌。最开始抢救的时候，也说过心脏有什么问题，可后来指标一正常，再看心脏，工伤就不给报销了。周围人都说我一辈子老实，现在胳膊伤了不说，心脏也出了问题，必须找公司理论，可别让人给坑了！"

我想了想，感觉这个工伤判定的过程应该也没什么问题，电击可以造成一定程度的心肌损伤，早期的救治肯定是按工伤报销的。但如果后来恢复得很好，就像这位老爷子现在各项检查所表现出来的状况，即使患者还表述有心血管相关症状，估计也确实不会继续判定为工伤了。

"老爷子，您看，刚才咱俩聊了那么半天，我还反复问您最近碰到了什么影响情绪的事儿，您可没跟我说这段呢！现在听您说完，我是这么想的，打工受了伤，确实是挺倒霉的，自己受罪不说，还影响打工挣钱，我也特别支持您正当维权，保护自己的合法权益，就是工伤该怎么报销就得怎么报，他们不能欺负您。"看老爷子眼神开始迷惑，我赶紧把话说得再直截了当一些。

"但现在的情况是，如果咱们确实没有心脏病，也不能硬说自己有病去找人家报销，对吧？"我控制着自己没说出"讹人"这个词，本能地觉得这位西北老汉会觉得被侮辱而让我们的对话戛然而止。"我还是想说，您心脏其实没啥毛病，这个结果不是更好吗？"

"大夫啊，您不知道，"他布满血丝的眼睛似乎比先前更红了一些，"从出了这个事以后，我就没睡过什么安稳觉，你说人总不睡觉，心里能舒服吗？"

"我也感觉您是因为睡眠啊、情绪啊这些事带的心里不舒服，那您应该去找专门看这些的大夫啊，他们应该是能帮到您，甚至帮您判断是不是属于工伤的吧？"终于明白了，老爷子这是创伤后应激障碍（post-traumatic stress disorder，PTSD）啊！

"我还真找过，我去一个专门看精神科的医院看过，人家给开的药还真管了点事……"

"那您让他们给开诊断证明应该可以啊……"

"开了！但我拿回去报销，公司跟我说必须得是什么定点医院，那个医院给开的不行！"

"呃，这个，我还真是不太清楚具体的定点医院都有哪些，反正我们医院是，对吧？"

"对对，所以我才来你们这看的……可你们这都不是看失眠的，他们就给我出主意，说你不是心脏不舒服吗，你到了医院先别提别的，就先查心脏吧。"

"大爷，我终于听明白了，而且，我也能帮您出个有用的主意了，"我在心里轻轻舒了口气，这事，咱还真能帮上忙，"其实我们医院，还真有专门看睡眠和心理的科室，神经内科就可以看睡眠。实在不行，您还可以挂心理咨询门诊，看您这个情况，特别对路！"

"是吗？！"进来这么久，老大爷的眼神第一次明亮起来，"您看看，幸亏您告诉我，这要是没有人指点，我们哪儿知道呢？"

"您看您如果一直不告诉我这些前因后果，我想帮也不知道怎么帮您啊，所以呢……"我朝他揶揄地笑笑，"您下回别总听'他们'的，来了跟大夫原原本本地说，咱们可能还能少走弯路呢！"

在这个案例当中，医生感觉患者的行为举止明显有悖常理。通过耐心提问，并与之共情，发现患者是因为工伤引发焦虑，"心里不舒服"，其真实诉求是找到合适的医院和医生，看睡眠障碍和焦虑，费用能走工伤报销。这个过程也是一个"再现"的过程。医生通过解释、倾听和鼓励患者说出了自己真正的问题，医患双方都明白了患者的真实状况，为患者的问题找到了解决方法。

二、"让人猜谜"的患者

诊室的门被推到敞开，一家人簇拥进一位坐在轮椅上的老太太进来。

"您这是出院后的第一次复诊？回家以后感觉怎么样啊？"我已经进入住院病历系统，快速浏览着她出院时的情况和医生的嘱托。

"哎呀……可不怎么好……"老太太愁眉苦脸，再看家里人各个也都脸色不善，难道是在住院期间有什么纠纷？我不禁在心里嘀咕着，想着一会儿要不要跟病房主治医私聊一下……

"怎么不好呢？还是憋气？腿又肿了没？"这是个因为心衰急性加重收住院的老太太，住院期间曾经一度下过病危。好在基础心脏情况尚可，经过一系列抢救药物和仪器设备的救治，出院时恢复得还不错。也许是最近出现了什么新情况，病情又加重了？

"憋气憋得厉害，走走路就喘！"这回说话的是旁边站立的老爷子。他膀大腰圆，说话也有点瓮声瓮气："你自己跟大夫说啊，天天在家哎哟哎哟的，到这儿怎么又不说话了？！"

"我这不得慢慢说嘛！"老太太瞪了老爷子一眼，继续道，"回家就是还喘，一点儿路也走不了，腿好像倒是还没肿。"说着她试着去撸裤腿，但因为坐在轮椅上不方便，动作显得很是笨拙。这时候老爷子那半截黑塔似的身躯突然矮了一截，只见他边蹲下边拍开老太太的手说："喘你就别折腾了呗！"然后麻利地把她的一边裤腿卷起来捏了捏，"大夫，您看应该是没有坑儿。"

说实话，这一瞬间我对这对欢喜冤家似的老人有了浓厚的兴趣，老爷子口是心非的表现让人感到强烈的反差萌，他俩这是闹哪出呢？

我按部就班详细问了病史（晚上睡觉躺得挺平，不会憋醒，连体重和出入量等都有严格的记录，且数据很不错），听了心肺（肺里干干净净，一点啰音都没有，心音也还算有力，关键是连心率都不快）。一切迹象提示，她好像并没有明显的心衰加重。那她这是怎么了呢？

我把目前对老太太病情的判断一五一十说给全家人听，总的来说心衰肯定是有的，但现在似乎并没有明显加重。我会安排一些检查来评估心脏功能并进一步查找病因。药物治疗方面，可以暂时维持原方案不变。

"你看大夫都说了吧，你没那么严重，该干嘛还能干嘛。"老爷子的语气似乎还是带着强硬，但我估计屋里人都能听出来，那里面明明有种如释重负。

"我哪能想干什么就干什么呢……"老太太说着，竟然泪眼婆娑起来。这是啥情况？

"大夫，我跟您说吧……"看我一头雾水，一旁的女儿似乎终于逮到了说话的机会，"我爸退休以后吧，没啥爱好，就喜欢种点菜。后来他俩在郊区租了个小院，一年有大半年都住那儿拾掇那点菜。前一阵我妈不是住院了吗……唉，说实话，妈，我觉得这跟你那阵收菜累着了就是有关系……后来我爸又陪床又伺候她的，那边好多菜也都烂在地里了。这俩礼拜我妈一出院，我爸就又去整了几天地，然后我妈就又开始喘……"

"你跟大夫啰啰唆唆说这些干嘛？"老爷子双目圆睁，让我想起黑猫警长里唱的"眼睛瞪得像铜铃"。

"哎，你看还不让说……大夫，其实我看我妈这俩礼拜是活动量一下太大了，住院都躺那么多天了，哪能一下恢复体力啊……妈，我爸一不在家你是不是就老起来走？"

"你不是给我打电话说一动就喘，快憋死了吗？我还说回来没看见过你喘啊，敢情是我看不见的时候瞎溜达来着。"

"别听小娜瞎说……"

在听着"家庭伦理剧"的同时，我飞快地判断着自己的诊疗思路。总之，家人补充了上述信息以后，我刚才的临床判断似乎还不用变。

"无论如何，心衰后的活动和锻炼确实得慢慢来，完全躺着肯定不行，但矫枉过正也会欲速则不达。"我把检查单子递给老爷子，"检查结果出来后您再带老太太来复诊看看，没啥大事的话我教她怎么锻炼。"

老爷子连声道谢，有力的双臂稳稳地推动轮椅离开了诊室……我突然间明白了这二老弯弯绕的情绪状态，把女儿留住："您稍等一下，我发现病历里有个小错，得稍微修改一下。"

把打印好的病历递到小娜手中，我狡黠地问："您明白他俩这是咋回事了吗？您妈妈是不是心情特别矛盾，她觉得自己病得都这么重了，你爸还不在家陪着她，挺委屈。今天来医院大夫要是说她确实病得挺重的，你们就又都可以陪着她了。可一想到你爸的菜园子因为她住院荒了，她又觉得特别内疚，想着赶紧能好起来去帮你爸的忙。你爸呢，心情估计也差不多，反正就是又自责又着急，希望大夫能说你妈没事，可又怕她真有什么病情反复……我不知道他俩平时啥性格，这纯粹是瞎猜啊，但我觉得咱们要把这事捋明白，后面你妈这个'喘'才能真正好。你回去劝劝他俩，得把情绪顺下来，病情才能真正稳定。"

"大夫，我觉得您说得太有道理了！我就是天天看他俩各种嘴上一套心里一套，觉得又可气又可笑，一大把年纪了，还天天跟小孩儿过家家似的！听您这么一说，还真是，要是这么一直别扭着，哪天我妈病情真加重可就麻烦了，这次住院可把我们全家吓坏了。谢谢您，谢谢您！我回去找机会跟他们俩好好聊聊。"

在这个案例当中，情绪是一个非常重要的因素，但患者和照护者似乎都没有洞察自己矛盾的心态，医生对患者和家属背后故事的好奇为他们创造了讲述生活故事的情境，故事又为医生理解病情提供了丰富的信息，医生也成了患者生活的"解谜人"，并且让作为非主要照护者的女儿意识到她作为调停人和说服者的不可替代的作用。

三、"好为人师"的患者

点击"叫号"，应声走进来一位风度翩翩的老先生。

老爷子身高一米八以上，看起来至少 70 岁了，但身形依然挺拔，灰黑色鸭舌帽和同色系围巾配卡其色大衣，自带潮范儿。

"老先生您好，您怎么了？"

"医生，我简单跟您说说我的情况。"老爷子一开口，淡淡的江浙口音配以严肃认真的神情，让我恍然觉得是在听老教授查房。"我最近一周，这里有点不舒服。"他指指左胸的位置。

"是什么样的不舒服呢？疼，还是闷，还是心慌？"

"不算是疼吧，主要是像有东西压着那种闷胀感，倒也不心慌。"

"那跟体力活动，比如走路、爬楼之类的，有关系吗？会在运动时加重吗？"老年人发生这种性质的胸部不适，我已经比较警觉了。

"就是每天早晨爬过街桥的时候会不舒服，昨天早晨发作的时候咽喉这里还会有种烧灼感，我得停下来休息几分钟，才能好。"

这基本上是教科书级别的心绞痛发作了，"您这种情况发作得有多频繁？都是跟活动有关吗，有没有安静状态下的胸闷？还有，最严重的时候，会难受到出汗吗？"

"昨天最严重那次，额头上是稍微有点冷汗。算上昨天那次，一共发作过三次吧。现在还没有在完全休息状态发作过，但好像……怎么讲，就是一次比一次发作得容易，昨天那次我也就刚刚开始上楼梯，就难受得停下来了。"

"老先生，您以前有什么高血压、高血脂、糖尿病之类的慢性疾病吗？以前没有明确诊断过冠心病和脑血管病吧？您所说的这个症状，已经属于比较典型的心绞痛了，而且还不太稳定。"我想把话说得委婉一些，但在老人清明睿智的目光中，发现也许实话实说就是最正确的选择。

"可是我并不是胸痛啊！而且学校每年都给我安排体检，除了血脂有点高，其他什么问题都没有！医生你知道吗，我今年80岁了，基本上每天还到学校去工作呢！"

"您先别着急，我跟您解释一下啊，应该说'心绞痛'其实是一个专有名词，与其说它是种症状，不如说是种疾病。发生心绞痛的时候，有的人表现为'胸疼'，但也有人不疼，只是胸闷，或者是像您说的这种'烧灼感'，其实这都算是心绞痛的典型症状。不知道我说清楚了没有？总的来说，不是发生'心绞痛'就一定会胸疼，它是冠心病的一个类型，比它更严重的，就是心梗了。"

老爷子仍然目光如炬地注视着我，却没有做出任何回应。尽管知道这时候继续沟通的效果并不会太好，但为了能把谈话的内容尽快推进，我也只能接着说道："像您这种情况，从症状来看不太稳定，确实有发生心梗的风险。常规来说，您应该尽快住院做冠脉造影了……"

"你这个医生，怎么话还没听人讲两句，就叫人家住院做手术呢？！做造影是要干什么？后面跟着就要搭桥还是做支架了吧？难道不先帮我听听心脏，做点什么简单的检查，或者配点药吃吃，再看要不要做手术的吗？"

汗颜……

尽管脸上并没有真的淌下汗来，但我想如果不是有口罩做掩护，此刻我的表情可能已很尴尬了。我就说他的气质像极了查房的老教授吧。瞧，人家一个外行，挑起诊疗程序中的问题来，多么一针见血。

借助敲击键盘记录病历平复了我们俩各自的心情之后，我拿起听诊器重新面对他："逄（páng）老师（化名），您别着急，我听听再跟您说。"

"难得你这个大夫还认得我的姓……"不知道是我没有反驳顺了他的气，还是能准确发音这个少见的姓氏让他有一丝丝刮目相看，总之当我放下听诊器时，感觉他紧绷的面部稍稍柔和了一些。

"逄老师，您刚才质疑得有道理，是我没跟您解释清楚，"我默默地吸了口气，准备开始逻辑缜密的长篇论述，"医生看病呢，确实是要遵循一定的顺序和原则，中医讲望闻问切，西医把它进一步拓展成询问病史、查体和化验检查，形成初步的诊断之后，再给出药物或者手术的治疗方案。您刚才问我的话呢，特别像我们在病房查房时老教授们常说的……体格检查确实是医生看病的基本功，我应该把基本步骤都完成，再跟您讨论下一步的方案。"

看见他微笑着摆了摆手，我继续道："但我刚才着急跟您表达我的意思，也不是完全没有原因，大概理由有下面三个。第一，就是您的年纪加上高血脂病史，属于冠心病的高发人群，而且您描述的症状就是典型的心绞痛发作了，典型到稍微有点经验的大夫都会脱口说出：这不是心绞痛么！"第二，心绞痛在不发作的时候可能查什么也看不出异常，比如刚才我听诊就没发现什么不正常。

您现在去做心电图或者心脏超声，很有可能也都是正常的。当然不是说因为这样就不去做，但我想说，我可能并不需要去等待这样的检查结果回报，再告诉您我的判断。因为即使上述检查结果都正常，我还是会认为您最近的症状是心绞痛发作。第三，也是我认为最重要的一条，就是您最近一周的症状是明显逐渐加重的，这已经是不稳定心绞痛的迹象，是有可能在近期发展为急性心梗的。您说得对，确实我不能说您现在必须立即去做冠脉造影甚至是放支架，但尽快住院对您来说绝对是利大于弊，因为住了院就能方便观察您发作时的心电图等一系列情况，方便我们尽快把相关药物加上去，方便万一您病情有加重时我们能及时救治。当然，在这样的前提下，我们也能更好地去评估您冠脉造影和支架的适应证和禁忌证，有更多时间去跟您沟通手术的获益与风险……"

"所以……"我微笑着看向他，同时把选择权交回给他，"我想我把想说的都说了，您现在有什么打算呢？"

短暂的停顿过后，我听到老先生说："医生，我明白你的意思了。你是不是能再跟我说说，这个冠脉造影具体怎么做……"

本案例中的患者为逻辑思维缜密的科技工作者，一下发现了医生诊疗程序中的"跳跃"步骤。面对逻辑性极强又极有主见的知识分子，本案医生一贯的应对方式就是讲清医学科学知识和自己的诊疗思维。沟通的目的并不是要说服患者，而是传递给他们符合医学常规的诊疗逻辑。只要双方都充分理解了对方的意思，最后无论患者如何选择，都算是有效的沟通；但医生的经验是，这样充分的解释之后，患者一般会理解并采取医生推荐的方案。

四、"瞻前顾后"的患者

两小时之内，这位张阿姨第四次走进我的诊室……

其实她的情况并不复杂，63 岁，患有高血压、高血脂和颈动脉斑块，但还没有明确的冠心病或者脑血管病迹象。这样的人估计在马路上随便一抓都有一大把。

我的建议也并不特别，低盐低脂饮食、适当运动锻炼。鉴于她血脂升高的幅度，除了一直规律服用的降压药以外，建议她开始服用他汀类药物控制血脂，以尽量延缓动脉硬化进展，争取能推迟甚至避免心脑血管事件的发生。

每天门诊，总会有几次类似的对话，所以一开始，我也只是按常规流程来问病史、查体、初步判断，并给出意见……然后就像写好的剧本一样，患者会问"大夫，我现在就得吃药了吗？人家都说这个他汀伤肝伤肾，副作用特别大"，然后我就回答"药确实可能都有副作用，但您现在的情况是吃药控制血脂利大于弊，他汀这类药物整体副作用的发生率其实并不高，再说吃上药以后我们还会帮您安排定期复查化验，监测这些指标的……"如此这般，有个三言两语，大多数不纠结的人就会拿好药方和化验单道谢离去。也会有极少数患者坚决拒绝，说"大夫我还是不太想吃药，您就还是给我开降压药吧"。这时候我一般都会笑笑说"我希望您明白我的意思，不过决定确实还得您自己做"，然后，患者拿好药方结束谈话。但今天这个画风，显然已经偏离了常规剧本……

　　跟张阿姨的第一轮谈话，是以她拿走药方和化验单的第一种模式结束的。然后在我看完下一位患者之后，她敲门进来了第二次。

　　"大夫，我刚才出门给我姐姐打了个电话，她说让我千万别拿这个药，她之前吃得全身肌肉都疼，说我更够呛，我以前……"看着在她进门前已被叫到名字的下一位患者一直站在门口等候，她似乎也觉得有点不好意思，没有再继续说下去，我也想尽快结束以进入下一场谈话，就顺着接口说："那我今天就先只开降压药，您回去再想想吧。"

然后，两个年轻的心悸待查患者过后，张阿姨又进来了。估计是为了避免上次中间插队的尴尬与紧迫，她这次还特地去分诊台重新刷了就医卡，因此得以名正言顺被语音叫号系统叫了进来。

"这次您啥事？"

"大夫……我刚才坐在门口又想了想，您说我如果现在不吃他汀，我这个斑块啊什么的，是不是会越来越严重啊？"

"动脉硬化其实一般都是随着年龄增长越来越严重的，只有斑块还不算可怕，主要是血脂一直不控制的话，动脉硬化严重到一定程度，就有可能得心梗、脑梗那样的心脑血管病了。咱们积极控制血脂，最主要还是想防病啊！"

"是，我就是听您说得挺有道理的，万一我少吃多运动了血脂还是降不下去，是不是就等着得病了？"老太太的眉毛拧出了几道弯，看起来极为纠结。

"那您看咱们要不还是把刚才那个药开上？他汀类药物已经在临床上使用超过20年了，大家虽然还是会有这样或那样的使用顾虑，但权衡利弊之下，多数人至少还是会先选择试一试，毕竟副作用即使发生了，一般也都不太严重，而且能够完全恢复，试错的成本并不高，何况不服药所面临的心脑血管病，是任谁也不会欢迎的。"

"呃……行……那要不还是吃吧……"回答仍然显得犹犹豫豫，但我想既然她能重新刷卡等叫号进来，还是下了决心的，为免夜长梦多，当即重新开了处方和化验单给她。

但是，看完最后一个患者，她又敲门进来了。

"您又回来了？"口罩后的我，是满满的无可奈何。

"大夫，您肯定觉得我这个老太太真是太烦人了……"张阿姨的语气里，似乎对自己也一样无可奈何。

"但我想您这么纠结，一定是有什么跟别人不一样的原因吧？"我突然想起她某一次进来时，有半句"我以前……"被咽了回去，终于为她的"四进宫"找到了理由。

张阿姨的眼神明显明亮了一些，"我刚才在外面坐着，他们都说这个大夫看病特别细，您果然是挺仔细的，我以前……确实是治肺炎的时候打过一种挺普通的消炎药，结果出了特别严重的副作用，身上的皮全都烂了，住了好长时间的院……"老太太说起当年的事似乎仍然心有余悸，神情特别紧张。

"我明白了……当时大夫肯定也都说，这药很常用，很少出现副作用。"

"是啊，那时候咱哪儿懂啊，大夫说怎么治就怎么治呗。后来出了很多问题，什么心肝脾肺肾的，功能都不好了，大夫也说从来没见过输液输成这样的。"

"您这叫'一朝被蛇咬，十年怕井绳'，虽然是显得过度紧张了点儿，但我很理解，毕竟自己亲身经历过非常少见的情况，谁能打包票说不会再发生呢？万一您这个体质就是跟别人不一样？"

"大夫，我就是这么想的啊……"说着，老太太的眼里闪出了泪花，"我来看病，就是因为相信大夫能给我一点专业的建议，生活上该注意什么，该吃什么药，但真一拿到这个药方子，我就又开始嘀咕，万一别人吃了都没事，就赶上我倒霉呢，出了问题，罪不还得自己受嘛。"

"是，您说的特别对。药物副作用这事，如果没吃过一种药，谁会出副作用谁不会出，有时候在吃之前确实很难预估。医生只能做到在处方前准确把握适应证——就是该不该用药，以及禁忌证——就是有什么不能用药的情况。对于符合适应证又没有禁忌证的患者，就会开处方药物，然后监测副作用的发生。但副作用会不会发生，是严重的还是轻微的，最终可能还得您亲自去试了才知道。这样吧，"我朝她安抚地笑笑，"咱们在他汀药物范围内，再选一种降脂效果稍小、但副作用概率也可能会更低一些的，虽然可能血脂不会马上达标，但对您来说，也许风险能更小一些。后面如果没啥事，血脂又还没达标的话，咱们再换回来也行。"

"行啊行啊，大夫，谢谢您这么理解我！一下午进来四趟，我都觉得我真是太耽误大夫时间了。"

"能解决问题，咱们的时间就都没有白费，"我把处方重新打印给她，"当然还是得注意有没有什么不舒服，1 到 2 个月后记得复查一下化验。您懂的，毕竟概率都是相对的事。"

"那好，我注意观察，您帮我再约个号，下个月我跟您汇报。"

张阿姨的脸上，第一次露出了笑容。

患者这样的"四进宫"其实跟医生在最初的时候没有询问患者的担心有关，导致了患者和医生都浪费了时间。但因为医生关注到了患者咽下去的半句话"我以前……"，最终给了患者讲述疾病经历和担心的机会，并据此调整了治疗方案。由于患者的关切得到了理解和尊重，可以肯定的是患者的依从性会非常好。因此，医生需要关注细节，需要给患者机会表达自己。只有这样，才有可能在短短几分钟的接触中尽可能了解患者的行为模式，并理解这个模式背后的原因，这样才有可能促进医患双方真正的共同决策。只有患者最终的选择是符合他 / 她长期以来的价值取向，出现任何不理性的结果时，他 / 她才能泰然处之。当然这样做不是推卸责任，因为只有这样，医生才可能真正帮到患者，帮他 / 她如愿以偿。

参考文献

[1]　谭志刚. 临床医患沟通 // 王彩霞. 医患沟通 [M]. 北京：北京大学医学出版社，2013: 90-91.

[2]　HUNTER KM. Doctors' stories[M]. Princeton, NJ: Princeton University Press, 1991: 5.

[3]   LEDER D. Clinical interpretation: the hermeneutics of medicine[J]. Theoret Med, 1990, 11(1): 9-24.

[4]   让 - 弗朗索瓦·利奥塔著 . 后现代状况 : 关于知识的报告 [M]. 岛子译 . 长沙 : 湖南美术出版社 , 1996: 95.

[5]   ENGEL, GL. Foreword. //Smith RC. ed. The patient's story: integrated patient-doctor interviewing[M]. Boston: Little, Brown and Company, 1996: xv.

[6]   TRESOLINI CP, Force PFT. Health professions education and relationship-centered care. San Francisco, CA: Pew Health Professions Commission, 1994.

[7]   CHARON R 著 . 叙事医学 : 尊重疾病的故事 [M]. 郭莉萍 , 魏继红 , 张瑞玲 , 译 . 北京 : 北京大学医学出版社 , 2015: 69.

[8]   SMITH RC. The patient's story: integrated patient-doctor interviewing[M]. Boston, New York, London and Toronto: Little, Brown and Company, 1996: 9.

[9]   LAUNER J. Narrative-based practice in health and social care: conversations inviting change. 2nd Edition[M]. London and New York: Rutledge, 2018: 16.

[10]   SCHLEIFER R, Vannatta JB. The chief concern of medicine: the integration of the medical humanities and narrative knowledge into medical practice[J]. Ann Arbor: The University of Michigan Press, 2013: ix.

[11]   LAUNER J. Narrative-based primary care: a practical guide[M]. Abingdon, Oxon: Radcliffe Medical Press, 2002: 35-48.

第二章

急诊叙事医学实践

郭伟　赵斌　王静　刘耕　何雪

第一节　急诊医学的特殊性

一、急诊患者的特殊性

（一）病情的急危重性

急诊科作为急救工作的第一前沿、临床服务的第一窗口，面对的服务对象大多是急危重症患者。患者起病急，病情来势凶猛，危急程度难以估计。部分患者发病急骤、病情危重、变化突然，甚至可能在短时间内出现猝死，这就要求急诊医生必须在短时间内迅速做出诊断和病情判断，并采取积极合理的抢救措施。

（二）情况的复杂性和突然性

医学突发事件经常会给人带来难以预料的伤害，如交通肇事、食物中毒和坠物砸伤等，这时可能有大批多发外伤和重症患者来诊。急诊医生不但要积极抢救患者，还要临时召集相关科室医生共同抢救患者，同时还要做好医患沟通和组织协调工作。这就需要急诊医生具有高度的急救意识、过硬的急救技术、良好的心理素质、快速的应变能力、突出的组织能力、高超的协调能力及自如的沟通能力。所有的这些能力必须经过不断的学习和科学培训才能获得。

（三）就医的急迫性

患者由于发病突然或遭受突发意外，会出现心情恐慌、情绪急躁、身心痛苦，因此，他们就诊时心情十分急迫，希望医生马上明确诊断，并立即采取及时正确的救治措施。这就需要医生在紧急处理的同时做适当的解释工作，以减轻患者恐惧、焦躁的情绪，使急救顺利进行。

（四）后果的严重性

由于患者起病突然、病情复杂、病情危重，即使急诊医生抢救及时、措施到位，也可能出现一些严重后果，如出现严重并发症、昏迷不醒、终生残疾甚至死亡等。然而，部分患者家属因没有心理准备，难以接受残酷的现实，会将责任全部推到医护人员身上，此时特别需要医院及相关科室配合，主动与患者家属沟通。如沟通及时有效，就会避免医患纠纷。

二、急诊工作的特殊性

(一)业务的全面性和专业性

急诊患者发病突然、病情严重、变化迅速、病种繁多,可能涉及多个科室和多个专业。这就要求急诊医生除了熟练掌握本专业的急救技能外,还要掌握多个相关专业的临床知识和急救技能,这样才能在最短的时间内迅速判断病情,采取果断的急救措施,挽救患者的生命。

(二)工作的紧张性和有序性

面对大量急危重症患者,急诊科始终要保持紧张的备战状态,急救工作必须高度紧张、争分夺秒。同时,又要做到组织严密、安排合理、急而有序、忙而不乱,不能因为患者多而造成混乱不堪,影响对危重患者的检查、观察和抢救。针对大批创伤患者或复杂危重患者,可请相关科室协同诊治。

(三)病种的随机性和规律性

急诊患者常常发病突然,因各种偶然因素,如食物中毒、交通事故、工伤、咬伤及流行病等而就诊,患者就诊随机性大,就诊时间、患者数量及病种类别较难掌握。但也并非无规律可循,如心脑血管病患者在冬季前后和夜间较多,急诊创伤患者在夏季前后和早 10 点到晚 10 点之间较多。

(四)矛盾的易发性和尖锐性

急诊一般是一年 365 天、每天 24 小时开诊,是抢救急危重患者的第一关,也是主战场。急诊患者数量较多、病情各异、急危重症集中、抢救任务繁重。急诊患者人员构成复杂、流动性大且发病较突然,使急诊科成为医患矛盾的易发地。特别是在急诊治疗过程中，急诊患者大多数具备急、危、重三大特点。患者往往考虑自己多一些，认为自己是最重要的，期望立即得到医生的治疗，而急诊医生因患者多、急救任务重，就要做全面的安排，根据病情轻重安排先后顺序，对患者实施必要的处理。在这种紧迫的工作环境下，如果急诊医生不向患者做出解释说明，患者和家属就会产生不满，以为医生对患者不及时救治。还有的外伤患者求医心情迫切，希望立刻手术。然而，为了手术的安全性，医生除了做紧急的处理外，还要做必要的查体、化验检查、影像检查及备血等术前准备，但患者和家属对此不理解，由此可能造成因患者的需求没有得到满足而引起的医患纠纷。在面对治疗效果不佳、病情加重甚至死亡等情况时，许多家属会有强烈的挫折感，强烈的情绪应激使其处于非理性状态，把治疗的失败归咎于医护人员，进而倍感激愤，对医护人员产生报复心理和行为，以补偿内心的失衡，这就造成急诊医患之间矛盾冲突尖锐的复杂性。[1]

第二节　急诊医学与叙事医学的关系

"叙事医学"是由美国哥伦比亚大学丽塔·卡伦于 2001 年正式提出的，其定义为由具有叙事能力的临床工作者所实践的医学，[2] 而叙事能力又是"认识、吸收、解释并被疾病的故事感动而采取行动的能力"。叙事医学跨越了文学、心理学、认识论、美学和各种后现代理论的交叉学科，甚至被许多人认为是人类重新认识身体和心灵、痛苦和疾病，以及生命和死亡的潜力巨大的新工具。叙事医学根据实践主体不同，分为狭义和广义两种。狭义叙事医学是由医护人员和医学生带有叙事能力而主动实施的自上而下的实践；广义叙事医学是其他学科甚至是公众按照各自的方法对医患相遇过程中的体验进行研究和描述。

叙事医学的概念和研究方法传入中国的时间并不长，其研究和应用在我国还没有规范化和体系化。叙事医学作为医学人文的新形式，实际上是由四个层面组成的，[3] 第一层次是承认医学的局限性，尊重整体的人，敬畏生命；第二层次是医学人文学科，由众多的以医学实践和医学教育为研究对象的人文社会学科组成，其作用是传授医学人文知识；第三层次是学习了叙事医学等相关人文医学知识后，医生和医学生就会内化为自己的医学人文素质；第四层次是使医生或医学生自动生出医学人文关怀，成为临床实践和医学研究中的善行和良好的医患沟通，并期望医学的践行者在这样的行动中最终能达成最高层次的医学人文精神。

医学的发展正如希波克拉底所倡导的"爱人与爱术是并行的"，医学被称为"人学"，医术被称为"仁术"，医生被誉为"仁爱之士"。医学的本质是人学。抽去了人文精神，医学就失去了灵魂。技术与人文是医学的两翼，缺一不可。没有技术，医学没有躯干；没有人文，医学没有灵魂。一座医学的高峰，必然是技术与人文的交汇点，平行病历、叙事医学伦理、医生叙事、患者叙事、医患会话、疾病叙事、临终叙事和死亡叙事等多种叙事医学方式丰富了医学的内涵，[4-5] 推动了急诊医学的发展。全方位急诊医学人才应该具备多种能力：临床分析能力、临床操作能力、临床沟通能力及临床协调能力等，急诊医生应当能够在信息少、时间短的情况下，对复杂的问题进行有条理的分析，同时能够用适当的方法与患者和家属进行沟通，将最难以令人接受的消息告知患者的家属，并得到家属的理解；能够及时协调医院各个临床科室和相关部门，使患者的诊疗过程得以顺利进行。所有这些能力都是在书本上学不到的。叙事医学通过关注医生与患者、医生与自我、医生与同事、医生与社会等方面，使急诊医生的思维方式更加灵活多变，并善于发现自身存在的问题与缺陷，实现全方位发展，以适应急诊工作。因此，以提高急诊诊疗效率、和谐医患关系为目的，在急诊医学的各个场景中实践叙事医学有着广泛的前景。

急诊医学的特点对急诊医生的临床技能及沟通协调能力有着较高的要求，为急诊工作提出了更严峻的挑战。[6] 近几年，叙事医学在我国急诊领域迅速发展，2018 年中国老年医学会急诊医学分会成立了叙事医学专业委员会，2019 年中国急诊人成立了民间性质的旨在扩大叙事医学影响力的"叙事医学传播学院"。该学院利用网上学习的方式面向急诊医生传播叙事医学的理念和实践方式，分享医患之间的故事。

第三节　急诊场景如何运用叙事医学

本节针对急诊医学中各个功能分区内具有代表性的情境，探讨了急诊诊疗过程中的叙事医学，以医患叙事为视角、良好的医患沟通为目的，将叙事医学应用于临床实践。

情境一　急诊流水：医患叙事可以拉近彼此的距离，迅速获取核心问题线索，提高诊疗效率

急诊科是与临床各专科既有密切联系、又有自身独特理论体系的多界面医学专科。急诊流水服务于各种急性疾病和急性创伤性疾病的急诊单元。其中一个特点是时间依赖性。急诊流水医生除了需要具备宽泛的知识之外，还需要迅速获取核心问题线索，提高诊疗效率。在与患者沟通的过程中，医生应注意以下几个方面。一个根本：即诚信、尊重、同情和耐心。两个技巧：一是倾听，就是多听患者或家属说几句话；二是介绍，就是多对患者或家属说几句话。三个掌握：掌握患者的病情、治疗情况和检查结果，掌握患者医疗费用的使用情况，掌握患者的社会心理状况。四个留意：留意患者的情绪状态；留意患者的受教育程度以及

对沟通的感受；留意患者对病情的认知程度和对交流的期望值；留意自身的情绪反应，学会自我控制。五个避免：避免强求患者即时接受事实；避免使用易刺激患者情绪的词语和语气；避免过多使用患者不易听懂的专业词汇；避免刻意改变患者的观点；避免压抑患者的情绪。尽管时间有限，但是多用几分钟时间倾听，用叙事的手段培养共情能力和同理心，可以拉近医患之间的距离，实现事半功倍的效果。

[案例1] 这个流水夜班不平凡

　　时光荏苒，转眼间我的医生生涯已有17载，随着时光的流逝，许多人、许多事已经成为沧海一粟，但是每当我想起两年前的一件事时，都会触动心底最柔软的那部分。尽管我自认为已经是见惯生死的医者，然而每每想起它都会泪目……

　　这是一个平凡的夜班。像往常一样，下午四点我准时接班，在急诊诊室里接诊患者，我几乎是马不停蹄地给患者看病到凌晨。望着诊室里患者排成的长龙，听着耳边呼啸而过的急救车警报声，我感到一阵头晕目眩，胸闷、恶心感袭来。直觉告诉我：因常年值急诊夜班，我已积劳成疾，再加上经常高强度持续工作近十个小时，晚饭能省则省，此时身体已经敲响了警钟。

　　坚持为手头的患者看完病，我趴在诊桌上小憩。"医生您好，您快看看我们家老伴儿……"听到几乎哽咽的大声呼喊，我抬起头，极度疲惫的我内心非常不情愿地例行询问病史，并打量起这对老夫妻。眼前是一位70岁左右的老人。老奶奶穿着旧的手工织的毛衣，扣子系得是错的，满面愁容，吐字不是特别清楚。她推着一辆轮椅。一位老爷爷坐在轮椅上，瘦削的脸上戴着一副眼镜，面色苍白，斗大的汗珠顺着双颊滚落下来。他轻轻呻吟着，身上放着一个已经磨破了边的口袋，哆哆嗦嗦地拿出一本厚厚的病历，开始了进行病情介绍："这是我老伴，她有脑梗，说话不是特别清楚,我有 10 多年的冠心病史,这是我的既往病历资料……""好了,从这次发病开始说吧,长话短说!"我打断了他的介绍,经验告诉我他可能存在不稳定型心绞痛,严重的话很可能是心肌梗死,病情比较危急。"先去做个心电图,抽血验个心肌酶吧!"我头也不抬,完善我的急诊病程记录,开化验检查单,一切都是再熟练不过的流程了。这种患者在我们的急诊是再平常不过了,疲惫不适的我甚至在心里暗暗抱怨起来。老奶奶拿着单子推着爷爷出了诊室,我继续闭目养神,缓解头晕。过了一会儿,老奶奶又返回了诊室,几乎是怯生生地对我说了一声:"医生,谢谢。"这声"谢谢"虽然声音不高,也没有那么清楚,却像为我注入了一针清醒剂。面对这样一对老者,我不禁汗颜:或许,老爷爷已经出现不适,在家坚持了许久,不得已才深夜来急诊就诊。在这样一个深夜,只有腿脚不灵便、言语不利的老奶奶陪伴就诊,背后一定有他们的苦衷。他们没有孩子的陪同,可以顺畅地完成化验检查吗?如果老爷爷真的是心梗,他们该怎么办?我为我的不耐烦深深自责:我是一名医生,我从医的初衷是什么?医者就是有时去治愈,常常去帮助,总是去安慰,做一个善良的人,有温度的医生……想到这两位老人无助的眼神,踉跄的背影,或许这个时候他们需要的除了准确的病情判断和救治,更多的是关心和帮助,我想我应该做点什么,必须要为他们做点什么。想到这儿,我的疲倦一扫而光。我站起身,走出诊室,说:"需要帮忙吗?做心电图和抽血在这边,这么晚了,您的孩子们呢?怎么让两个老人家来急诊看病?"经了解,两位老人的孩子因为意外去世了,二人相依为命。我帮助他们交费,做了检查,明确诊断后在输液区治疗。经过一个晚上的观察,老爷爷病情基本稳定了。我欣慰地下了夜班,在心中暗暗祈祷老爷爷病情没有反复,尽快康复。

　　不久前,我在急诊又遇到了那位老奶奶。"医生,您还记得我吗？您给我老伴看过病。"她向我打招呼，一个年轻人推着轮椅，身边没有了老爷爷的陪伴。"嗯，我有印象，您还好吗？老爷爷还好吗？""他几个月之前已经走了……"

我的心猛地一颤：我不能忘记那个晚上老奶奶哽咽的求助声，不能忘记老爷爷小心翼翼地介绍病情，更不能忘记那句怯生生的、不太清晰但直戳我心的"谢谢"。从那天开始，我暗下决心：无论多忙多累，不能把情绪带给患者，可能我们每天面对的是数十人甚至上百人次的急诊患者，常年超负荷的工作使我们身心俱疲，标准化的诊疗流程使我们诊断快速而准确，而对于急诊的患者，遇到一位热情耐心的医生是不可多得的温暖的就诊体验。

随着时间的沉淀，我越来越深刻地体会到急诊医学的独特魅力：急诊是患者最集中、病种最多、抢救和管理任务最重的科室，是抢救急危重症患者最有成就感的学科，是最考验医生的第一时间反应能力的救治生命的前沿阵地，同时也是看尽世事冷暖、人生百态的地方。作为一名急诊医生，要给予患者生的希望，除了有过硬的技术，同时还要有工作的艺术，要有同理心。有时候，一个微笑的表情、一个搀扶的动作、一句温暖的问候能迅速拉近与患者的距离。"技术"是可以经过一段时间的磨炼而掌握的，但是"医生的品格"是要在与患者用心的交流中慢慢熏陶培养出来的。"宝剑锋从磨砺出，梅花香自苦寒来。"我要做一个有温度的医者，在临床的磨炼中让自己变得更好！

这是急诊流水的常见场景，作者作为急诊医生，常年在急诊流水救治患者，经验丰富。面对大量急诊患者，由于疲惫不适，对患者失去耐心，忽视了倾听与尊重，不愿对患者或家属多说几句话。后来被患者感动，改变了自己的态度和沟通方式。该医生通过反思性写作，留意患者的情绪状态及对沟通的感受，从而调整自身的情绪反应，学会自我控制，并认识到，除了准确判断病情之外，更要具有同理心。

情境二　急诊重症监护室：充分沟通，由家属参与治疗过程，治疗方案由医患双方共同决策

随着急诊诊疗过程的逐渐深入，一部分重症患者转入急诊重症监护病房治疗。这部分患者可能长时间采用一系列有创治疗手段维持生命体征，而没有生活质量可言。这个时候需要急诊医生明确地告知家属，由医患双方共同决策。在沟通过程中需要注意以下几个方面：①营造宽松的会谈气氛，有助于消除家属的紧张与不安，形成良好的第一印象，也有助于以后的沟通。安静的谈话环境会使患者感到舒适、放松。其间应尽量避免闲杂人员进出，医生也不宜频频打电话或被打扰，这些都会令患者感到缺乏隐私权及不受重视。②要注意态度和语气，认真、投入地与患者谈话，集中注意力倾听对方所谈内容，甚至要听出谈话的弦外之音。对家属诉说的内容和表达方式要保持敏锐的观察力，交谈时要及时做出应答，避免只顾埋头记录而不顾家属的情绪反应。③要注意避免使用过多的专业术语，避免措词不当、思维混乱、重点不突出及讲对方不能理解的术语等情况，要充分考虑对方的接受和理解能力，用通俗化的语言表达。④要注意确保信息准确可靠，在会谈时要善于把握重点，深入探寻。医生应当准确、及时地抓住患者家属可能忽略到的细节问题，以及后续所面临的问题、对于诊治疾病有重要信息的资料，要帮助其消除顾虑，从而积极配合医生。⑤要注意正确引导会谈方向，使会谈过程自然流畅，以进一步深入了解情况；如需另换话题，医生可用一个开放性的问题询问。如果家属言语过多，医生则应等适当空隙，坚定而有礼貌地表示要提出其他问题，用不断的提问来控制会谈的进程，但务必注意不要伤害其自尊心，使会谈朝着预计的方向发展，并使自己成为谈话的主导。

[案例2] 急诊医生不仅要有技术，还要有温度

20多天前，急诊重症监护室收了一个反复住院的老奶奶。多次的住院经历让她成为科里所有医护人员无人不知、无人不晓的"高难度"患者：80多岁的高龄、100多公斤的体重致使这位老奶奶只能限于床上活动，连翻身都很困难。基础病都是与肺部相关，如慢性阻塞性肺疾病、肥胖和低通气综合征等。因为肺功能差，每次住院都要经历因存在困难气道的艰难插管上机，以及因肥胖、肺储备功能差造成的不容易拔管脱机的过程。

这一次老奶奶又是什么状态呢？本次她入院的主要症状是间断的发热、恶心、呕吐，入院后的检验结果提示老奶奶的心、肺功能状态在无创机械通气治疗的情况下均处于相对平稳的水平。很显然，这一次导致她住院的原因不再是"愁人"的肺病，而是一个普外科具有明确手术指征的疾病——急性胆囊炎。经过反复与家属沟通，家属选择了内科保守治疗，拒绝任何有创的治疗，当然也包括放弃一切有效的胆囊炎外科治疗手段。

两天后，在抗生素治疗还没有完全显效的时候，患者的血培养提示细菌进入了血液，这无疑给内科保守治疗增加了难度。在有针对性地选择高敏感的抗感染方案1周后，白细胞不但不下降，反而继续飙升，并出现血培养"坚持不懈"地报阳。同时，老奶奶的腹痛也在一点点加重，让坚强的她由之前的"默不作声"变成了终日"痛苦的呻吟"。

面对着老奶奶痛苦地从间断呻吟到持续喊叫的状态，面对着胆囊炎病情不断恶化，甚至继发了脓毒血症和胆源性胰腺炎，面对着反复告知家属，家属却依然主张只求患者不痛苦而不得已采取禁食、抗感染、补液及营养支持等内科保守治疗，并依然拒绝外科手术治疗的状态时，也是急诊医生需要反思一下的时候了——当具有明确外科手术适应证的疾病发生在这样一位慢性疾病缠身的患者身上时，医生又该如何抉择呢？或许是因为这个患者起初时腹部症状并不是很明显，使家属忽略了这个病的痛苦和凶险程度；或许是因为家属担心患者年龄太大，肺部的基础疾病会增加手术中的风险及手术后的难度，使她很难度过手术以及术后拔管脱机这一关又一关的考验；或许是家属对这个患者既往极差的生活质量有着充分的考虑，并对本次疾病有着充分的认知，以致对本次患病不抱任何幻想并要放弃最有效的治疗手段……家属的一句"只求不受罪"的"期望"和"善举"，能否也能成为急诊医生继续内科保守治疗、顺其自然的理由呢？

面对着老奶奶的现状和痛苦，面对着家属的期望，采用内科保守方式治疗原发病显然已经无法满足家属最后"患者不受罪"的"简单"诉求了。那么急诊医生又该如何让患者"不受罪"呢？持续应用解痉药物无法缓解症状时，镇痛药物（杜冷丁、吗啡等）无疑是缓解患者痛苦的办法，但是又因为存在禁忌证（呼吸抑制）而无法使用，难道就这样眼看着患者在"疼痛中离去"吗？还是采用外科手术治疗解决患者根本的痛苦？……在上述一连串的问题下面，如果说继续遵从家属的意愿，继续观察、继续等待，对医生而言也算"尽了义务"。但是医生更知道，如果能够征求家属的同意，即便无法杜绝感染性休克的发生，解除胆道张力、缓解疼痛才是真正实现让患者"不受罪、不痛苦"的唯一方法。于是，再次找家属交流才是急诊医生的"善举"。经过一番推心置腹的交谈，家属终于被医生的诚意所打动，同意接受手术治疗。

尽管患者已经错过了手术最佳时机，尽管在艰难的手术分离后发现所见到的胆囊已经坏疽，最终只进行了胆囊造瘘，留置了胆囊引流管和腹腔引流管，可结果对老奶奶来讲是满意的。术后白细胞数量开始下降，老奶奶痛苦的呻吟消失了。很显然，相对于当初的胆囊炎、胆管炎、胰腺炎及弥漫性腹膜炎的疼痛，剖腹探查刀口的疼痛已经忽略不计了。

　　老奶奶住院 20 多天，虽然恢复很缓慢，但可以看到她是在一点一点地恢复，也没有再"受罪"。不知道她在后续治疗的过程中还会出现多少问题，遇到多少难关，但作为急诊医生，都会努力陪伴她渡过难关，为她解决问题。

　　这个案例考验的不是急诊医生的技术实力，因为患者的症状、体征和辅助检查都可以明确疾病的诊断，当然，采取手术也是唯一可行的办法。但家属纠结于这位高龄、基础疾病多的患者面对手术时的风险，希望患者"不受罪"。但对于患者当前的病情来说，"不受罪"具体是什么并没有切合实际的认识，这在很大程度上影响了医疗决策。作为急诊医生，我们需要运用专业知识，与患者家属做深入叙事。让他们了解到，就患者目前的状况来说，怎样才是"不受罪"。我们不仅要想到技术层面的可行性，更要让患者和家属体验到，我们的每一个医疗决策都是从关爱患者的角度出发，以患者最大获益为目的的。也就是说，只要我们既把握好技术上的"刻度"，又时常带有同理心的温度，那么总会为患者和家属带来具有人性化的良好结果。

　　急诊监护室是急诊危重症患者的治疗场所。室内患者常常处于机械通气等脏器支持状态，患者本人无法同医生进行有效的沟通与交流，治疗决策往往由患者家属决定。在与家属沟通的过程中，要注意倾听对方所谈内容，同时保持敏锐的观察力。在治疗过程中，尊重家属意愿的同时，应充分考虑患者的最大利益。尽管家属不想让患者"受罪"，拒绝了创伤性抢救措施，但是对患者疼痛的"不作为"事实上造成了患者的痛苦。医生应当准确、及时地抓住患者家属可能忽略到的问题以及后续所面临的问题，正确引导会谈方向，使沟通过程更流畅，从而由医生作为治疗的主导，使患者最大程度地缓解痛苦。

情境三　急诊抢救室：短时间内高效沟通，迅速决策，极大限度为急救争取时间

临床医疗过程中 95% 以上的不满意源于沟通不畅，通过进一步沟通，有 95% 以上的不满意可以化解，急诊室也不例外。在对急危重症患者的抢救过程中，沟通更不是医疗的附属，而是重点。抢救室有效的沟通具有以下几个特征：准确、全面、客观、尊重及化繁为简。例如，在急性脑梗死溶栓的沟通中，应抓住沟通要点，在短时间内迅速做出决策。北京天坛医院杜万良教授认为脑梗死溶栓治疗有三个要点。第一，有一种治疗急性脑梗死的药物阿替普酶，能溶解血栓，必须在发病后 4.5 小时内给予。总体而言，如果在发病 3 小时内给符合条件的患者用药，则阿替普酶治疗的好处是坏处的 10 倍以上。好处随着时间的延长而减少，但在发病 4.5 小时内仍然是利大于弊。第二，这种治疗最主要的风险是有可能引起严重的脑出血，有时出血会导致死亡。第三，对于患者群体来说，这种治疗的潜在益处远远大于风险；对于具体患者个体来说，是否接受这种治疗需要个人或家属决定。沟通要点简短明了，能使家属明白利弊，迅速做出决策，为治疗争取时间。

[案例 3] 在抢救室与心梗老炮儿过招

在急诊总有一些患者个性强、认死理、不听劝。虽然他们对所患疾病一知半解，但总是喜欢自作主张。每当医生和护士遇到这样的患者，总是满脸愁云。对患者好言相劝，患者不领情；如果放任患者不管，患者的生命安危就会受到影响，又违背了医疗的职业道德。所以与这些患者过招，考验的是医护人员的情怀和责任心。下面就以剧本的形式来表现刘医生是如何在抢救室与心梗老炮儿过招的。

人物：刘医生、实习生、护士、患者（老炮儿）、患者朋友、

患者爱人

旁白：老炮儿，这一称呼来自老北京话，它的大致意思是指那些无所事事的老混混。这类人有一些突出的特点，比如喜欢抽烟喝酒、胡吃海塞、熬夜打牌、聚众打架。老炮儿们脾气暴，认死理儿，不听劝，认为"老子天下第一"。然而正是因为这些不良习性，导致身体不健康，使他们成为许多心血管急症的高危人群，也成为急诊科的常客。而接诊这类依从性极差的老炮儿患者往往也是急诊医护人员的噩梦。那么当一位心梗的老炮儿来到急诊，又会演绎出怎样的故事呢？这不，说着说着就来了……

第一幕

地点：分诊台。（救护车警笛声）

患者朋友：（拍桌子）护士！护士！赶紧的！你们大夫呢？赶快救人！

（患者痛苦呻吟。）

护士：怎么了？您得告诉我怎么不舒服？

患者：胸口疼。

护士：我先给您量个血压。哎！小范大夫，这儿有一胸痛的，来给做个心电图吧。

实习生：好的。

患者：（痛苦且咬牙切齿）这哪来的小丫头片子？！别唬我啊，赶紧给我找靠谱的大夫！我这儿太疼了！

患者朋友：就是啊，告诉你们，别糊弄人啊！

（实习生默默地做心电图。）

护士：给您量血压呢，您先别说话。（指着患者朋友）你，快去对面窗口给他挂号。

患者朋友：先救人！着什么急挂号，就知道收钱！看我们大哥像缺钱的么？！

实习生：您得先挂上号，我们才能从系统上开出检查和药来……

患者：行了，你别废话了，赶紧去挂！我这儿疼死了！

患者朋友：哎哎（小跑走开）！！

护士：哟！您这血压够高的啊！200/110 mmHg。

实习生：心电图也不太好，V1-V5 ST 段弓背抬高。

护士：快进抢救室吧。

第二幕

地点：抢救室。

旁白：患者转入抢救室。详细询问病史，得知患者多日前就已经有了心前区不适，此次胸痛发作前还在撸串儿、喝酒、侃大山。这次心前区疼痛向左肩放射，伴有明显胸闷，实在扛不住了，才由一块喝酒的小兄弟送到医院。患者七八年前就有了高血压，从没吃过药，也没有看病的习惯。平素长期吸烟饮酒，经常熬夜打牌。

患者入抢救室后立即给予了监护和吸氧。完善化验检查，即时检测（POCT）提示 CTnI 明显升高。

患者：欸！别整这些没用的，赶紧给我止疼！（揪监护）

实习生：（悄悄说）老师，这患者太不听话了，让干什么都不配合……

医生：（看检查结果）你确实需要立即止疼。但你得配合我们治疗，从你现在的化验检查来看，监护、吸氧都是必须的，也是治疗的一部分。（对护士说）5 mg 吗啡皮下注射！

患者：嚯！这药劲儿大欸！这就对了，先给我止疼啊！

患者朋友：你们抽我大哥那么多血，查出来没有啊，这啥毛病？

旁白：结合检查结果，初步判断患者符合急性心梗诊断。一般来说，向危重症患者交代病情倾向于委婉含蓄的表达，但针对这名依从性极差的患者，医生采取了相反的态度，让患者明白病情的严重性，并且尽快让家属来医院。

医生：正要跟你说呢，你心梗了啊！听说过这病吗？要命的病，赶紧把你直系家属叫来。

患者：知道啊！但我不能吧……我这才多大岁数，而且前几天还能踢球呢！大夫你查清楚没有啊？别蒙我啊！我这儿有人，（指哥们儿）不用叫我媳妇儿。

医生：但是你抽烟、喝酒、熬夜、超重体型，高血压那么多年不控制，心梗的危险因素基本都占全了。现在症状、心电图和化验都有问题，诊断心梗没有问题，而且这病可怕的地方在于随时可能猝死啊！前一分钟还能说话呢，下一分钟就没气儿了。

患者朋友：拉倒吧！你这说得太邪乎了……

患者：那咋办？这得怎么治，我不差钱儿……

医生：你们先联系直系家属过来，我给你开药，我们会尽力帮助你的。

患者：（拨电话）喂？媳妇儿！你来趟医院吧，我这儿不太舒服……在，在急诊。

实习生：（大声插话）急诊抢救室！

患者：（瞪实习生）没有，没大毛病，就先查查……你到了打电话找我……甭着急啊，挂了吧。

旁白：第一轮沟通后患者基本认识到了问题的严重，虽然抵触，但也相对能够配合治疗。但患者身边有个江湖哥们儿作为绊脚石，也给后续的治疗带来麻烦。

医生：打完针感觉胸痛好点儿了吗？

患者：（仍痛苦貌）好一点儿，但还是疼。

护士：刘大夫，心梗那患者朋友取药不排队，跟前边人吵起来了。

医生：（对护士）你去看一下。（对实习生）你去帮我把抢救车里的阿司匹林、替格瑞洛和阿托伐他汀备药拿来。

实习生：他还没交费取药呢。

医生：没事儿，先用着，救急重要。

实习生：（拿来药，对患者）这个3片，这个2片，这个2片，嚼碎了再咽。是吧？老师。

患者：啊？什么？你再说一遍，没听明白。

医生：我来吧。（一边掰药一边跟实习生说）你这么跟患者说，他哪儿记得住啊，吃错了怎么办。把他床头摇高。（对患者说，同时喂药）来，把这一把药都吃了，全嚼碎了再咽啊。有点儿苦，但都是救命的药。（对实习生）给我接一杯水来。

实习生：哦好。（对患者）您这待遇可够高的。（离开）

旁白：亲自给患者喂药能极大地拉近医患之间的距离。虽然药是苦的，虽然老炮嘴上没有表达谢意，但心里是暖的。医生趁热打铁，进一步交代病情，患者同意了进一步做冠状动脉造影检查及住院治疗。然而，随着药物的使用，患者的血压趋于稳定，胸痛有所缓解，刚刚顺畅的医患沟通又被打破了。

患者：（对朋友说）我好像不怎么疼了欸，这小伙子用药挺对路子。（对医生说）哥们儿，我没事儿了，你这药不错。不过你刚才说还得住院、手术什么的是不是就不用了。你给我把这些撤了，（指监护）我回去了。

医生：啊？别介啊！现在您已经临床诊断心梗了。心脏的血管堵住了，不及时开通的话心脏本身就会坏死得越来越严重，还有可能猝死。刚给您用药只是临时缓解症状，也是为了后续的介入手术做准备。如果就不治了的话，还是随时有生命危险啊！刚才您不是答应得挺好的么？

患者：是，刚才不是疼得厉害么，现在没啥事了。兄弟，我看你挺负责的，我今天先回去，准备准备下次再来。

患者朋友：大哥真没事了？

患者：是啊，都不是事儿。给我收拾东西，准备撤了。

患者朋友：得嘞！（开始收拾）我们大哥身板儿好，用点儿药就灵。本来也没啥大事，你们就唬我们。再住院手术什么的得花好几万吧。我们也没医保，自费不少钱呢！（对患者）那斌子刚还叫咱们打牌呢。

患者：咳……别扯那些没用的……

实习生：（生气）嘿！您这话说的！我们这可是真为您好，不是为了讹您钱！您要不住院不做介入也行，给我们签字。

患者：啊行，没问题，我签字，不给你们找麻烦。兄弟我跟你说啊，我这自由惯了，你说住院还得住心脏科的那个什么 U，还得接这些玩意儿，还不让下地，我受不了这个。

医生：不是这意思。我们是为您好，您也看出来了。您现在是真的有危险。（对患者朋友）你也不是直系家属，你别老瞎说啊，万一出了事你负不起责任！（对患者）要不这样，您再考虑考虑，您爱人不是一会儿过来么，跟她再商量商量，不差这几分钟。

患者：商量啥啊，我们家我做主。（指朋友）我再躺会儿，你去给我结账去，弄完了咱走。

实习生：（小声跟医生说）老师，这样儿的还救啥啊？这回治好了回家也是作。

医生：不能这么处理问题啊。这人是不听话，但这是因为他对自己身体的问题一点都不懂，不能接受自己现在病重有生命危险的事实。但你能说他真不怕死，或者一心求死吗？显然不是吧。再说他的病情咱们了解啊，明知道他回去会加重甚至猝死，你就忍心这么放走他？咱们每天碰见那么多患者，三教九流的，肯定不是所有人都能顺畅沟通，但咱不能挑患者啊！好说话就治，不好沟通就不救了？

实习生：嗯是……我刚才也是生气。那您说这人还能拿他怎么办？

医生：别急，再等等，说不定有转机。

旁白：医生所说的转机，其实是在等一个人。

患者：（接电话）喂媳妇儿，我还在急诊呢，你到了？你就在门口吧，我让刚子接你去啊。

患者爱人：（跟朋友进来）这不是抢救室么？你怎么了你？

患者：（嬉皮笑脸）没事儿，我这都快好了，等你接我回家呢！

患者爱人：少废话！我还不知道你？！欸！你们是不是又喝大酒了？！大白天喝什么酒！大夫呢？我得问问大夫。

患者朋友：（赔笑）嫂子，没喝多少，就一点点儿。

旁白：医生又跟患者家属充分交代了病情。

患者爱人：您说的对！都听您的！我们家这位就是平时太作了！我也管不住他，就怕他出这些问题。我太了解他了，这回知道来医院，肯定是真难受，害怕了。既然来了可得好好查查。

医生：那您跟我一块劝劝他吧。他这正觉得没事了，要走呢，我们劝也不听。

患者爱人：不能走，听我的，我跟他说。祥子，你可别走啊，给我住院！

在患者家属的配合下，患者终于同意了后续治疗，随后顺利转入导管室。其实急性冠脉综合征患者的诊治是需要多学科配合的接力式抢救，每个专业都在为开通"犯罪"血管及挽救生命做努力，急诊科通常只是流程的前哨部分。但这个前哨部分不仅仅有及时确诊、给予初始治疗的责任，还需要尽可能建立良好的医患沟通，为后续环节的顺利进行做好铺垫。面对这样一位"顽固"的患者，在争分夺秒的抢救过程中沟通不是医疗的附属，更不是浪费时间，而是决定医疗成败的关键。在抢救室有限的时间内准确、全面地掌握患者的病情，同时还要注重沟通，侧重抢救的实施，确保抢救的顺利进行。作为医生，我们无法选择患者，形形色色的人都会因病来到医院，所以总会有患者超出我们熟悉的沟通舒适区间。这时需要我们时刻提醒自己的角色，不要产生过多的负面情绪，需以救治患者为目的，必要时利用一些技巧，做到有效的沟通。叙事医学就是以科学为准绳，以人文为主线，以经验为先导，直抵患者的躯体和心理。掌握了叙事的本领，医生就更能够关注患者，更能够体会患者的经历，更会反思自己的实践，更能够精确地阐述患者讲述的疾病故事，成为陪伴患者走过疾病旅程可以信赖的伙伴。

情境四　急诊病房：两种不同背景下的医患告知模式探索

一部分经过紧急救治病情暂时平稳的患者被转入急诊留观病房，然而这部分患者中，多数处于疾病终末状态，反复来诊，对于这类患者如何告知坏消息，让患者及家属有充分的心理预期，有西方的 SPIKES 模式和东方的 SHARE 模式可作为借鉴。

1. SPIKES 模型 [7]

该模型是把告知坏消息的过程分为以下 6 步：

（1）设置（setting，S）：医生需要预留充足的时间，并安排一个不被打扰的环境，做好与患者谈话的准备。

（2）了解患者的认知（patient's perception，P）：医生需先了解患者对自身疾病的认识程度，以便预设在交谈中的开放程度。对于不了解自己病情的患者，若医生贸然告知实情，患者可能会崩溃。

（3）信息需求（information needs，I）：了解患者最想知道哪些信息，有选择地提供。如有的患者想了解治疗的过程及预后，而家庭贫困、文化水平低的患者可能最关心的是哪种治疗最经济实惠。了解患者的期望会使谈话的目的性更强。

（4）提供知识（knowledge providing，K）：以深入浅出的语言为患者提供医学知识，患者就容易明白。

（5）共情（empathy，E）：以共情的方式回应患者的反应。让患者感受到医生的关注、理解和支持。例如，在患者哭泣时递上一张纸巾，或拍拍其后背，并告诉他"我知道你现在很难过"等等。

（6）总结（summary，S）：总结这次沟通的重要信息，通过让患者复述来检查患者的理解程度，并告诉患者如果有问题可随时联系医生。

2．SHARE 模型[8]

该模型认为，良好的沟通应具备以下四要素：

（1）支持的环境（supportive environment，S）：增加了"建议家属一同在场"内容，因而更符合东方文化。

（2）如何告知坏消息（how to deliver bad news，H）：诚实、清楚并采用患者能听懂的方式告知，避免反复使用"终末期"等字眼，用词谨慎、婉转，鼓励患者或家属提问。

（3）提供附加信息（additional information，A）：尽量提供患者希望了解的信息，包括今后的治疗、疾病对患者日常生活的影响以及患者的担忧等。

（4）提供保证及情绪支持（reassurance and emotional support，R）：表现出真诚温暖的态度，鼓励患者和家属表达情绪，维持患者的求生意志，对患者说"我会和你一起努力"。

[案例4] 与内疚的家属沟通

　　急救车风驰电掣呼啸而来，又一个重症患者进入抢救室，诊断为急性脑梗死，同时伴有心脏内巨大血栓。同样不幸的患者我们每天都见，但这个患者有点特殊：她来自海南，60多岁，因为胸部不适，在当地医院诊断为心脏内巨大血栓（直径4 cm）。血栓具有极大的危险性，应该立即手术，把它取出来，否则可能脱落并随血流栓塞到其他器官造成继发性损害，甚至危及生命。患者家属认为北京的医疗条件最好，因此执意带老人飞往北京就医。非常不幸，在来京途中，患者突然发生了意料之中而又谁都不想发生的恶性事件——血栓部分脱落并栓塞了大脑，造成严重的意识障碍。

　　在给予患者积极的治疗后我们找家属进一步说明病情。抢救室门口人来人往，我们喊了好几声才见到两个人懵懵懂懂地跑来，其中一个是患者的女儿，头发蓬乱、眼泡红肿；另一个是女婿，也满脸疲惫、眼圈乌黑。就是这两个孝顺孩子，为了寻求最好的治疗把老人送到了北京，送到了我们急诊。我还没开口，女儿立马眼中噙满了泪水："大夫，大夫，我妈妈还有救吗？"那沙哑的声音昭示着她已经哭了很久。我坚定而低沉地说："患者脑水肿严重，需要观察几天看看，近三天肯定很危险。""是不是、是不是我耽误了我妈妈的病啊？如果在海南做手术，就不会发生这样的事情了吧？"她胡乱地擦着眼泪，哽咽着，看来肠子都悔青了。女婿搂住老婆的肩膀，表情凝重地给她递上纸巾。我借机插话："话不能这样说，来北京手术，你们是为了什么？不就是想给老人最好的治疗吗？只要出发点是好的就别自责了，咱们一起把接下来的事情尽量做好吧，这才是重点！""对，对！现在需要我们做什么？我们全力配合。"女婿赶紧表态，女儿也使劲点着头。我思忖一下说："耐心等待，病情缓解需要时间。另外，一旦脑栓塞稳定，需要尽快联系心外科手术，否则再次发生栓塞就雪上添霜了。""明白，也就是说我妈妈还有希望，对吗？"我不置可否："让时间来说话吧，你俩要保重身体，这不是个短时间的事情。"患者女婿突然用力抓住我的手："谢谢您，我们会坚持住的，我妈妈就交给您了。"我拍了拍他的手："咱们一起祈祷吧！"

接下来的日子，每天我都会在抢救室门口跟他们交代几句病情。看着两人日渐憔悴的面容，我内心的情绪非常复杂，有怜悯，有埋怨，更有同情。也曾想，如果我是他们，会在当初做出什么样的选择呢？尤其是作为一个医疗的门外汉。近些年国民的健康理念和就医观念问题非常突出：日常生活中不注意健康，胡吃海塞外加熬夜，有小毛病不早早就医而是扛着，需要治疗时一味迷信大城市的大医院，无论啥病都要找最知名的大专家。为此，多少人在就医的路上付出惨重的代价。所以，我们不仅要看患者，同样需要借助各种平台和机会做科普宣传，这也是医护人员的工作范畴。否则，患者越看越多，越看越难……

一个月过去了，患者的病情逐渐稳定，呼吸机脱掉了，甚至能够和儿女简单交流。家属欣喜若狂："谢谢，你们是我们全家的救星！"但我们没有盲目乐观，每次都提醒："老人心脏里还有个大栓子，那是颗炸弹呀，随时可能会爆，我们只有祈祷老天保佑这个栓子不要掉下来！""明白，明白，上帝、如来佛、观世音保佑……"他们的喜悦瞬间消失，代之以虔诚的祈祷。

终于我们共同盼来了那一天。患者已经明显好转，家属也联系到了心脏专科医院，顺利转到了那边的神经内科，想再巩固一下，然后准备手术取栓。临走那天，家属找到了我，一方面辞行，一方面想约个饭局表示感谢。"非常高兴，我也很想庆祝一下这阶段性的胜利，但更希望是患者做完手术以后，你们觉得呢？我们真诚地祝福患者，希望她手术顺利。""好！郭主任，一言为定啊！"

夫妻俩高高兴兴地走了，不时回头双手合十表示感谢。那天气温很低，我的心却很温暖。

转瞬，患者转院已将近半个月，突然我接到了家属的电话，听筒那边是熟悉的带有哽咽的求救声："郭主任，出事儿了，出事儿了，我妈妈病情加重了。"

原来患者在那家医院的神经科治疗一段时间后已经转到心脏外科准备手术。生命无常！就在手术头一天患者突然再次出现意识障碍，经检查证实又发生了脑栓塞！

我沉吟了一下，感叹老人命运的不济，更同情那好心却把事情搞砸的儿女："你们跟那边病房的医生说一下，如果他们同意，我去看看患者。"电话里传来类似喜极而泣的声音："真的吗？我立即去求求外科医生……"

我赶到那家医院心外科病房时，好几个家属伫立在电梯间迎接，那期盼的眼神带给我巨大的无形压力。诊断是明确的——再发脑栓塞，根据临床评估预后肯定……当我从心脏外科病房出来的时候，家属一路念叨："我耽误了我妈妈，是我害了我妈妈，如果她在海南手术的话，直接手术的话就不会出这事儿了。"

我也只能用那番话反反复复地告慰他们：你们都是好心，你们都是孝顺，为了老人能够得到最好的治疗。只要出发点是好的，这样的结果我们只有接受，不必太多自责。但是，我的内心真的难以接受这样一个结果。又一个以生命为代价的案例告诉我们，单纯出于好心或者过于积极的态度，未必能够换来疾病治疗的最好结果；治疗疾病时需要客观冷静、全面理智的分析加上与每一位患者实际情况相结合的理性选择，结果才可能是最优的，即最好的未必是最适合的。

家属对自己千里带母进京治疗的决定悔恨不已，医生虽然认可这不是一个好的决定，但明白绝不能进一步加深家属的自责，因而用真诚的态度去倾听家属，让他们表达情绪，在出现不尽如人意的结局时积极冷静地反思，客观地进行分析，在得到另一家医院医生的许可后，作为"老朋友"去探望患者和家属，期望达到患者最大的获益并获得最佳的结局，对家属进一步安慰，以减少他们的自责。

综合上述，叙事医学贯穿着急诊诊疗的各个环节，用叙事的方法使急诊医生与患者、与家属充分沟通，从而达到事半功倍的效果。

第四节　叙事医学对急诊医生和医学生的意义

医院的急诊科是一个与众不同的地方，疾病复杂多变，急危重症多见，有些病可治，有些病不可治。但每一个急诊患者的需求只有一个：得到躯体和精神层面的最大获益。以前在急诊医生眼里，技术是给予患者最好医疗的唯一手段。可对于老年急诊患者、疾病终末期急诊患者及晚期肿瘤患者，急诊医生手中的技术越来越失去了功效，有时干脆就没有了用武之地。医生无奈，患者痛苦。随着近年来叙事医学在急诊的渐渐深入，叙事医学的理念给了急诊医生另一个视角，即作为一名医生，我的在场、我的关注、我的关心就是我可以给予的。我可以用我的勇气和远见去陪伴患者，而不是像患者一样，因为对疾病知之甚少而屈服、恐惧、绝望和崩溃。这样就使得急诊医生在抽身于技术之外，能有一颗同理心与患者为伍，想患者之所想，急患者之所急。以下来自不同医院急诊科的真实案例，就说明了急诊医生不仅要有过硬的技术，更要把患者的利益放在第一位；认真倾听患者的故事，不仅可以得到诊断疾病的线索，还能得到面对疾病和死亡的勇气，对工作、对人生、对自己都有了更多的反思。在书写这些平行病历的过程中，医生和医学生对医学的本质、医生的价值以及患者的需求也都会有更深刻的思考。

[案例 5] 让我感动的患者

今天查房时看了一位 40 岁的女患者,原本有发热和呼吸道感染,想输输液控制一下症状就让她回家,没有太当回事。可患者突然出现了呼吸困难,说话费力,凝血指标也不正常,医生怀疑肺栓塞,就把患者留在了抢救室,等待肺血管 CT 检查。见到患者的时候,她正坐在床上吸氧,看着精神还不错,说话笑呵呵的。要不是因为交谈时有些气短,很难想象她是一个患者。在看她之前我已经知道她是一位肺癌脑转移患者。在我的思维中,这样的患者应该是消瘦、苍白、头发不多、表情淡漠的样子,但第一眼看到这位患者时,就颠覆了我的思维。

患者三年前因为头痛来看医生,后来发现脑膜有了转移的肿瘤,最后通过一系列检查确诊原发肿瘤长在了肺部。为了缓解头痛的症状和控制脑膜的转移瘤,经历了鞘内注射治疗。治疗效果不错,头疼的症状得到了改善,紧接着又对肺部原发病灶进行了靶向化疗。初期有效果,可不久就出现了耐药,只得换一种新的药物继续治疗。这次来我们医院之前,患者对靶向治疗药又耐药了,本想再换一种新的药物,却出现了发烧。

整整三年患者都不是以健康人的身份在生活,治疗中的大起大落也不时地在考验着她的意志和精神。不说谈癌色变这个话题,就是鞘内注射和化疗药物,也会让人心有余悸。做过了许多化疗,即使是靶向化疗药也很少没有副作用,轻的是消化系统局部不适,重的是全身症状带来的难受。

这位患者的乐观和心态让我吃惊,她谈到自己的疾病时就跟讲一个邻家故事似的。最近靶向化疗又耐药了,不曾想还摊上了肺栓塞,她边说边带着微笑。别说晚期癌症,就是一个肺栓塞也会让任何一个人，包括我自己吓得半死，最后精神崩溃。

医生最怕告诉患者坏消息，医生心里明白，许多时候患者不是被疾病打倒的，而是被得病后的恐惧吓倒的。医生也是人，医生也得病，所以医生知道好消息容易说，坏消息不好说。可眼前这位患者让我不再遮遮掩掩，不再费尽脑筋寻找合适谈话的字眼。我开诚布公地与患者谈论疾病，心情放松地与患者议论生死。一般来讲，晚期肺癌的生存期不到一年。即使有了靶向化疗，一旦耐药，临床效果也不会太好。所以对于癌症晚期的患者，临床效果就是一个概率事件，活得有没有生活质量，活得是否长寿，医生说的话真的不算。

这位患者带大了儿子，没有对生活流露出任何失望，也没有一句话抱怨老天的不公。我问她这三年生活质量如何？她说：挺好的，吃喝、活动、心情都不错。医学发展到今天，给患者带来的获益是有目共睹的。在这位患者身上也看到了医生的功劳，可我更认为医生的功劳应该退居第二位。虽然我不是肿瘤科医生，但治疗效果不好的肿瘤患者在急诊科也并不少见。所以医生在与肿瘤的对决中，特别是对晚期肿瘤的治疗，并没有必胜的信心和绝对的把握。

这位患者高质量地活了三年是奇迹。虽然这三年里有我所不知道的各种痛苦和艰难，但今天见到患者良好的心态，让我更坚信：除了疾病本身，人的意志力、心态、对生命的理解以及价值观都会左右肿瘤细胞的发生和发展，都会对生命的长度和生命的质量产生不可小觑的影响。

在这个患者面前，从技术层面，我已无计可施，即使有办法，也是权宜之计。可看到她这种豁达、这种对生死的超然、这种活一天就要活出精彩的人生态度以及坚持不放弃的决心，让我获益匪浅。我把该问的都已经问完，该了解的都已经记下，但我还是愿意与她多聊一会儿，多待一会儿，多看看她的微笑。这时患者在我的眼里不仅仅是治疗的对象，更是汲取能量、感悟人生、理解活着意义的样板。

这个案例是在急诊诊疗过程中患者带给医生的启迪与馈赠：苦难让人成熟，疾病促使人长大，医生在求得技术的能力外，最应该做的就是读懂每个患者的故事。故事里有技术，故事里更有感动。技术可以千篇一律，但故事里感动的内容每个人都有不同。医学需要理性的思考，患者更需要情感的关注。在技术的有限性和人对情感追求的无限性上，恐怕医生身上还不能科学的色彩太浓。

[案例6] "艺高人胆大"是怎么练成的

北京的仲夏闷热难当，一阵急促的电话声令人更加焦躁。电话是院长打来的："你们科有一个姓甄的患者，闹得很不像样子，从明天开始这个患者就由你专管……"我大体知道这个患者的情况。为了接手这个烫手的山芋，赶紧向主管大夫仔细了解该患者诊疗的始末，分析他闹事儿的根源。接下来整晚，我辗转反侧，因为这是一个已经在病房"驻扎"将近10个月的患者，社会背景复杂，非常难处。

最初他来住院的病因是慢性阻塞性肺病急性发作，病情好转后，他要求继续住院，不肯回家。当时是11月份，北京尚未供暖。众所周知，慢性阻塞性肺病患者最怕的就是寒冷，所以他希望能够在医院里再多待一段时间，等家里来了暖气再回。主管医生反复规劝："如果继续住下去，可能会发生院内感染，治疗就前功尽弃了。"患者置若罔闻，多次沟通无果就发生了不愉快。有一天甄氏患者（下文我们称他老甄）突然说自己胸痛，医生以为是他又在找借口而置之不理。老甄自己跑到急诊做了个心电图（医生很负责地做了个全导联心电图），显示陈旧性下后壁心肌梗死。而他既往曾经诊断的是陈旧性下壁心肌梗死（既往从来没有做过全导联心电图）。老甄坚称是医生耽误了病情，导致他在原来下壁心肌梗死的基础上又出现了后壁心肌梗死，特别喊出话来："我是混社会的，不给我满意的赔偿就没完！"医院请来了心脏专科医院的专家来给他做心脏冠状动脉造影，结果显示冠状动脉右优势型生长，各支都是通畅的，没有见到狭窄。所以他既往的心电图改变是一种异常的生理状态，而并不是病理改变。听到这个结果老甄大怒，认为我们医护人员沆瀣一气蒙骗他。因此，他多次纠结社会青年大闹医院，辱骂纠纷办工作人员……

　　第二天，我带着因熬夜而通红的双眼和一线医生一块儿来到老甄的病床边。他正悠闲地盘腿坐在床上玩扑克。住院医师介绍了我，他头都没抬，冷冷地说："你管不了我的事儿，别趟这个浑水。"在一个大病房，被老甄这样"抢白"，我脸上灼热难当，赶紧让住院医师给他量了血压，然后又做了简单的查体就匆匆地离开了病房回到办公室，枯坐良久，仍然不知道该从何下手。最终告诉护士："甄氏患者输完液告诉我。"10点多护士来报老甄输液完毕，我硬着头皮来到他床边说："你能跟我单独聊聊吗？"他翻了翻眼皮，扔掉手中的扑克："有什么可聊的？反正待着也没什么事儿，聊聊就聊聊，看你有什么花活儿。"他拎起大茶缸子，拿上香烟和我一起向本医院的花园走。一路上他怨天怨地怨社会，痛恨医护。我感到背生芒刺，5分钟的路好像走了30分钟，因为路过的患者和家属，还有其他的医护都投来异样的目光："什么情况？他这样说话你也能忍？"

　　到了花园找地儿坐下，他悠然地地点上一支烟，斜着眼睛挑衅地看我。我感觉胸口要爆炸了，脱口而出："给我一支烟！"他大瞪着双眼皮笑肉不笑地把一支烟递给我："你抽烟？"我没好气地说："不是他妈被你气的嘛！"他没有因为我爆粗口而生气，反而笑着主动给我点上烟。我深吸一口："老甄，咱们都不是小孩子，你说恨这个恨那个，打打杀杀，那是要负法律责任的，这样吓唬人有意思吗？"透过烟雾，老甄幽幽地看着我，那眼神透露出玩世不恭和桀骜不驯："郭大夫，告诉你，我这辈子上过山下过乡、当过老板、蹲过大牢，还抽过白粉。现在离婚单身，孩子大了也独立了，我就剩下烂命一条，我怕谁？"说完喝了一大口酽茶。我被他的经历震惊了，同时也感觉到我们俩有故事可聊。我又吸了一口烟，故作老练地弹弹烟灰："不可能吧，你这身子骨儿还抽白粉儿？"听到质疑的口吻，老甄来了兴致，点上第二根烟，打开了话匣子（估计平日很孤单，没人听他讲故事）。他曾经是一个上山下乡的知青，回城后获得了一份在副食店做售货员的好工作，但他不满足，80年代初辞职下海开歌厅，收入可观。但很不幸，他的保安是退伍军人，下手太重，一不小心把捣乱的顾客给打死了。出于义气，他卖掉歌厅，倾家荡产，把那个保安从监狱里"捞了出来"，从此"家道中落"，混在社会上。讲述中，他语速不紧不慢，如数家珍，而且语气凝重，眼神冷峻，惯有的玩世不恭不见了。我又问他抽白粉的事儿，他说："当时有点钱，为了寻找刺激，就吸上了，为此也付出了代价——离婚，我没亏待她，给了她大部分财产，但是儿子我没给，自己养。"说到妻儿他的声音变得柔软了一点，眼神中也透出温情。我发自内心地给了他一句："够爷们儿！""后来赶上80年代严打，就因为吸毒我被抓强制戒毒，回想起来我们同期戒毒的20多人只有我一个真正戒掉了，真不是吹牛。"他流露出自豪的情绪，以及希望我能够相信他的渴望。我频频点头，接过并点上他递过来的第二支烟，默默地听着。老甄兴致很高，接着聊他引以为自豪的儿子。他知道自己的一生一团糟，但是绝不允许自己的儿子走他的路。为此，家里两居室，他从来不允许儿子进入自己的房间。而且，尽可能创造好的学习条件，让孩子获得一定的教育。最终，儿子大学毕业，在中关村电子城开了一个小店铺做电脑生意。说到此处，老甄已经俨然一个慈父的样子，为自己有这样一个自食其力的儿子自豪。他讲得出神，不知不觉手中的烟蒂已经快要燃到手指。我提醒他："烟！为了孩子少抽点吧，你这病就怕吸烟，反复发作自己受罪，也让他担心。"说到这病他黯然神伤："郭大夫，我这个样子没人可怜、没人疼，活着挺没意思的，就这点爱好了，不吸干嘛去呢？只要儿子好好的，我自己个儿就听天由命吧！"此时，我感觉心里酸酸的，眼前这个人我恨、我厌、我怜、我敬、我……很难完完全全界定他是好人还是坏人。最起码我摘下了有色眼镜，和他开诚布公地畅所欲言，讲了我个人从一个农村孩子到现在成为一名医生的经历，讲了我对医学的热爱，讲了医疗的自身规律。老甄趋于认同，而且说在病房近 10 个月，他观察了所有的大夫，对我的印象还不错。借着这个话儿，我就坡下驴："能不能把你在急诊和其他医院就诊的化验检查等资料让我从头到尾看一看，帮你细细分析分析？"他又拿出一支烟，摇摇头："我信不过你们，这些资料都是以后我跟你们打官司要用的。"我把他的烟夺下插回烟盒中，用话激他："老甄，我本以为你是个爽快人，也没想到咱俩之间连这点基本的认可都没有。算了，咱们不聊了，回去吃午饭吧。"说完我站起身就准备走，他赶紧拉住我："哎哎，你怎么这么没耐心呀。你，我是信得过的，但要保证不会把我的资料搞丢。""你放心，咱们俩点好数目，我会一份不少地还给你。"他还是斟酌了一下，突然一拍大腿下了很大决心似地说："走！给您拿去。"

老甄私自给病房的床头柜上了一把大锁，回到楼上，他拿出钥匙。床头柜一打开，哗啦啦，心电图和化验检查单散落一地。我帮他拾起来，一份一份地点清楚，然后写了一份借据，就把这些资料带回办公室。我没有心情吃午饭，立即拿出化验粘贴单按照检查的日期，分门别类地按顺序粘贴起来。非常明显，老甄所有的心电图以及心肌酶等相关检查，自发病以来前后比较根本就没有变化。

下午我到病房把粘贴好的化验单放在老甄的床头，他拿起来，双眼热辣辣地看着我，说话都结巴了："这，这怎么好意思？让您费半天劲儿。谢谢，谢谢！"我内心也涌起一点小激动，但努力克制，平淡地说："你点点数，如果一张不少的话，把借条还我。""不必了，不必了，相信您。"我还是当着他的面一张一张地数清楚，并把借条取回撕掉，再约他去花园聊聊。这次他很乖，一路上话很少，好像在思考什么或者是在回味什么。我们在花园老地方坐下，继续点上烟，我半开玩笑半认真地说："今天下午就抽一支好不好？"他笑了，未置可否。我开始给他分析病情：老甄初始入院是因为慢性肺病急性发作，中间的胸痛据我分析，可能是一个不典型的胃食管反流，因为他住院期间还经常出去喝酒，胸痛的表现也伴有烧灼感。他既往诊断下壁心肌梗死也是条件不充足的，始终心电图和心肌酶谱的变化没有阳性发现，最终结合冠状动脉造影，可以完全排除掉心肌梗死的诊断。他心电图所谓的病理改变实际上是因为冠状动脉右优势型发育的结果。老甄半晌无语，我觉得他听明白了，因为他眼里显示的不再是既往那种玩世不恭、桀骜不驯的眼神，那眼神很平和："我这个人骨子里也还是讲道理的。在社会上混久了，养成了吃软不吃硬的习气，你越是跟我较劲，强硬着来，我就比你还狠，还就不讲理了，所以事情就发展到了这个地步。"我说："实际上我也是和你开诚布公地聊过以后才真正了解了你，接纳了你。因为你平时的言行举止给我们的感觉就像个黑社会，黑社会给我们的感觉就是蛮横霸道不讲理。"老甄苦笑着说："郭大夫，我也是个有血有肉、有情有义的人。我以前生活糜烂，毁掉了自己的身体，也毁掉了自己的生活，可以说现在无依无靠，心里也很苦，但天下没有卖后悔药的呀！每次气管炎发作的时候，我都有种死了算了的感觉。你们把我治好，我真的打内心感激。去年冬天我就是想拖几天，等家里来了暖气再出院，怕回到家以后受凉再回医院来住。还有，确实在家得病以后没有人帮我。孩子已经大了，有自己的事情忙，我也不想总麻烦他。所以对不起哈！到后来我想破头也不理解，为什么我的下壁心梗变成了下后壁心梗。从来没有一个让我信得过的、可靠的人给我讲明白这个事情。"说话间，他显得苍老了许多。"这次明白了？心电图的表现都是你先天发育的问题，简单说就不是病。至于胸痛是和你生活不规律有很大关系，不信你试试，咱们用点胃药，再把烟酒戒了，茶水沏淡一点，生活规律了，胸痛是不是会减轻一些，甚至就不疼了。"老甄默默点头，拿出来的烟又放了回去。突然他狡黠地一笑："我是不是被你忽悠了？""我忽悠你没意义，跑得了和尚跑不了庙，我还要在本医院混呢！"我俩不约而同地笑了……

再后来，老甄出院了，我的工作又回到原来的轨道。一天，我正在看诊一个患者，眼睛的余光看到一个似曾相识的身影从半开的门缝挤了进来，老老实实地站在一边。我专心处置好当前的患者后，抬眼仔细看，原来是老甄。他脱去病号服换了一身暗格西装，头发也不再蓬乱，虽然被慢性肺病搞得身材瘦削，也有点驼背，在我的眼里还是显得挺精神。他抢先打招呼："郭大夫，您好，我来开点药。""坐吧，我给你加个塞儿。""不用，我已经开完了。看您出诊，顺便来跟您打声招呼，您忙吧，别耽误后面的患者。我走啦。还有，我把烟戒了。"他边说边退到门边。我竖起大指："不愧是混社会的，够爷们儿！"他笑了，带着桀骜不驯的劲儿，转身走了。看着他的背影，我在心中默念：祝福你！

　　这种案例在急诊并不少见。对这样有纠纷倾向的患者，一般的急诊医生与他们打交道时都有"发憷"的感觉，但正如上面案例显示，如果医生能放下成见，耐心地听患者讲述，经过充分、有技巧的沟通和用心的交流，患者就能卸下"盔甲"，充分信任医生。老甄的故事告诉我们，尽管急诊接诊的患者文化程度不同，社会背景各异，急诊医生或者医学生在沟通过程中不能惧怕与逃避，通过细心的观察，了解沟通不畅的问题核心，运用自己所学的知识，可以让问题迎刃而解。

[案例 7] 一个医学生的患病故事

　　这次叙事不谈旁人，主人公就是我自己。向来在急诊科里我都是胆子很大的人设，这件事已经整整过去一周了，身边还会不时传来朋友的关心和问候。看着我剩下的半颗门牙，回想当时情景，多少还是会有些眼眶发热甚至有些忌惮。不禁想起一首歌：如果当时我能不那么倔强……

　　一周前，半夜我和朋友们相约在一家串串店看世界杯，大屏幕中放着俄罗斯大战西班牙，我兴奋地啃着半截玉米（那时我还没能预料到以后都不能肆无忌惮挥霍我的大门牙了），聚会结束已到凌晨。作息节律被打破、熬夜和情绪激动，我把它总结为发病诱因之一。第二天下班后和朋友小坐，喝的那杯冷饮就算发病诱因之二吧。不过，这也使得低血糖失去了背锅的机会。

　　冷饮喝完，我突感五谷轮回之所一阵亢奋，故事就发生在去厕所的路上。刚走到门口，腹部一阵绞痛袭来，身体已经完全不受大脑控制，这 100 多斤并没有经过大脑允许，便扑向了地面，具体落地角度和接触面我至今仍不是很清楚，只记得当时的心路历程：作为一个控制欲极强的姑娘，我怎么允许自己出现这种失控的状态？于是迅速地起身（我以为我很迅速），身旁的清洁工阿姨看到后还劝我，姑娘别起来，坐一会儿吧。依稀记得，那时候的我一边说"我没事",一边下意识地仍然往前走,还顺手拨通了朋友的电话,毕竟腹腔内仍在咆哮,要是平时这股倔强我定会给自己点个赞,但是这次却成了后悔的选择。两米之外,又一次狠狠地摔在了地上,这次是以头抢地,手机已被我甩了出去,努力想爬起来但是动不了,躺在地上睁开眼睛。周围的人们指着我,看嘴型是我熟悉的"120"。这一下把我拉回现实,我回答好心的人们说先不用了(现在想想,要是叫了急救车,大概我们急诊科流水或者抢救的老师就要接待我了吧)。我坐在地上马上冷静下来,首先看了一眼手机拨出去的电话不到1分钟,意味着我的晕厥时间是30到60秒,赶紧问了一下身边的目击者,自己晕了多久,有没有抽搐,有没有其他异常。紧接着检查了一下身上,没什么大伤。就在有点小庆幸时,舌头下意识地舔了下大门牙。哎呀毁了!半颗门牙没了!盛世美颜如我从此变成了缺半颗牙的小丑,而且再也不能啃玉米了。现在回想,雷同的经历其实已经有过四次,我从没把晕倒当回事,这次却因为这半颗门牙影响颜值悔青了肠子。这么明显的腹痛前兆自己都没反应过来,干嘛逞强晕倒一次还要往前走。说来也是可笑,学医这么多年,自己也没想着搞清楚,关键是发病了第一反应不是就近去医院,而是赶紧回家,根本没考虑到路上可能的后果,可能还是骨子里的逞强吧。坐上车,我慢慢冷静下来,再次检查身体,看到引以为傲的大门牙还有青了的半边脸,豆大的泪珠吧嗒吧嗒掉下来。

　　第一次晕倒已经是八年前的事,那时候便做过各项检查,未果,之后每隔一两年就犯一次。由于发作太不频繁也没太当回事,而且毕竟年龄还小,也不觉得厄运会降落到自己头上。这次主要是二次损伤比较严重才重视起来,看了看中医,左不过还是气血不足之类。收到老师们及小伙伴的关心,守着神经专业大佬云集的天坛圣地,也许这次可以慢慢找到原因。逐步完善各项检查,心电图、直立倾斜试验和核磁等。检查过程中，自己变成了患者，电极片从身上拿下来很疼。检查之前我也会想要了解过程，急于得到检查结果，一点点体会到了日常中患者对我提出的各种要求。这样以己度人，让我能够揣摩患者的心情，也渐渐期待自己在未来的日子里要做一个关心患者的医生。

最初几天我不敢也不愿提起这个事，每天躲在家里无所事事，多爱咧着嘴笑的一个姑娘啊，现在三伏天出门也要戴口罩。现在想想，如果我真的查出了重病，该如何去做，可能也会崩溃吧，但也一定会笑着安慰身边的人，说声"没关系"。我总觉得幸运很少与我比肩，一路都是脚踏实地走来，实实在在的生活让我可以好好面对任何事情，甭管发生什么我都能应对，这是信条。这次把事情记录下来，也是为了让自己能够尽快走出来，经历都是宝藏。无论结果如何，这次能长记性就值得，总结下来就是好好吃饭、好好睡觉、好好锻炼、好好学习。积极的人生态度不是傻白甜，而是越来越遇事不慌张，不负过去、不负未来，生活不会因为这么个小事就停下脚步，雨还在下，日子也还得接着过。朋友问我暑假用值班吗，我回答说不用值班啊，只是没有暑假啊。把事故当故事讲，挺有意思。庆幸我学了医，不然这莫名其妙的心胸开阔怎么解释，所谓艺高人胆大，我这先把胆大占下，慢慢增长技艺吧。

急诊的每一个案例都是一个故事，患病的经过是故事，治疗的过程也是故事，见过的患者有故事，身边的同事也有故事；有的故事风平浪静，有的故事惊心动魄。但不管是哪一种，都可以牵动故事主人公的心弦。患者可以给医生讲故事，医生也可以给患者讲故事。一讲一听就使得双方拉近了距离，融入了情感，有了站在对方立场理解他人的冲动。卡伦在《叙事医学：尊重生命的故事》中说过：认真倾听患者的故事，这正是我们在医疗卫生工作中需要学习去做的事情。想要倾听故事，我们首先要了解什么时候故事会出现，必须要分辨出故事的隐喻、意象、对其他故事的影射，以及叙事的风格和语气。如果能自由地讲述，专业地倾听，那么医学情境中的自我讲述就能够反射出身、心和生命之间丰富多彩而朴实无华的统一，并且能充分揭示自我的身体、相互的关系以及通过叙事构建的身份。这样对急诊医生而言不仅是技术上的助力，更是急诊医生得以创造和重塑自我，培养善良和仁爱之心，以大爱无疆的情怀拥抱自己的职业，与患者和谐相处。

参考文献

[1]　王彩霞.医患沟通 [M].北京 : 北京大学医学出版社 ,2013: 94-95.

[2]　CHARON R 著.叙事医学 : 尊重疾病的故事 [M].郭莉萍、魏继红、张瑞玲，译.北京 : 北京大学医学出版社 ,2015: 4.

[3]　李芳，郭莉萍等.倾听患者的声音 : 中国 2 型糖尿病患者疾病管理访谈分析 [J].中国医学伦理学 ,2019, 32(12): 1553-1561.

[4]　郭莉萍.什么是叙事医学.浙江大学学报 (医学版),2019,48(05): 467-473.

[5]　CHARON R, 郭莉萍，王玥，等.叙事医学 : 尊重疾病有关的故事 [J].中国医学伦理学 ,2019,32(2): 143-146, 159.

[6]　孙田静，张吉，黄晓飞，等.叙事医学在急诊医学中的应用 [J].中国继续医学教育 ,2020, 12(2): 48-50.

[7]　黄明安，陈冬桂.医患沟通 : SPIKES 模型探讨医疗坏消息告知策略 [J].医学信息 ,2014, 27(7): 24-25.

[8]　崔娴淑，洛嘉，迪吉.基于 "SHARE" 模式告知肿瘤患者初诊断后焦虑和抑郁变化的临床观察 [J].中国肿瘤临床与康复 ,2019, 26(10): 1181-1185.

第三章

叙事医学在住院患者和慢性疾病患者中的临床实践

尹琳　范晓艳　李慧茹　张凌

第一节　住院患者及家属的心身特点与诉求

住院，是指患者在医院里接受治疗或观察，通常是一种不得不经历的痛苦体验。每个人的一生都有可能经历自己住院，或者家人、朋友的住院体验，通常会留下深刻的记忆。不论是突如其来的急性疾病，还是持久不愈的慢性疾病，如果需要住院进行手术、诊断或药物治疗，就是一种非常规的生活经历，也是一种负面生活体验。患者在住院期间往往表现为对疾病和治疗前景的担忧，加上躯体疼痛或者不舒服，更是感到焦虑、抑郁和孤独。患者在病房看到病情严重的病友后，更加剧了对将来的担忧。随着住院时间的延长、用药与治疗费用的增加以及经济状况降低等因素的不断刺激，导致患者在住院期间产生不适与厌倦，甚至对人生产生怀疑。有研究发现，在综合医院中有25%～35%的住院患者伴有不同程度的心理不适或不良心理状态，影响了他们的住院治疗效果。[1]

通常，住院患者具有以下心身特点：[2]

一、心理上渴求帮助

在现实的医院场景中，面对患者而言，医护人员通常处于主动和支配的地位，对疾病的治疗起着主导作用。患者是一个被动角色，需要求助于医生的正确诊断和后续治疗。在医疗活动中，患者首先是身体感觉不舒服，产生了担忧，急于寻找医生给予解答：是不是生病了？严重不严重？后果怎么样？对学习和工作有影响吗？对家人有影响吗？相对于受过专门培训教育的医生来说，患者缺乏医学知识，一些不舒服的症状使其感到焦虑和担忧。一旦被确诊患有严重疾病，他和家人又急于请教医生所患疾病的相关知识，希望寻求更有经验的医院或者医生，使用更有效的药物或手术，获得最好的治疗结果。同时，患者也非常希望在寻医问药过程中得到医护人员的耐心解答，并受到尊重和礼貌对待。此时，患者通常小心翼翼，非常渴望医生多看他几眼，多解释几句病情。

二、语言表达不准确

患者进入医院后，由于身体的不适、心理的焦虑、精神的紧张以及环境的陌生，语言常呈现出混乱零碎、前后颠倒等特点。他们对疾病的描述比较直观，痛则叫痛，憋气则说"上不来气"。此时医生通常会给予引导，如疼痛的时间、位置和程度如何，用了什么药物，是否缓解等，使患者的主要症状与疾病的关系得以确认。患者住院治疗以后，经过几天的询问或学习，他们的思维逐渐清晰，半知半解状态使其更加紧张和焦虑：为什么我会得病？有什么教训？下一步怎么办？我会不会死？他们的想法非常多且思维活跃，对前途的担心、对家人的忧虑、对学习或工作的关切以及对后事的安排等问题的思考，都会反映到患者的语言中。长期生病的老患者已经非常熟悉自己所患的疾病，经过长期打交道，与医护人员已经成了熟人，又出现了一种自己想做决策、做自己的医生的意向。他们会使用医学语言，但是又处于一知半解的状态。一些自主意识很强的医生非常不喜欢这类患者。针对患者语言的个性化、零乱性和自主性，医生应理解不同患者的特点，学会用耐心、礼貌、周到和细致的专业语言让患者心服口服，让他们可以更好地配合后续的诊断和治疗。

三、担忧疾病的预后

　　一旦确诊患有可能影响日后工作和生活的较严重疾病，患者通常会马上产生对今后前途的担心：我的学习或工作还能继续吗？我下周的考试怎么办？我的工作计划不能按期完成会有什么后果？我的收入会受影响吗？我的家人会受到什么影响？我死之前还有哪些重要的事情需要做？这些近期和远期担忧增加了患者的心理负担，也影响他们的情绪和后续的治疗结果，甚至也可以因此造成焦虑或抑郁等精神疾病，进而增加治疗的复杂性。

四、情感上感觉孤独

　　当患者突然离开自己熟悉的家庭环境和工作环境，来到冷清的病房后，看到医护人员冷漠的表情，遇到治疗不顺利的病友，每天面对扎针、抽血、检查、吃药、手术的疼痛，各种负面刺激使其心情备受影响，往往会感到抑郁焦虑、情绪低落，产生孤独感和寂寞感，感觉自己成了一片秋天的树叶，马上即将凋零的忧愁压上心头。这些会使患者产生消极情绪，对治疗缺乏信心并感到悲观失望，甚至个别患者会产生不治疗、不配合以及轻生的念头。对一些慢性疾病患者，随着时间的推移，这种念头会逐渐减退，他们会接受现实。部分治疗有效的患者减轻了躯体上的痛苦，虽然没有治愈，但他们在家人和医护人员的鼓励和帮助下逐渐振作起来，又融入社会生活中。

　　维持性血液透析（maintenance haemodialysis，MHD）是急、慢性肾

衰竭患者肾替代治疗方式之一，目前已成为尿毒症患者的主要治疗方式。MHD 患者的生存质量明显低于健康人群。当他们从本地医院来到大城市专病门诊就诊时，往往已经辗转过多家医院。此时专家不仅关注检查报告上的数值，也会关注疾病相关的生存质量，认识到他们的心理痛苦，与患者和家属共同做出最有利于患者长期利益的治疗决策。

[案例 1] 一位进修医生的门诊记录

　　这位 46 岁的女性来自宁夏的偏远小县城，2013 年在当地医院查尿蛋白呈阳性，血肌酐升高，病情逐渐加重，4 年后因尿毒症进行规律血液透析。血甲状旁腺激素异常升高，诊断为继发性甲状旁腺功能亢进症。（通过问诊和查阅既往病历获得的信息）

　　患者看起来很苍老，可能是因为形体的变化，她的眼神一直回避人。她说是在生儿子后出现了双下肢水肿。一开始自己和家人没有在意，结果发展为尿毒症。2 年前开始出现全身骨痛，逐渐加重以至于不能行走。用她的话说，"我现在基本上在家是个废人了，很难过，拖累了家里人"。她说家里因为她看病花了很多钱。但在整个就医过程中，家人对她很耐心，患者自己求生的愿望也很强烈，似乎是抱着希望出现医学奇迹、治疗康复之后补偿家人的想法。当地医生说只能来北京找张凌主任安排甲状旁腺切除手术。全家做了近半年的准备工作，终于在医生的帮助下，由丈夫陪同辗转来到我院。（进一步与患者交谈了解到的信息）

　　张主任在门诊花费半天时间完成术前检查后，向她和家属细细地讲解了手术的必要性和风险。张主任说，像您这样的患者我们是遇到过的，要有信心，但是也要知道手术的目的是为了"保命"，不会改变身高缩短和面部变形的状况。（张凌教授的问诊）

　　当日安排住院，张主任随后联系了心内科、麻醉科和耳鼻喉科等多学科的专家，准备在患者住院后先安排一次多学科会诊，

然后再实施甲状旁腺切除术。（后续治疗）

通过这个案例，我们来分析住院患者及家属的心身诉求。

1. 疾病造成的心理痛苦

现代医学模式从生物医学模式转变为生物－心理－社会医学模式，全球各行各业越来越追求尊重人的权利，医学领域也是同样。医疗过程越来越提倡"以患者为中心"，把患者的健康作为一个身、心、灵俱在的整体考虑。[3]医护人员不但要为患者提供高质量的诊疗技术服务，也要时刻关照患者的心理和社会因素，维护患者的尊严。患者的配合也更有利于提高疗效，尤其是慢性疾病的管理。

一项针对综合医院住院患者的研究发现，心理不适和不良情绪普遍存在于临床各科室住院患者中，其中以抑郁、焦虑和躯体化最为常见。[4]不同科室住院患者的情绪体验测评结果显示，血液科（44.12%）、肿瘤内科（41.76%）、神经内科（38.24%）、呼吸科（30.43%）和神经外科（30.38%）患者的不良情绪检出率排在前5位，[5]并且内科疾病和慢性疾病患者的不良情绪发生率比外科急性病患者更高，[6]例如，长期接受血液透析的患者普遍存在抑郁情绪；[7]老年慢性心血管病住院患者的焦虑和抑郁得分高于健康老年人，经过抢救后的心力衰竭患者常常伴有较严重的抑郁；[8]脑卒中患者在发病前及急性期往往有严重的焦虑情绪，[9]并且伴有多维度的负面心理体验，以情绪不稳定、易激惹及愧疚自责为主。住院期间的不良心理状态使患者在住院期间发生各种不良状况的风险升高，治疗的依从性不良，生活质量也更差。

2. 疾病引起的心理应激与精神压力

疾病引起的心理应激分为急性应激反应与慢性应激反应。急性应激反应是指个体由于亲身经历或目击他人具有生命危险的事件后出现的严重应激反应，通常于48小时到28天内发生，表现出强烈的精神运动性兴奋或精神运动性抑制的心理障碍，[10]发生认知功能改变（如疑惑、记忆缺失、噩梦连连、难以决定和彷徨等）、情绪改变（如抑郁、焦虑、悲伤、惊恐、无助、绝望及挫败感等）、行为改变（饮食改变、话语减少、睡眠质量差及个人卫生差等）以及躯体反应（呼吸急促、心率过快、血压升高、表情麻木、大量出汗及阵发性眩晕等）。急性应激反应不仅会损害个体的社会功能，还可能影响康复进程及导致并发症，甚至发生不良事件。[11] 如果急性应激反应没有得到干预，可能发展成慢性应激反应。[12] 慢性应激反应对个体身心的损害更为显著。研究发现，慢性应激反应可以直接刺激机体内促炎症细胞因子的产生，影响免疫系统的功能，[13] 降低抵抗力。对住院患者而言，慢性应激反应可能来自疾病的长期折磨，也可能来自疾病的进行性加重，或者病情太过疑难，始终得不到确诊与合理治疗。

3. 主要照护者的身心状态与生存质量

住院期间，患者的照护工作除了由专业的护理人员负责外，还有患者家属的参与。[15] 出院时，患者的健康状况和自理能力尚未恢复，大量护理工作就落在了家属身上。受传统文化观念的影响，由家人和子女在床旁照顾患者被视为责任和孝道，患者住院期间请护工帮忙照顾以及出院后请专业康复人员上门照顾的情况尚未普及，加上社区卫生资源配备还不完善，大量照护工作还是落在了家庭成员身上，[16] 给照护者带来了沉重的体力和心理负荷。当这种负荷积累到一定程度时，可能影响照护者的身心健康，进而影响他们对患者的照护质量。

例如，慢性肾病患者一般患病时间较长，甚至终身患病。虽然多数患者可以自我照护，甚至可以维持学习、工作和家庭生活，但部分患者会在疾病的发展过程中因为各种并发症而住院，甚至发生骨折、脑卒中及心力衰竭的概率升高，此时需要身边有照护者。近年来，有学者对维持性血液透析患者的主要照护者的状况开展了调查研究，发现透析患者中，女性照护者的身心负荷大于男性照护者；照护者的受教育程度与照护负荷呈负相关；老年患者主要照护者的心理压力与经济收入负荷呈负相关；照护者年龄与照护负荷呈正相关；良好的社会支持系统可显著减轻照护负荷。[17] 因此，医护人员在关注患者的身心状态的同时，还需要关注主要照护者的心身负担，并给予合适的心理指导，从心理上帮助他们纾解压力，提高照护质量。

第二节　叙事医学在住院患者诊疗中的实施路径
——以慢性肾病患者诊疗为例

随着科技和医学的发展，慢性肾病、糖尿病、缺血性心脏病及肿瘤等非传染性疾病已经改变了患者生存期短的历史，使患者能够长期带病生存。终末期肾病患者可以依赖透析长期存活，但因为医疗花费巨大，也成为全球重要的公共卫生问题。在我国随着经济发展和医保给付的改善，透析患者的数量快速增加。据统计，2019 年我国透析人数超过 70 万人，已经成为全球最大的透析人口国。尿毒症是各种病因所致的慢性肾疾病的最终阶段，是不可逆的肾功能损害，只能接受肾移植或透析的肾替代治疗。[18] 虽然肾替代治疗技术不断进步，但是会出现消化、神经及内分泌功能紊乱，如钙磷代谢紊乱、认知功能缺陷及继发性甲状旁腺功能亢进症（以下简称"甲旁亢"）等，[19] 因此，需要辅以限制饮食及药物支持等维持患者的生命。[20]

透析患者虽然可以依赖透析技术长期存活，但在长期的治疗过程期间，可能会出现恶心、呕吐、皮肤瘙痒、不宁腿综合征及睡眠紊乱等身体不适症状及焦虑、抑郁等负面心理情绪体验，严重影响生活质量。[21] 既往研究表明，透析患者常年往返于医院，透析治疗以及长期携带透析通路的生活状态也给其工作、家庭生活、社会活动及心理状态等产生了严重的不良影响。同时，透析患者常存在尿毒症面容及口腔氨味，这也会进一步影响患者的病耻感。[22]

由于我国各地经济水平和医疗政策的不同，导致肾病患者慢性并发症的治疗差异较大。我们对近千例来我院做甲状旁腺切除术患者的患病情况进行了调查，显示农村户口患者占 73.17%，低收入人群占 88.75%，本科以上学历仅占 7.5%，家庭人均年收入、文化程度及查尔森合并症指数对生活质量各项得分均存在影响。长期透析患者面临经济重担，且透析的时间和地点受到限制，多数患者处于失业状态，家庭经济来源困难，生活拮据，常导致透析不充分、药物治疗不规范、精神压力大，甚至出现因病致贫和因病返贫的现象。[23]

随着透析技术的日趋成熟，提高存活率及降低病死率已不再是肾病唯一的关注点，研究者更重视患者的心理健康及生活质量。在关注患者的同时，也关注照护者，从而在提高照护者生活质量的同时也提高了其对患者的照护质量，最终促进患者和照护者的身心健康。

近十几年来，我们的多学科治疗团队已经发展为中国北方最大的继发性甲旁亢治疗中心。我们在对住院患者的疾病诊疗中实践叙事医学，通过叙事医学更好地促进年轻医生的成长，帮助患者和照护者，避免了医患矛盾，收获了较多的经验。按照叙事主体和实践内容，叙事医学分为患者叙事、医生叙事和家属叙事三个维度。我们选择精彩的内容，通过讲课、查房和平行病历书写教育青年医生，从而有利于医患沟通，避免医疗纠纷。我们还在自己的公众号上发表相关叙事平行病历，助力宣传和推广叙事医学理念。

一、患者叙事：讲述疾痛故事，赋予生命意义

阿瑟·凯博文（Arthur Kleinman）教授在 20 世纪 70 年代提出了疾病的解释模型。[24] 凯博文认为疾痛（illness）和疾病（disease）是两个不同的概念。对于患者来说，疾痛可能比疾病更重要，疼痛是个体化的、体验深刻的患病体验，涉及他们如何在理性和情感上面与疾病共生，以及

疾病的症状是如何影响到人们的情感、功能和人格等。专业医生往往只是"透过自己专业理论的滤光镜"，看到的只是科学和技术化的疾病诊疗，看不到患者个体化的疾痛经验。有叙事能力的医生则认为，疾痛是有意义的，了解它如何产生意义，就是了解关于疾痛和医治，还有关于人生的一些基本事实。而且，对疾痛的诠释是必须由患者、家人和医护人员一起参与的事。

[案例 2] 这是一位来自河南的继发性甲旁亢透析患者写给我们的一封亲笔信，讲述了她在透析后发生甲旁亢且病情迅速进展的经过——

　　我叫玉芳（化名），今年 44 岁，来自河南农村。2008 年，我因经常感到乏力和头晕到老家的医院做检查。检查结果令家人和亲朋好友都很震惊，年仅 34 岁的我得了不治之症——尿毒症！从此，我不得不靠着药物控制病情。两年后病情越来越严重，医生告诉我要靠透析维持生命。

　　就这样我透析了 10 年，最近两年我的身体明显出现了一些变化——身高缩短，由原本的 160 厘米变成了现在的 152 厘米！胸前的骨骼变形变高，下巴也变得很宽很大，牙齿也变形，开始咬不动东西了，嗓子也变小了，经常会因为吃饭、喝药而噎着……我每天晚上吃着安眠药都难以入睡，身体的疼痛导致我不能走路，生活完全不能自理。

　　我的甲状旁腺激素高达 3000 pg/ml 以上（正常人在 70 pg/ml 以下）。当地医生说无法治疗，我陷入了绝望，一家三口每天都活在噩梦里。机缘巧合，我的妹妹在北京遇到了张凌医生，她看了张医生的朋友圈，知道了她是这方面的专家。妹妹激动地把这个消息告诉了全家人。

　　我们在张医生的安排下准备到中日友好医院做甲状旁腺切除手术。家里经济条件非常差，丈夫本来在外地打工，因为我有病不能自理，他就回老家照顾我，现在在家门口的一家修理厂上班，靠着每月仅有的两千多块钱维持着。我们的女儿今年上大一了，也是每年靠自己寒暑假打工帮助这个家庭补贴家计。我要活下去，我要与命运做斗争！

继发性甲旁亢会产生一系列全身改变，最终导致身高缩短，面部像狮子。由于我国人口众多，各级城市医疗水平参差不齐，有较多的透析患者在并发症治疗上不充分，导致严重后果。上文的玉芳就是一位典型患者。她用自己的语言讲述了该病对她的身体、行为能力和人际关系造成的巨大影响，同时表达了自己对疾病的理解与抗争，以及家人构成的社会支持系统的重要性。

凯博文教授认为："疾痛指的是患者及其家人乃至更广的社会关系是如何接受病患事实、带病生活的，又是如何对付和处理患者的症状以及由此引起的各种困苦和烦恼的。"[25] 由此我们可以看出这两个概念的本质差别：疾病是医生诊断及治疗的对象，是客观、普遍的；疾痛则是患者的遭遇和经验，是主观、漂浮的，并且会随时间、地点和个体耐受性的不同而产生变化。后现代主义哲学认为，叙事是人类将其在时间中的经验组织为有意义的整体的主要手段。[26] 人们通过叙事来理解事件之间的整体意义。理解和阐释一方面是个性化的，它们透过"我"的视角起作用；另一方面又是社会性的，社会为人们提供了各种叙事模板，帮助组织和理解经验。因此，这两个层面不是隔绝的，而是以复杂的方式进行着互动。

我们医院的继发性甲旁亢多学科联合诊疗团队较早地认识到对患者疾痛解释的重要性，经常对透析患者进行半结构式访谈，或鼓励患者讲述、书写疾痛故事，启发患者"重构疾痛经验"，进而"重建自我认知"。医护人员带领患者在重构患病经历的过程中使用叙事医学基本技术：外化、解构、改写、外部见证人和治疗文件，直面透析治疗过程中的恐惧、生活受限的困难、疾病进展造成的死亡威胁、不确定的未来，以及与家庭、社会的平衡等多个方面的问题。同时，积极解读患者的疾痛意义，与患者共同构建诊疗新故事，可以引起患者对人生和自我价值的积极思考，提升他们配合治疗、带病生存的信心和勇气。

二、医生叙事：反思临床医学将往何处去

得到张凌医生发起的多学科专家诊疗团队的评估之后，玉芳成功完成了根治甲旁亢的甲状旁腺切除手术，逐渐恢复了行走能力，让她和家人重新燃起了希望。

来自辽宁本溪二级医院、跟随张凌医生进修学习的王微医生在学习期间看到了来自全国各地的甲旁亢患者，玉芳并不是她见过的病情最重的患者。进修期间，王医生观摩了我们甲旁亢多学科诊疗团队的多台高难度甲状旁腺切除术。其中一位患者给王医生的印象十分深刻。来自山东省某县级医院的透析患者老李因透析并发症——继发性甲旁亢住院，在短短的两三年间从一米七几的正常人身高缩短到不足一米五，还有双髋骨折、劳动力丧失以及全身多器官受累，随即面临生命危险。那场手术让王医生十分难忘。老李的下颌和颈椎严重变形，全身骨骼脆如纸片，手术全程 2 小时。老李的头部无法固定，是被王医生和两位护士轮流举手托着的。得益于多学科专家的术前讨论以及精湛的麻醉和外科技术，老李得救了！王医生对老李这样的患者的关注并没有停止。她开始与他们交谈，了解疾病背后的故事，写成平行病历。后来，她在"甚好甚好"公众号上发表了以下这篇临床体会。

[王医生的平行病历]

其一，来到北京就诊的继发性甲旁亢患者，大多伴有严重的骨痛，且疾病进展迅速，如足底、肩胛甚至全身骨痛，部分患者骨骼已出现畸形，甲状旁腺激素升高，钙、磷代谢失衡，存在多

处转移性钙化甚至钙化防御，药物治疗无效。

其二，病程普遍偏长。患者就诊前在当地医院就诊时并不知道已经患上严重的疾病，甚至都没有测过甲状旁腺激素，对自身所患的疾病认识存在盲区。好多人是通过观察自己透析室的患者，看他们在北京做了手术后疾病似乎"停止"发展，这才知道自己也需要治疗。

其三，存在"拉帮结伙"共同就诊的现象，一个透析室的几个同样症状的患者是一起来京就诊的。

其四，患者的家庭状况较差，离异及高龄未婚的居多。

其五，经济条件普遍偏差，所处城市的医疗水平相对滞后，因病致贫情况非常普遍，每天都有带着精准扶贫证明就诊的，让我们这些基层医生感到很揪心、很无奈。

正是通过像王微一样的基层医生分享的这些关于透析患者的故事，各地对这种曾经"小众"的疾病越来越关注和重视。我们也在不辞辛苦地奔赴全国各地推广诊疗技术，传播治疗理念，达到内科、外科和微创诊疗水平同质化。很多像王微一样的基层医生也主动来到大城市进修学习。他们有一个共同的目标，那就是努力降低肾病并发症的发生率，提高透析患者的生活质量。他们对医学的推动也在重新构建慢性肾病诊疗的故事。

我们在临床实践中积极推广"5E"康复治疗原则。"5E"即"鼓励"（Encouragement）、"教育"（Education）、"锻炼"（Exercise）、"工作"（Employment）和"评估"（Evaluation）。要求医护人员多鼓励患者自我接纳，积极应对疾病，并指导患者进行合理的锻炼，从事力所能及的劳动，并且在身体允许的情况下坚持工作。在这一过程中，患者不断发现自身的价值，肯定自身的意义，最后做到真正意义上的回归社会。在我们的团队，医生和护士经常与患者互动，比如参与肾友健步走活动，鼓励年轻患者找工作、自强自立，提高了透析患者的身体素质，减轻了家庭的经济负担，也促进了他们回归社会，发挥应有的作用。

三、家属叙事：为患者构建安全、尊重的社会支持

世界卫生组织强调医护人员与患者、家属之间是互助互利的伙伴关系。[27] 在尊重患者及其家属意愿的情况下，应发挥家属、患者及医护人员的协同作用，鼓励家属参与患者的临床照护与治疗决策。[28] 家属参与诊疗过程，可以提高家属对疾病和患者的理解，间接消除患者的不确定感，增强其治疗的信心。

[案例 3] 一位进修医生的跟诊记录

周二早晨，一位儒雅的男士举着一张挂号条走进张凌医生的诊室，询问："我想咨询您，是不是必须把患者本人接来看诊？"张主任很敏锐地感觉到，患者本人可能外出或不方便，就体贴地告诉他："患者可以先不来，您可以先说说她的情况。"

患者的丈夫开始介绍病情："我爱人今年 46 岁，查出肾病综合征已经 42 年。1976 年唐山大地震时，她母亲抱着年仅 4 岁的她逃生，从楼上往下跑时摔倒，导致她身上皮肤多处擦伤，不久之后她全身浮肿，到医院查出蛋白尿，诊断为慢性肾炎，后来发展到慢性肾衰竭氮质血症期。她在北京各大医院就诊，长时间使用糖皮质激素等免疫抑制剂治疗。在 42 年持续不断的治疗中，她慢慢长大、上学、工作、结婚，还成为了一名成功的编剧，给电视台写了很多剧本。最近一年，她因为腰痛到骨科查出腰椎压缩骨折，做了外固定。骨科医生说可能与长期应用糖皮质激素有关，嘱咐她一定要重视肾性骨病的治疗，推荐我们来找张凌主任咨询。"

家属说："就算病痛缠身，我爱人还是坚持在家工作。她身体虚弱，就像个玻璃人似的。以她的体力，今天能不能来看诊，我

没有把握。所以，我就先替她来，听一听专家的意见。"介绍病情时，家属说得很详细，很有逻辑性，言语间充满了对妻子的疼爱与钦佩。他拿出厚厚的一沓病历资料，每一份都按照日期整齐装订。看得出他对妻子的病情非常了解，每次都陪伴她就诊，还主动做了很多功课。

这一切让我十分触动。一位严重的肾病患者，从小到大都在和疾病打交道，却生活得积极、精彩。不仅因为她性格坚强，还因为她的丈夫给了她极大的欣赏与支持。张主任看完病历后，综合评估各项指标，认为患者病情暂时稳定，还不需要过多干预，但还是应做几项必要的检查，面对面地了解病情，才能控制病情的进一步发展，于是马上嘱咐患者家属："你们太不容易了，我在这里等着你，你去接她来看病吧！我再给你们详细讲讲！"

在长时间的治疗过程中，由于病情的不确定性、疾病症状及心理压力，加之昂贵且无尽头的透析治疗，使终末期肾病患者对未来的生活无法进行规划，产生强烈的疾病不确定感。[29]自我感受负担是指应激原产生时，患者对照护者在经济上、日常生活上及精神上的依赖，是一种拖累他人造成家庭负担的情绪体验。[30]透析患者因患病而无法与健康人一样工作和生活，普遍承受着持续的病痛和沉重的经济压力，容易产生自我感受负担，引发消极应对机制，不愿意主动配合治疗，导致住院时间延长，住院费用增加。

社会支持是指当个体需要情感或物质支持时，所在的社会网络可以提供实质性的帮助。[31]有研究发现，社会支持缺乏是患者自我感受负担水平以及对疾病不确定感程度逐渐加重的独立因素。[32]家属叙事的内容可以体现对患者的支持水平。一方面，家属叙事可以作为患者自述的补充，或作为不能到场、难以通过语言表达的患者的代言，为医生提供医疗决策线索；另一方面，家属的陈述内容也是对患者与疾病共存人生的态度与评价。当患者感受到来自社会和家人的理解及支持时，就更能够采取积极的应对措施，提高疾病自我管理效果。

第三节　叙事医学如何帮助医患双方解决临床难题
——基于主体间性哲学的循证医学新模式：医患共同决策与多学科协作

我们强调医患共同决策，首先要尊重患者，在医疗实践中医生和患者都是主体。传统的医疗决策模式是单向的，医生在诊疗关系中占绝对的主导地位，患者与家属是被动与弱势的。后现代医学思潮将主体间性视角引入疾病诊疗与医患的交往过程，强调医患共同决策。通过"对话"，医生主体与患者主体由不平等的对抗状态转化为主体之间的平等和共生关系，彼此相互理解、对话沟通、视野融合，在感情与认知上传递交流，在知识与能力上共同提高，最终达成治疗共识。

医生与患者对疾病的认识有很大的差异。医生认识疾病是尽可能使之简单化、去情境化，将疾病还原为某种细菌感染或病理改变，舍弃疾病产生的具体情境；患者则相反，在患者看来，疾病绝不只是细菌感染或某种病理改变的问题，疾病与他的家庭、孩子、父母、事业和前途紧密相连，与疾病的种种具体情境相连。疾病对于人来说是非常复杂的，医生是科学思维，患者是情境思维、情感思维。医生少有患者的情境与情感，患者也缺乏相关的医学知识，这是造成医患间认识错位的重要根由。缩小医患间的认识差距，弥合医患间的分歧，只有从医患对话即主体间性上寻找出路。在医生与患者间的对话与交往中，医生进入了患者的全部真实世界，患者也从对话中了解医生。医患间形成了集情感、认知和行动为一体的共情。医患间共情的形成，标志着医生与患者共同存在于一个共同的真实情感世界中。医生只有进入患者的生活世界和情感世界，与患者形成共情，医学才能真正成为富有情感的医学，而不是苍白无力、空洞的医学。

医患共享决策（shared decision making，SDM）是叙事医学的来源之一，指医患双方共同参与医疗决策，医生告知患者疾病诊断与可行的治疗方案、各种方案的医学证据及利弊；患者向医生诉说自己的需求、担忧和决策偏好。医患双方互换信息后，达成共识，从而制订科学和个性化的治疗措施。[32]

[案例 2 后续：平行病历 1]

病床上的玉芳只有39公斤，非常瘦弱，胸椎和胸廓严重变形，平躺一会儿就喘不上气，不时需要调整枕头的位置。全身各处自发性骨折伴骨痛，无法自行站立和行走。她说已经透析10年了，近两年来甲旁亢的症状一个接一个出现。她不但丧失了劳动力，没有生活质量，连生存都成了问题："家里知道我再不治恐怕活不长了，但是真不知道病成这样还能治好吗？"

玉芳安静地听张主任与耳鼻喉科程医生分析她的病情。自罹患尿毒症以来，玉芳扛过了太多磨难。她的丈夫对她很体贴，不怎么说话，但只要她下床移动，就小心翼翼地抱着她，搀扶着她，把她保护和照顾得很好。给予她精神力量的还有身在远方的女儿。张主任尽量用玉芳听得懂的话，向她解释手术将对她的身体带来的益处，同时也告诉她所有可能的风险。是否手术最后还是得玉芳自己来决定。她没有办法全部听懂专家们讨论的内容，但能够感觉到专家们都在为她着想。将要获得重生的希望支撑着她，只要医生问话，她就睁大眼睛并很用力地点头，表示接受医生的意见。

她的丈夫对医生说："我们知道风险很大，但是我们愿意承担一切风险和后果，我们信任你们。"

多学科协作诊疗模式（multidisciplinary team，MDT）也体现了主体间性的哲学思想。MDT 强调从整体和全局把握诊疗方案，同时积极关注患者的心理和社会因素等其他问题。[20]

在三级综合医院就诊的住院患者中，有相当一部分是在基层经过长期、曲折就医辗转而来的。以我们诊治的甲旁亢透析患者为例，超过50% 的患者来自二三线城市和农村。继发性甲旁亢的发病机制十分复杂，仅仅通过透析治疗，很难控制并发症的发生。根据疾病的不同阶段，在肾衰竭早期的治疗重点是纠正代谢产物蓄积引起的酸中毒，纠正低血钙，降低高血磷，并减轻诱发甲状旁腺增生的因素；中期需应用活性维生素 D 类药物，抑制甲状旁腺的代偿性增生；晚期需要应用拟钙剂等抑制甲状旁腺的功能，如果已经发生对药物治疗抵抗的甲状旁腺自主性增生，则通过手术或射频消融治疗，切除或灭活甲状旁腺腺体组织。

中日友好医院开展的甲旁亢 MDT 诊疗模式是由肾内科主导，外科、超声科、心内科、麻醉、介入和护理等相关科室共同参与的动态、长期的多学科协作过程。对于透析患者玉芳这个病例，经过张主任首诊后，多学科诊疗团队的专家们加入了她的治疗：

[案例 2 后续：平行病历 2]

　　玉芳的入院检查结果出来了，胸部 CT 显示双侧肋骨多发陈旧骨折，心脏明显增大，术前甲状旁腺激素高于 3500 pg/ml，严重心衰，肺动脉高压，伴贫血。在继发性甲旁亢多学科协作专家微信群里，张主任与耳鼻喉科程医生、心内科姜医生及麻醉科张主任等专家进行了讨论。"全心扩大，心脏像个大球一样占满了胸腔"，"肺充血比较严重，肺动脉高压，患者水负荷过多""能实施全身麻醉吗？如果不能全麻，可否采用颈丛麻醉？""术前必须加强透析，把干体重降下来""如果实在耐受不了手术，那就考虑尝试甲状旁腺超声射频消融？"……专家们的讨论很激烈，每个人都从自己的专业角度出谋划策。

"要不要先用一段时间药物控制一下再手术？"有专家认为手术风险太高，想采取"保守"的策略。"患者没钱，等不了！"张主任的态度很坚决，她太了解这样的家庭了。大多数继发性甲旁亢患者的家庭较为贫穷。作为长期在临床一线工作的医生，她真切地感受到，低收入群体一旦出现重大疾病，往往因病致贫。这是医疗问题，更是社会民生问题。如果患者和家属存有侥幸心理，畏惧手术，或者长期寻找不到正确的就医渠道，会拖延得"越治越差"，家庭更会"越治越穷"。这样的家庭每一分钱都是精打细算的。多住一次院，多做一次手术，对他们的生活状态和精神状态都有极大的影响。

最终，多学科团队"扁平"、高效、以患者最佳治疗结局为导向的沟通模式，让玉芳在短短数天内做完检查、明确诊断、住上院并成功接受了手术。

结合叙事医学的定义来看，医生已经越来越有意识地专注患者的独特性和诊疗过程的个体化。他们听到了患者的叙事，看到了他们的困境，就会为其采取最好的行动。一旦医生具有叙事的意识，就会不自觉地与患者进行更进一步的沟通，也促使他们在医疗中越来越尊重患者的独特性。更重要的是，这种独特性使医生开始认识自身的独特性，愿意审视自己的经验与不足，希望通过叙事医学记录并分享医疗实践中的成功和失败，互相取长补短，不断改进技术与服务，达到医患共同决策的目标。因此，MDT越来越成为解决临床疑难问题最适宜的模式。

第四节　医患叙事沟通质量与效果评价

"良言一句三冬暖，恶语伤人六月寒。"医护人员的话语可以安慰患者，改善患者的不良情绪，但如果沟通不当，不但可能伤害患者的情感，还有可能引发持续的负面心理应激。临床上大量的医患之间的冲突、纠纷常与沟通不畅有关。

治疗性沟通系统（system of therapeutic communication，STC）是应用系统科学理论、现代医学模式、整体医学与护理理论框架、人际关系与人际沟通理论、心理学理论及伦理学理论等相关专业知识，以医护人员为主导，以患者、家属和相关社会人员为主体的双向医患沟通互动。该系统是根据患者问题的轻重缓急及不同时期患者的诉求和需求，筛选一系列与疾病相关的问题，拟定沟通主题。它是在约定的时间和环境中，结合医护人员和患者及其家属所拥有的应对疾病的资源体系，帮助患者改善对疾病诊疗与护理的态度（涉及信念及情绪等）、认知和行为等问题所实施的一系列有计划、有步骤的医患沟通活动。[33]治疗性沟通系统主要包括关系性沟通、评估性沟通和诊疗性沟通三个要素。这三个环节层层递进又不可分割，构成个性化、专业化和系统化的沟通模式。患者对疾病的理解和接纳程度是最好的检验沟通效果的方式，其中患者叙事是一个不错的选择。

[患者叙事]

　　关于血液透析用的动静脉内瘘的手术前交流，一位顽皮的年轻患者写道：

　　主刀医生又跟我讲了一下注意事项，比如麻醉药可能 20 分钟就过去了，手术后期可能会有点疼，但千万不要动。我："疼了能加麻醉药吗？"大夫："并不能……"

我躺在手术台上，左手放在专门的支架上，头被一个绿色布搭起来的小帐篷盖着，还不死心地问了一句："大夫你有多余的Ipad借我看动画片吗？"大夫："并没有……"

打麻药了。一根细针刺进手腕，之后的感觉都仿佛隔着一层。大夫说这个手术用的是电刀，所以可能会有烤肉的味道，等我出院了可以吃个烤肉庆祝一下。我：？？？

医生除了诊疗及手术中必要的讲解之外，如何回应患者的其他需求？"并不能""并没有"可以解决问题吗？幽默如何使用？手术中"烤肉"笑话的尺度可以探讨。

以下是开放式提问与结构化提问案例。

[患者叙事]

于是开始了我的第一个非住院常规血液透析。当我第一天到了透析室时，医生问我："你体重多少？"我："不知道，大概68公斤吧！"医生："那你干体重多少？"我："不知道，干体重是个啥？"医生："……"最后，医生给我科普了半小时，我才知道，干体重可以理解为透析患者去掉多余存水之后真正的体重，而在每次透析前需要再称一次体重，可以简称为湿体重。一般来说每次透析的脱水量取决于湿体重减干体重的量。湿体重评估简单，每次透析前称出来的那个就是，而干体重要通过患者的血压、是否水肿以及上次透析后的状态等来评估。

医生应注意在双方知识不对等的情况下，怎样用通俗易懂的语言使患者能够理解医生的表述，理解治疗的利弊。那些对于医生来说早就是再熟悉不过的知识，让患者理解并接受才是最终目标，所以，一定要注意医患交流的方式。

一、治疗性沟通的实施步骤

1. 第一步：准备阶段

提前了解患者的基本情况，如社会背景、生物检查指标和基础生理状态等，评估患者的心情、沟通地点、环境状况、对疾病和治疗的态度、对治疗和护理的满意度、生活质量和社会支持的利用度等。营造轻松、愉快的氛围，取得患者的信任和配合。

2. 第二步：沟通阶段

在医患双方彼此信任的基础上，针对患者所关注的重点问题，运用倾听、共情、反馈、肯定、求证和启发等语言和非语言沟通技能引发患者对问题的重新思考，特别是对患病后认知状态的深度觉察和反思。如果患者能够接受与疾病共存的现状，则可以进一步启发患者的积极思想，调适情绪，提高他们对治疗的依从性，例如，配合医护人员积极做好症状管理，保持营养均衡，适当进行运动锻炼，建立对疾病正确的认知方式。具体步骤有：

（1）提供不同层面的社会支持：指导患者家属密切配合患者的治疗和护理，给予更多的关心、体贴与支持，尽量满足患者的合理需求，多多鼓励患者，让患者感受到医护人员和家属的理解、照顾、尊重和关爱，调整心态，适应角色，主动寻求医护人员、家属和社会团体等的经济支持和精神支持，表达自身需求。

（2）给予信息支持：根据患者所缺乏的知识进行信息沟通，将晦涩难懂的医学专业术语转化为通俗易懂的语言，邀请继发性甲旁亢手术成功患者进行现身说法，及时告知患者目前该疾病的研究进展以及最新医疗技术的应用等相关知识，鼓励患者主动寻找信息支持，获得较全面的疾病信息。

（3）其他辅助支持疗法：采用专业的心理学调查问卷或评估手段，对患者的负面心理状况进行评估，指导患者进行积极的心理暗示。鼓励患者合理表达自身情感，如倾诉、交流、日志、运动锻炼及聆听音乐等方式，让患者释放压抑的情绪。

3. 第三步：评价阶段

评价每一次与患者的沟通是否顺利，与原设定的内容和主题有无偏差，分析设计方案是否适合或满足患者的认知水平，个性化的沟通风格是否匹配，引导是否正确，存在的问题是否解决，是否需要再次沟通，自信心是否得到增强，负面情绪是否得到缓解，以及生活质量是否得到改善等，以便及时对治疗性沟通系统的方法、内容和方案等进行调整或修改，最终达到良好的干预效果。

二、医患交往中的语言习惯调查与结果

医生的语言是临床共情的重点，语言和语气是临床沟通的基本方式，其中所蕴含的不仅仅是临床技术信息，更包含着关怀和共情的温度。患者是患有疾病、忍受疾病痛苦的人，医护人员与患者之间是帮助与被帮助的关系，双方的信息不是对等的，此时医患双方都需要注意"好好说话"。有经验的医护人员会诱导患者顺畅地进入医疗诊断和治疗流程。我们的团队在前期工作中总结了医疗暖语和冷语，[28] 目的是帮助年轻医生顺利地进行医患沟通，避免医患矛盾。在共情沟通中，医护人员仍需占据主导地位，通过恰当地运用共情，可以达到治疗或辅助治疗的作用。同时，叙事医学的来源之一——关系性医学强调医患互动过程应该是让参与方都满意的过程，患者和家属的言语也会给医护人员带来较大的影响。

1. 各种场景下医生可以说的话

（1）在接触初次门诊就诊患者时，医生可以说：

①请坐，您怎么不好？我看看您以前的病历和资料，您慢慢讲……

②请坐，您哪里不舒服了？最近有什么诱发因素吗？

③告诉我，您怎么不舒服？跟什么因素有关？

④您好，您哪里不舒服？请把就诊卡给我，我给您开一些检验单。

⑤您好！您哪里不舒服？有多长时间了？都做过哪些检查和治疗？

⑥您哪儿不舒服？让我看一看，检查一下。

⑦您好，我姓×，是这里的主治医师，您哪里不舒服？

（2）接触复诊患者时，医生可以说：

①上次看病后您感觉有变化吗？有觉得好一些吗？

②最近有什么新问题？

③上次的病历带来了吗？您以前有过这种不舒服吗？

④怎么样？好点儿没？还有其他不舒服的感觉吗？

⑤您回忆一下，有什么好转吗？

⑥您最近感觉怎么样？

⑦手术做完了之后，伤口还疼吗？

（3）在住院患者采集病史时，医生可以说：

①您住进来啦，把您的情况说给我听听。

②您主要的不舒服是什么？都几天了？这次是因为什么住院？

③您说的这个情况有多长时间了？这期间做过什么检查和治疗吗？

④您好，来了啊？都有什么不舒服？

⑤您好，我是××，是您的主管医生。我想问您几个问题。

⑥您这一段时间有哪些不适？

⑦您以前都得过哪些疾病？

（4）告知患者好消息时，医生可以说：

①手术做完了，就会有转机啦！

②我这里有个好消息要告诉您！

③告诉您一个非常好的消息，肿瘤是良性的。

④告诉您一个好消息，您可以出院了。

⑤您好，情况不错，今天要告诉您一个好消息。

⑥太好了，又有进步。

⑦恭喜您！这个苗头挺好的。

（5）在告知患者坏消息（如诊断为癌症或愈后不良）时，医生可以说：

①今天的病理检查结果也许不是太好，您要有心理准备。

②人生就得面对很多事情，不会总是一帆风顺，有时也会遭遇逆境，我们会帮您想办法的！

③您的检查结果中有一部分问题比较严重，治疗效果可能比较差。

④非常抱歉，我要告诉您一个不太好接受的事实……

⑤刚刚化验出来了，我发现有些情况不是太理想。

⑥此次情况不是太好，不过别太担心，也许还有转机。

⑦我想告诉您最新病情……有些情况确实不太乐观。

⑧检查结果出来了，我们也做了详细的分析，您家属来了没？我建议开一个家庭会议。

（6）出院谈话时，医生可以说：

①您回家要好好养着，注意休息，定期回来复查。

②三分治、七分养，请您注意饮食，定期复查！

③您目前仍然存在一些小问题，但是不需要继续住院，可以在我们的门诊进一步治疗和随访。

④您回家后一定要按时吃药，定期来复查。

⑤您好，要出院了哈，我要交代您一点事情。

⑥以后一定要注意这些情况，避免再复发，预防比治疗更重要。

⑦这是一种慢性疾病，一定要注意复诊哟！

⑧恢复得还不错，可以出院了！

2. 医生要尽量避免的易引起冲突的话

①不知道！忙着呢，现在没空。

②你懂吗？你是医生还是我是医生？！

③（有一些医生喜欢推诿）没事，你的情况我跟主任说过了。

④治不了啊，我又不是神仙，自己想办法！

⑤你有病啊！哪来那么多意见！

⑥不按照我的要求去做，死了自己负责。

⑦你不听医生的话，那你随便吧！

⑧明明不懂，还说你比我明白？！

3．患者说过的让人感到很生气的话

①要出人命了！医生闹出医疗事故了！

②你们就知道挣钱！

③你给我这样定方案不好吧？

④我们患者来你们医院的时候好好的，现在变成这样了。

4．患者说过的让人感到很温暖的话

①谢谢您，大夫，我只相信您。

②大夫，快休息一会儿，累了一上午了。

③没有你们，就没有我的今天。

④幸亏遇到了您，××老师。

⑤我们信任医生，医生定方案就好。

第五节　叙事医学与医护人员共情能力的培养

医学叙事能力的培养需要从训练技能入手，把叙事医学的理念与具体临床科室特点或医学专业特点相结合。比如，与某种慢性疾病的境况相结合，与癌症等的处理和诊疗过程特点相结合，与急诊医学和精神医学特点相结合。临床医生叙事能力的培训也是贯彻叙事医学理念的教育过程，这里包括倾听训练、阅读训练和写作训练。

　　自从我们重视对慢性肾病透析患者开展叙事医学实践以来，在科室建立了良好的医患关系，近 20 年没有医患纠纷，几乎零投诉。我们要求各级医生和护士深入了解每一位透析患者的心理和情绪状态，关心和体贴患者，使用安抚性的语言指导患者，用暖语，不用冷语。鼓励医生倾听，这样就可以跨越时空和主体经验的障碍，通过想象去体验患者的经历，从情感上理解患者的心理（焦虑、恐惧、愤怒和沮丧等），实现与患者的视域融合。同时，在需要做出理性判断时，走出患者视角，协助其构建完整、有逻辑、有意义的故事，达成主体间共识，形成科学诊断，帮助患者树立治疗信心，制订个性化治疗方案。

　　长期的临床实践需要对年轻医生进行叙事医学训练。叙事医学可以促进临床工作（患者更加配合了，疗效大为提高）。通过患者之间的交流，可以了解到与自己处境相同甚至病情更重的患者是如何顽强地生活，并实现自我价值的，从而使患者增强了治疗和生存信心。基层医护人员通过叙事故事更了解了各种治疗后可能出现的并发症，看到了各种疑难病例，提高了临床知识储备，更多的关注者也因此了解了规范化治疗的重要性和必要性。在听了首都医科大学宣武医院凌锋教授团队书写平行病历的经验介绍以后，我们也开始要求、训练和鼓励年轻医生及进修医生写平行病历，帮助他们选择打动人心的病历并反复修改。在近 3 年的实践中，我们已经完成了 30 余篇医生撰写的平行病历和患者撰写的 10 余篇治疗体会，[35] 并陆续登载在相关杂志和微信公众号 "CKD-MBD 论坛" 上。此举既培养了年轻医生的叙事医学能力，也提高了团队专业水平，让医生体会到患者的需要就是医生的工作方向，为外地就诊患者建立微信群，免费指导出院后用药，增加了患者配合度，也获得了大量临床数据，从而有利于科研。患者满意度显著提高，患者就诊的当地医院医护人员也学到了知识，取得了较好的社会反响。

　　我国不同城市之间经济发展还不平衡，医疗资源配备分布不均，有大量患者举家跋涉，来到北京、上海和广州这些陌生大城市的医院，以寻求更高水平的医疗救治。此时患者要面对陌生的环境、口音以及文化的冲击。他们常常感到惶惶不安，吃不好、睡不着，每天绷紧的神经随时都有可能断裂。随着现代医学的发展，新技术及新药物的不断问世，也带来了高昂的医疗花费。有些患者经常不能理解为什么治病会这么贵。他们经常没有充足的准备，再加上紧张的心情、难以忍受的病痛、昂贵的花费以及未来人生的危机，最终可能会堆积成即将爆发的火山。医生在面对这样的住院患者时，通常首先的做法是问病史、查体，并阅读以前的检查资料和治疗经过。找个时间让患者和家属一起参与讨论病情，在办公室里（不要在多人病房，以免泄露患者的隐私）大家坐下来，耐心倾听患者的叙述，向其解释疑惑，告诉他们下一步的治疗行动，并向其解释为什么要做这些检查和治疗，费用如何，是不是医保报销，患者治疗的成功率大概是多少，有什么风险或副作用，也可以用其他成功治疗的同类病例给他们解释，回答完患者和家属的提问后签署知情同意书，并开始执行医疗方案。在随后的医疗过程中，对于可能会发生的风险事件，医生需要与患者沟通每一个决策，甚至整日守在患者床旁观察病情的变化，此时医生的共情能力加上积极的医疗行动通常能够换取患者的配合。即使遇到偏执、"难缠"的患者或者家属，也可以降低冲突发生的风险。医疗行业是一个高风险行业，意外随时可能发生。学习叙事医学也许难以避免意外，但可以降低医疗投诉的风险，也有助于保持医生的初心，使医疗实践更加顺畅。

参考文献

[1] 荣丽. 某综合医院住院患者心理状态调查分析与干预的研究 [D]. 南方医科大学，2018: 27-29.

[2] 王彩霞. 医患沟通 [M]. 北京：北京大学医学出版社，2013: 97-98.

[3] 李霁，张怀承. 从医学模式的递嬗看生物—心理—社会医学模式的伦理意蕴 [J]. 中国医学伦理学，2000, (5): 12-15.

[4] 李育玲，刘晓梅，徐勇，等. 综合医院非精神科住院患者心理评估与分级管理 [J]. 中

华医院管理杂志 , 2019, 35(4): 320-323.

[5] 于雁 . 基于多学科合作模式的综合医院住院患者心理护理标准化体系建设 [J]. 中国
护理管理 , 2019, S1: 168-171.

[6] 荣丽 , 胡月云 , 杨雯 , 等 . 综合医院住院患者心理咨询联络护理的实施 [J]. 护理学杂
志 , 2019, 34(8): 11-14.

[7] 董英 , 辛霞 , 高菊林 , 等 . 血液透析患者心理弹性和心理健康的相关性研究 [J]. 护理
实践与研究 , 2018, 15(3): 139-141.

[8] 邓学学 , 方荣华 , 毛艳 , 等 . 综合医院全科病房老年住院患者的焦虑抑郁状况及影
响因素研究 [J]. 中国全科医学 , 2020, 23(1): 96-100.

[9] 徐翠 , 齐向秀 , 王晓磊 , 等 . 脑卒中后肢体运动障碍患者配偶照顾负担、心理弹性
与心理困扰的相关性研究 [J]. 中国实用护理杂志 , 2020, 36(20): 1541-1546.

[10] 彭惠妮 , 吴健辉 , 孙小方 , 等 . 特质焦虑对急性心理性应激反应的预测 [J]. 心理学报 ,
2018, 50(9): 997-1006.

[11] 陈禹韬 , 徐鹏博 , 肖玮 , 等 . 急性应激反应评估的研究进展 [J]. 现代医药卫生 , 2019,
35(24): 3795-3798.

[12] 于少萍 , 游永恒 , 徐华春 . 慢性创伤后应激障碍教师群体的抑郁症状及其影响因素
[J]. 中国健康心理学杂志 , 2013, 21(7): 1025-1027.

[13] 邱方园 , 田如龙 , 强艳 , 等 . 职业慢性心理应激与血清热休克蛋白 70 及肿瘤坏死因
子 -α 表达水平的关联研究 [J]. 中华预防医学杂志 , 2016, 50(5): 423-428.

[14] 马廷 , 王志仁 , 张蒙 , 等 . 非稳态负荷与抑郁症的关联性 [J]. 中华精神科杂志 , 2020,
53(4): 356-359.

[15] 郝乐 , 冀洪峡 . 老年慢性病患者主要照护者照顾负担及赋权能力的研究进展 [J]. 全
科护理 , 2019, 17(17): 2086-2088.

[16] 郑婧 , 刘慧 , 陈敏 , 等 . 老年脑卒中患者主要照护者照顾负担及赋权的研究进展 [J].
护理学杂志 , 2016, 31(11): 14-17.

[17] 付闯 , 汪佳丽 , 陈传波 , 等 . 维持性血液透析患者家庭照顾者照顾负担与生活质量
的相关性研究 [J]. 国际医药卫生导报 , 2018, 24(20): 3064-3068.

[18] 王善志 , 朱永俊 , 李国铨 , 等 . 中国成人慢性肾脏病患病率的 Meta 分析结果及对比
[J]. 中华肾脏病杂志 , 2018, 34(8): 579-586.

[19] 马迎春 , 张凌 . 解读 2012 年日本成人慢性肾脏病——骨、矿物质代谢异常诊疗指
南 [J]. 中国血液净化 , 2014, 13(3): 180-184.

[20] 张凌 . 继发性甲状旁腺功能亢进的治疗策略 [J]. 中华肾病研究电子杂志 , 2015, 4(3):
118-122.

[21] 柴涛 , 李忠心 , 史亚男 . 不同血流量血液灌流联合血液透析对维持性血液透析患者
皮肤瘙痒、不安腿综合征发生率的影响 [J]. 中国医刊 , 2020, 55(7): 744-747.

[22] 郑雯雯 , 鲁春红 , 吕桂兰 , 等 . 222 例维持性血液透析患者的病耻感现状及影响因素
分析 [J]. 护理学报 , 2020, 27(14): 44-48.

[23] 张凌. 维持性透析患者甲状旁腺切除术式选择和并发症管理 [J]. 肾脏病与透析肾移植杂志, 2020, 29(1): 44-45.

[24] 王一方. 叙事医学导论 (二) 凯博文 : 疾痛叙事, 追寻意义 [J]. 中华医学信息导报, 2012, 15: 23-24.

[25] 郑艳姬. 从疾痛解释到医学人文——以凯博文《疾痛的故事》为中心的讨论 [J]. 医学与哲学, 2019, 40(6): 50-53, 59.

[26] 肖巍. 作为一种价值建构的疾病——关于疾病的哲学叙事 [J]. 中国人民大学学报, 2008, 4: 62-70.

[27] 王静茹, 李俊, 武元丽. 同伴参与式护理对脑动脉瘤患者术前焦虑程度及生命质量的影响 [J]. 中国实用护理杂志, 2020, 36(28): 2198-2202.

[28] 王红, 谌朝霞, 彭英, 等. 照护者参与式延续性护理在脑卒中恢复期患者中的应用 [J]. 上海护理, 2018, 18(2): 9-12.

[29] 胡鑫玲, 张翀旎. 维持性血液透析患者疾病不确定感与抑郁、希望的关系研究 [J]. 中国血液净化, 2020, 19(2): 113-115.

[30] 关翠嫦, 吴美凤. 青中年维持性血液透析患者自我感受负担与应对方式的相关性分析 [J]. 护理实践与研究, 2020, 17(9): 51-53.

[31] 李晶晶, 梁新蕊, 徐庆华, 等. 维持性血液透析患者照顾者创伤后成长与社会支持的调查分析 [J]. 中国血液净化, 2019, 18(5): 304-307.

[32] 曹晓翼, 张娇, 陈林. 社会支持和应对方式对血液透析患者家庭照顾者负担的影响 [J]. 护理研究, 2017, 31(31): 4036-4038.

[33] 高雅靖, 单岩, 周越, 等. 医患共享决策沟通的研究进展 [J]. 中国护理管理, 2021, 21(1): 156-160.

[34] 王培莉, 施素华, 林巧红, 等. 治疗性沟通系统改善维持性血液透析患者负性情绪的研究进展 [J]. 护理研究, 2020, 34(9): 1561-1565.

[35] 王一方. 医患沟通蓝皮书·语言与沟通 [M]. 北京 : 人民卫生出版社, 2019: 242-248.

[36] 李慧茹, 张凌. 愿我们看过生活的残酷真相后依然热爱生活——和"透析倒霉蛋"小熊的一次聊天 [J]. 叙事医学, 2019, 2(4): 290-291.

第四章

叙事伦理和叙事伦理查房

张燕华　孙叶萍　陈德芝

　　叙事伦理查房是从伦理学和叙事医学的视角，对临床诊疗过程和诊疗行为进行综合审视的有组织的群体性查房活动，并将在临床诊疗活动过程中发生的医患矛盾和伦理冲突等用叙事活动及平行病历等方法加以呈现。叙事伦理查房是医学伦理学与叙事医学在临床中的具体实践，通过领导重视、理念导入和实践验证，使医护人员在一次次书写和述说的实践与理论结合中潜移默化，提升叙事能力，推动医学人文关怀在临床医疗实践中的落实。叙事伦理督导的功能为：①促进医疗服务向大健康时代的转化。随着叙事医学与循证医学整合的需要，医疗机构建立的督导机制赋予督导以行政权威和责任，有助于提供循序渐进的推动保障。②提升医疗服务的获得感。患者来到医院后，希望得到优质服务和良好的感受。医院通过督导机制，可以促进医患关系的改善，进一步保护患者的利益。③提升医护人员的医患互动胜任力。改善医疗服务是一个持续提升水平的长期工程，医护人员要想适应这种变化，需要拥有"他律"

向"自律"转换的能力。医疗机构通过孵化式培训和"此时此地"的现场督导，可以缓解一线医护人员的压力，提升医患互动的胜任力，并在沟通和反思中得到价值体现和内心成长。

第一节　叙事伦理、叙事伦理查房的背景和社会呼唤

生命伦理学遵循四个基本原则，即尊重自主、有利、不伤害和公正。在与北京大学医学人文学院郭莉萍教授探讨传统的生命伦理学（bioethics）和叙事伦理的差异时，我们一致认为，生命伦理学关注的是"生命的伦理"，如胚胎的权利和安乐死等问题，是一种规范性的伦理，而叙事伦理更关注的是临床伦理，是以"关系性伦理"关注医护人员与患者互动时的伦理责任、医院对医护人员的责任（如关怀医护人员的身心健康及提升医患互动的胜任力等），并以此来调节人与自我、人与人以及人与社会的和谐关系。随着医学的迅猛发展，医学伦理学会连接高校和各级医疗机构的理论和实践优势，经过长期的探索，在"临床伦理"维度逐渐形成了医德教育、患者权利保护、知情告知、伦理查房及医患关系改善等共识或话语体系，一方面为医学模式转型保驾护航，"守住底线"；另一方面"筑堤引水"，以叙事生命伦理学为全民健康时代探索新路，以叙事伦理查房等伦理实践基地先行先试，以点带面。正如丽塔·卡伦（Rita Charon）所说："叙事生命伦理学可以统领所有的临床行动，它让实践者持续意识到人类的脆弱性，以及对自我和他人的信任。"叙事医学中的生命伦理学把医生、护士、社会工作者和伦理学家浸淫在丰富的情感和技能中，使他们认识并且履行责任。这种责任是由主体间的亲近、共有的独特性、对因果和偶然性的理解以及对时间流逝的认识所带来的。如果说疾病离不开故事，那么治疗疾病就需要带着仁慈之心，愿意接受这些故事，成为故事的一部分，

欣然地接受故事带给我们的变革性力量。[1]

当人们到医院看病时遇到过一些尴尬的经历之后，会担心在讲述自己病情的时候被漠视，会担心听不明白医疗诊断和对策，会担心在治疗方案利弊不清楚的情况下仓促做决定……如果众多的患者担心重重、疑虑多多，又无法越过医患之间的这道坎，那么受影响的不仅是医疗效果，还会使医患关系变得脆弱。2002 年，上海中医药大学曙光医院推出了"医学伦理查房"（以下简称"伦理查房"），并受到社会的关注。"伦理查房"主要由医院分管伦理的行政管理人员、医学伦理专家、法学界人士、社区代表和医护人员组成督查组，采用旁听、观察、访谈和查看记录等多种形式了解病房医生的查房情况，观察医护人员治疗、检查等医疗行为及病区的医疗环境，查看病历资料，具体了解和评估患者的知情同意权、隐私权保护，医护人员的敬业守职、钻研求新、平等待患、廉洁守纪，以及员工之间相互尊重及文明用语八个方面的内容。例如，在医疗行为中是否保护患者的隐私，是否落实患者的知情权，是否平等对待所有患者等。通过与医生、患者和护士等分别进行座谈，了解医患互动中的真实状况，一起探讨伦理热点、难点及困惑点，并举一反三、以点带面，贴近医疗临床实际，对存在的问题共同探求改进措施，以伦理督导推动医疗模式向"生物 - 心理 - 社会"模式转换。

随着上海市医学伦理学会在卫生系统中对伦理查房的推广，知情告知、隐私保护及患者权益保护等医学伦理观念一步一步地渗透到医护人员的医疗服务细节之中。2010 年，在中央电视台"焦点访谈"等媒体的报道后，伦理查房受到社会广泛关注，引起业内外热议，进一步推动了在医疗服务细节中"以人为本"理念落地的走向，更多的医院将患者满意度和患者权益保护的考量融入评价体系。2015 年，"伦理查房"入选上海社会科学学术活动品牌。

一、从"沉默的患者"到"医患互动对话"的走向

回看医患关系研究历程，可以看出一条显现患者声音"由细变宽"的变化轨迹。随着社会开放和医疗模式的转换，"患者"这一角色已不再是沉默的一方，医患关系渐渐从"单声道"转向了"多声道"，患者逐渐成为医疗服务体验的"参评人"。由此，伦理查房，就是医院管理层从公立医院办院初衷和时代需求出发，贴近一线，蹲下身子，还原一个个真实的临床场景，倾听医护人员和患者的诉求和表达，获取最直接的感受和反馈，让医患关系中需要改善的环节显现出来，并得以改进或优化，让患者在诊疗过程中享受到最佳的临床路径、最佳的方案、最短的时间、最少的花费、最适宜的体验和获得感。

二、患者视角："知情告知"中显现倾听、表达及互动等障碍

患者及患者家属求医过程中的语言与非语言表达都与生命健康相关。在临床中，患者知情同意告知是医学伦理对患者权益保护的重要一环，也往往是医患矛盾的诱因，因倾听、表达及互动欠缺引起的不满在医患冲突中占有相当的比重。"一个耳朵"（不愿多听）、"两个缺位"（表达及解释）、"三个不"（用词不当、态度不佳及关怀不够）、"四个怕"（专、硬、压、强）等患者不愿看到的现象不同程度存在，也反映了"见病不见人"思维模式的影响，使患者在求治的过程中被尊重、被善待、被信任及被关爱的需求未能得到足够的重视，也影响了知情告知、知情同意的真实性和准确性。由此可见，看似"倾听问题"事小，其实忽略了导致医患关系紧张的一个重要因素——面对医生，患者在表述病痛、袒露病情和求医问药的背后，寄予希望的是一种信任相托。

如何才能拥有倾听患者疾苦的能力？要让医护人员倾听患者的声音，首先要学会倾听医护人员的声音。2007年，华中科技大学同济医学院附属同济医院向一线医护人员发起了一次采集"倾听患者心声"、化解医患

冲突小故事的活动。[2] 这些故事以叙事的方式呈现和反思医患沟通屏障，将体验患者感受的主动权交到医护人员手中。医护人员也在反思性书写"问题故事"的过程中感受到了患者由病痛引发的各种情绪和不易（生物 - 心理 - 社会冲突），也从不同视角和环节发现了倾听能力的提升。

三、伦理视野下的叙事医学空间：医学不只是看病

在"知情告知"和"知情同意"改善的路径中，医护人员要不要解读患者的病痛和疾苦的问题凸显了出来。临床服务要真正走出"重技术、轻人文"的怪圈，认识到患者是一个有生命、有情感的人，叙事伦理就提供了一条路径，即用叙事的方法来解决临床实践和临床决策中的伦理问题。

2018 年 5 月，在上海市医学伦理学会和上海市第六人民医院联合举办的第 17 届上海市社会科学普及活动周主题活动大会上，副会长方秉华说道："医术，是人施于人的技术，医学是人学。以人为本，尊重生命，这是医学伦理的首要原则。对于一切医疗服务行为而言，这是一个无可回避的问题；对于所有医患而言，这也是理应补上的一课。"他结合电视纪实片《急诊室故事》所展示出来的各种夫妻、手足、医患、医院与职工的"关系"，举了两个真实的病例：

一名患者因为严重车祸造成双腿多处骨折，伴有休克症状，截肢可能是最好的止住出血、挽救生命的措施。然而，在休克症状下进行手术会有生命危险，但若不做手术，紧急输血也赶不上创伤的出血速度。就在生命的危急关头，是否紧急手术成为伦理决策，而非技术判断。这真是一个两难的选择。这时候，在病房外患者家属的情绪几乎到了崩溃的地步。这让医生的内心产生了微妙的变化，也给了医生更多的勇气。经过动态、有效地知情告知以及医患共同决策，最终成功实施了手术。

一位 19 岁的女孩突发脑出血，抢救时发现她怀有身孕。医生把女孩的母亲和其他家属叫来，讲明情况，请家属做出保大还是保小的决定。这又是一个伦理选择。当看到女孩的家属艰难地进行选择时，医生的内

心也跟着揪了起来。当家属最终做出"保大人"的决定后，故事并没有结束，医生主动提出要争取"既保大，也保小"。这种内心的变化驱使医生敢于承担医疗风险，最后手术非常成功。几周后，患者分娩了一个健康的婴儿。

叙事伦理是在叙事医学的实践过程中表述和解决伦理问题。伦理除了有抽象的概念、基本原则及基本范畴外，更有医生内心的判断和抉择。因此，叙事伦理可以培养医护人员的道德敏感性和真善美的情感。上述"截与不截"和"到底保谁"的病例，从技术层面看并非难事，但在故事当中，可以看到患者的社会关系、伤情、痛苦的经历及家庭状况等。这些显性和隐性的伦理问题都影响着医生的选择。卡伦在她的书里写道："在医学实践中叙事能力可以使医护人员更好地认识患者和疾病，传递知识和关心，与饱受疾病折磨的患者和家属同在。它会带来更人道、更有道德、更有效的医疗。"[1] 我们从这些病例中可以体会到叙事医学的张力。叙事是互动的，是双方的，也是共同的。也就是说，通过倾听患者的叙述，医生感同身受。这个时候他的内心就与饱受病痛折磨的患者以及家属相通了，从而使治疗超越了科学技术的层面，进入一个更高的人文精神层面。因此，医疗中的叙事能力可以培养医护人员的道德敏感性，虽然它看似与医疗没有什么特别的关系，但它能使医疗变得有温度，能使医患关系变得更加温暖。[3]

第二节　叙事伦理查房的特点

叙事伦理查房开创了"健康促进"新模式，为紧张的医患关系松绑，确保医学人文精神贯穿于医疗活动的整个过程，使医患双方并肩对抗生命的未知与无常，互相支持、彼此温暖。[4]

　　叙事伦理查房是叙事医学融入伦理查房的具体实践，是原有医学伦理查房内涵和功能的一次新提升，是从规范审视向关系引导的转型。它坚持医学伦理和叙事医学双导向，强调医患共情，有利于缓解紧张的医患关系。通过综合评价医护人员的临床伦理工作和医学叙事能力，不断改进医疗服务细节；培养和提高医护人员的倾听及共情能力，推进临床医护人员叙事医学的学习与实践，推动医患关系持续改善；转变医护人员固有的临床思维方式，更好地保护患者的权益，缔结医患情感价值共同体，让医学人文落地。

　　与传统的伦理查房相比，叙事伦理查房覆盖面更广，互动更灵活，反思更深刻，主观能动性更明显。其主要表现为以下三个方面。①查房的方式：从原来的管理人员考核检查转变为团队走近医患双方，增加与医方、患方的平等交流，在需要时社工和心理医生继续跟进，以提供相应的支持，由"旁观者"转变为"搭桥人"，推动医患情感价值共同体的缔结；②查房的内容：通过增加个别访谈和团体叙事，从观察医护人员的言行和病史记录，延伸至倾听医患双方的心声，探讨临床中的伦理困惑和伦理抉择，并塑造医护人员积极的职业观；③查房的评价：在考核医护人员的诊疗规范性和职业操守的基础上，通过叙事故事和平行病历强调医患共情及相互"看见"，并提出伦理建议，鼓励医护人员学习叙事医学并将之运用到临床工作中。

一、叙事伦理查房：使患者权力从"认识知晓"提升为"行为参照"

　　叙事伦理查房是一种人文管理机制的再创新，是将叙事医学理念与"尊重自主、有利、不伤害、公平"的伦理原则结合在一起，促进医疗行为的反思和善行。

　　如果说，伦理查房以现场督导的方式替代了灌输式教育，那么叙事伦理查房就是引入含有生命伦理学权重意义的叙事医学，拓展人文导向、过程导向及赋能导向等叙事伦理多样性实践和创新空间，平衡医患主体关系话语权力的责任，促进医患共同体的建构与临床共同决策、伦理审视和自我反思能力之间的关系，进一步让医学人文落地生根。

2018 年，上海医学伦理学会开展了"生命关怀、伦理叙事、人文实践、医患共同体"理论和实践探索，贴近患者的需求，加快生物 - 心理 - 社会模式的转化进程，倡导叙事医学，改善医疗服务。上海市医学伦理学会会长、中华医学会医学伦理学分会副主任委员杨放在上海市社会科学界联合会第十二届学会学术活动月"纪念改革开放 40 周年，构建和谐医患关系——2018 年上海市医学伦理学会伦理叙事实践与研究研讨会"上指出"生命关怀、伦理叙事、人文实践、医患共同体"。这一主题的选择是改革开放 40 年来对医学伦理认识的凝练，同样是对未来健康伦理学发展的诠释。生命关怀是医学伦理的起点与宗旨。医学源于生命，终于生命。"人命至重，有贵千金，一方济之，德逾于此。"这是医学真谛之所在。伦理视野下的叙事是医学活动的价值载体，它不是抽象的道德律令，而是面对医学困境时的生活甚至生命选择，是个体行为的道德依附和精神寄托。人文实践是对医学伦理学的生动描述，医学伦理学不是基于语言分析的元伦理学和道德形而上学，医患共同体表明了医学伦理临床决策的核心所在，是对患者权益的高扬和对生命契约的慎笃，是医患之间主体间性的再现。[5] 活动中，上海市嘉定区中心医院在伦理查房基础上的叙事医学实务拓展引起大家的关注。医院党委将叙事医学与之前的伦理查房进行整合，营造氛围，坚持医学伦理和叙事医学双导向，通过有组织的团体性查房活动和培训，提高共情能力，倡导医患共同决策。书记和班子成员带队深入临床，听取一线医护人员的感受，鼓励他们注重协调关系，给予患者充分的理解和尊重。

二、患者故事：医护人员的换位思考与反思

在叙事医学的语境中，临床工作的本质不是医疗行为，而是人与人之间的人际交流行为。美国学者凯博文在《疾痛的故事》中指出，对一个

患了疾病的人而言，除了疾病，还有疾痛。若要促使疾痛向缓和与抑制状态的转变，就要在治疗的同时，通过社会支持的增强、自我效能感的提高以及重新燃起的希望等激活内在的健康改善系统，使患者的焦虑和抑郁有所减轻，增强自我掌控的感觉，才能达到更期待的成效。相反，如果对其"疾痛"漠然处之，则无法在真正意义上建立相互的理解和支持，矛盾冲突也会对医患关系造成长期困扰。

　　叙事伦理查房借助督导的调控力，鼓励医护人员尽力去吸收患者发出的信息，让患者尽力诉说那些不可言说的思想和恐惧，提升解读疾病故事的能力。通过对弱势患者关注和尊重的团体互动，为医护人员营造一个对话平台，使他们一起在听、说、写和解读的分享中，让疾病故事融入群体的意识当中。"靠近遭受痛苦折磨的人，努力做患者可以倾诉的对象，努力理解疾病的过程，叙事生命伦理工作者以这样的方式完成他们的工作，关注和理解个体患者的困境。征集各种不同的观点，并将之整合，使这些不同的观点朝着平衡状态融合。这种做法不能解决所有的问题，解决的方法也不是这样一个伦理学渴望的唯一重点。相反，我们包容讲述一切以及倾听到的一切，使之沉淀下来，归于沉寂。生命伦理学的实践者确信，因为对他人的困境给予了爱心和勇气，自己得到了升华，革命的创新的叙事再次证明：因为故事，一切皆可以改变。"[1]

　　在一次叙事伦理督导查房活动中，一位年轻护士说，开始以为叙事医学就是单纯讲故事，只知道要把已经完成的"好故事"表达出来，而把更多有着困惑、纠结、遗憾的故事咽到肚子里。但她没有想到，"没有完成的故事"竟然可以通过平行病历写出来。我们心里或多或少都会有委屈和苦衷，现在，原本内心的独白终于可以放上台面了。其实，叙事伦理查房的目的就是要把调节各种关系的"金钥匙"交到医护人员手里，使叙事架起沟通困惑或分歧的桥梁。让讲者和听者既坦诚相见，又彼此尊重；既提升了解读的能力，又共同建构起寻求意义的伦理语境。

三、生死故事：多视角整合的软着陆

对于生命的尊重，是伦理原则倡导的核心。安宁疗护是体现临终关怀生物 - 心理 - 社会模式的新载体。如何以叙事医学为从事安宁疗护的医护人员提供支持？如何帮助他们化解天天面对"人生最后一公里"或"生死告别"的无力感和耗竭感？上海市徐汇区康健街道社区卫生服务中心安宁疗护科以社区全科医学为平台，将医学照料与人文关怀有机结合，组建由全科医学、专科医学（肿瘤、老年）、伦理学、心理学及社会学等专业人员组成的基于全科医学平台的安宁疗护多专业团队并开展服务，逐步形成安宁疗护多专业团队（hospice multi-professional team，H-MPT）服务模式。在社工连接社会资源、主导生命教育及志愿者日常管理多阶段建设的基础上，启动了叙事伦理督导查房。通过叙事伦理培训和实践、阅读和分享等，鼓励由全科（专科）医师、护士、心理咨询（医）师、伦理学者、医务社工、志愿者、护理员等多个医学及人文科学专业人员组成的团队成员将安宁疗护服务无法记载入正规病历的人文关怀内容录入平行病历。在医院信息化系统（hospital information system，HIS）改进时，又首创将平行病历纳入医院临床信息系统（clinical information system，CIS）模块，与正规病历同样实现电子化。

第三节　叙事伦理查房的使命

一、主体间性：重建对疾病的认识和体验

叙事医学与一般的文学叙事不同，它通过关注，实现与患者命运或处境的某种连接。这种连接可能是一个眼神，也可能是一段彼此懂得的对话，或者是自己反思后的行为改善。这种以讲故事为代表的思维方式

和认知系统进入临床实践，使得医患相遇的主体间性在更丰富的互动中得以呈现，突破了生物医学模式单一性的局限，进而看到疾病背后的情绪和情感、人际关系、社会角色及经济情况带来的影响。

"老顽童，您今年几岁啦？""19岁！"一位91岁的老人对家人常常毫不客气地挑刺，会用吼声来发泄情绪，却对他常唤做"老娘舅"的床位护士和同伴们网开一面。他每天都说得出该谁当班，会数今天有几朵"金花"上班。在他眼里，医护人员是朵朵金花。[6] 在死亡逼近的黑暗里，他真切地与医护人员产生了主体间性的相遇，感受到了一种彼此可以信任的关系。这种超语言情感带来的安全依存减轻了恐惧和痛苦。

"医疗服务主体和患者之间的内隐关系知晓彼此交汇，产生了主体间场域。这一场域包含双方彼此对与他人相处方式的相当精准的感知。"[7] 这个场域包含了从生理到心理的整合过程，意味着代表人文精神的叙事实践与医学实践的一种全方位融合。丽塔·卡伦说，具有叙事能力的医学实践可以架起患者与健康的医护人员之间理解的桥梁，使他们认识到彼此具有共同的旅程。医护人员运用叙事能力就可以做所有见证痛苦的人都会做的一件事——认识到这份痛苦，感知它，回应它，并与经受痛苦的人一起经历它……讲述者和倾听者一起来解释和理解这种苦难。[1]

二、平行病历：医生与患者在情感上的相互连接

在安宁疗护病房，悲欢离合的剧情经常上演。医护人员在提供以镇痛和支持治疗为主的医疗服务的同时，更多的是陪伴。然而，由于年龄、性别及社会背景的不同，各患者求照护、求关爱及求理解的需求也不同。如果生命的"黑夜"来临，患者无法与外部世界建立可依托的关系，害怕死亡的恐惧无法解除，或迷失生命的意义，他们就难以找到最后的归属。所以，安宁疗护要提供的服务内容包括身体、心理、社会、灵性等多方面，即身体症状控制、心理症状调适、社会资源连接和灵性需求满足等。服务对象为患者及其家庭，也有学者将临终者对照料者所做的关心慰藉活

动称为临终反向关怀，这种关怀较有效地支持患者及其照顾者。随着安宁疗护在上海各区全面铺开，生命终极关怀医疗平台在完善医疗服务体系的过程中，也涌现出大量体现人文关怀的故事素材。《阳光下的告别》汇集了200多篇来自安宁疗护病房的叙事日志和护士日记，透过守护关注、知情告知、倾听心愿、温情陪伴、生命教育、伦理关怀、医患情结及感悟反思等生动感人的文字，感受到了被激发出来的良好品格和同情心，看到了在患者生命的最后医护人员正将叙事医学和叙事伦理等新理念和新方法融入医疗服务，为临终患者及家属的生理、心理及社会等不同层面的困境给予了关怀和勇气，也使自己得到了升华。

三、整合与归属：澄清对患者的责任和使命

疾病在夺走一些东西与能力的同时，也给予了人们对生活的真知灼见。医护人员在照顾临终患者的过程中，为了使他们感到舒适、无痛苦、安详及有尊严，自身的付出是超常的。有时投入过多的精力和体力，难免也会有无能为力的遗憾。如果某项工作只是提供热能或放电，而不解决充电的保障，到最后一定是会被耗竭。

一位84岁的高龄老人孤零零地躺在平板车上被养老院送进病房，让人感受到人生晚年的凄凉。一天，当一位护士意外地看到老人一本红色的"遗体捐献书"时，发现自己的手都抖了。继而她又发现这位毕生支教的老上海大学生早在10年前就对自己的后事做了安排。她感到很震惊，觉得自己一直在怜惜的老人突然变得高大起来。于是，通过她书写的平行病历，老人的名字和事迹再现于媒体和网络。她的这份平行病历也被吸收到《生命行歌》的话剧剧本里，后来被搬上了国家大剧院的舞台。令人欣慰的是，正是因为在与患者相迎、相依、相伴、相送中，这名护士不断使自己的情感和心灵得到了历练，价值的实现和患者人生的亮色照亮了别人，也照亮了自己。这段经历让护士有了心理成长的新动力，为自己输入了能量，并焕发出饱满的精神风貌。

四、心理建设与积极人际关系：医护人员叙事能力建设新使命

医护人员长期处在紧张工作的第一线，许多在执业过程中产生的负面情绪，包括被患方误解的委屈、对医疗纠纷的恐惧，甚至是职业无力感和困惑都随时会产生，并不断积累。叙事伦理查房让管理人员走近临床，走入医护人员的内心。医护人员的不容易被看到、被听到，他们的付出和努力也得到了肯定。管理者主动承担起医护人员心理建设和积极人际关系建立的责任，通过巴林特小组活动和优秀作品展示等，帮助医护人员确认职业价值，升华职业精神。

[案例 1] 怎样才能走出职业创伤的阴影？

在目睹了患者在肿瘤病房自缢身亡，接着面对家属的疑问和指责以及警方的一连串询问、多次取证后，护士小 A 内心十分恐惧，不敢一个人独处，更不敢在原科室上班，最后只能换岗。

半年后，为了帮助小 A 缓解心理压力，克服恐惧心理，我们邀请她做了一次巴林特小组活动。

一开始，小 A 并不愿意再次讲述这件事情。在不断地鼓励下，她慢慢打开心扉，简短地述说了这件事的经过，并表示这件事让她感到十分恐惧和无助。

接下来进入了澄清事实的环节。由于小 A 不愿多回忆，所以由护士长进行了补充。她讲述，在后续的纠纷处理过程中，主要是她和医疗纠纷办公室在与家属沟通处理，医生及主任较少参与。她感觉在处理的过程中势单力薄。

在讨论环节中，护士长表达了自己承受巨大的压力、担心、焦急和无助。并且在与家属沟通时，很多时候科主任不在场，护士长感到缺乏支持。床位医生和值班医生表达，一开始感到有点紧张，赶紧检查了诊疗过程，发现并不存在遗漏。在明确对患者

的处理符合诊疗要求后，她们就不再害怕了，因为有科主任和护士长在处理。

在大家讨论时，小 A 默默地坐着，没有任何表情，似乎不愿听。此时督导老师感受到当事人的情绪被忽视了。在她的提醒下，有人表达了作为当事人，内心是十分恐惧、无助的。有人表达了在遇到这种事情时，不愿向家人讲述自己的恐惧情绪，因为家人没办法帮助到自己，更害怕家人担心，而选择自己默默承受，但是希望医院及科室同事、护士长给予更多的关心、支持和陪伴。有人表达了护士长忙于处理事情，没有关心到自己，以及自己的搭档（另一个中班护士 B）在事发后没有问候过自己，有点委屈和不满。这时护士长补充说，当时忙于处理事情，确实疏忽了对护士的关心，自己的处理不到位。听到这里，督导发现小 A 的眼睛湿润了。

此时，有人代表主任发言，表达了自己做得不到位，应该与护士长一起承担起这件事情。有人代表家属发言，质疑医护人员在沟通过程中是否刺激到了自己的母亲，质疑医护人员是否监护到位，指责当班人员为什么没有及时发现并抢救。还有人表达了女儿及老伴因为害怕受到母亲家人的指责，选择将矛盾转嫁给医院，同时索要赔偿，好对家人有个交代。

督导老师再次提醒：还有谁被忽略了？有人代表患者发言了："活着没有意义，自己的痛苦没人理解，死是一种解脱，只想自己安静地离去。对于子女及老伴将矛盾转嫁给医院，我感到对不起医院，对不起关心我的医生和护士，更对不起护士小 A。对不起，吓到你了，也吓到同病室的病友们了。"

为了更好地呈现事件中复杂的人物关系结构，进一步处理当事人的情绪，督导老师决定做一个人物"雕塑"，让当事人小 A 及其他人员更真实地体验事件中不同人物的想法及情绪。我们让小 A

在成员中选出合适的人选，摆出护士 A、护士 B、护士长、医生、主任、患者家属及患者的位置、姿势和表情，同时还摆了一个"情绪"。被选中的人努力体会自己所扮演角色的心情。

完成雕塑后，参加"雕塑"的成员阐述自己的感受。这时科主任不再是远远地看着，而是选择跟护士长站在一起。患者家属也提出想变化位置，更想坐下来跟主任、护士长好好谈，了解当时的情况，并希望得到心理上的抚慰。在听取成员的感受后，案例提供者再次调整"雕塑"的位置、姿势和表情。

最后大家表示，通过这次活动和人物"雕塑"，更清晰地了解了事件中不同人物的真实想法，通过不同的视角看问题触及了各自的盲点，让自己获得了支持和认同感。最后在采访案例提供者小 A 时，她与"恐惧"的雕塑者进行了对话。她指着"恐惧"说："恐惧，我不再害怕你了！我有护士长及同事的支持，我不再害怕你了！"

第四节　叙事伦理查房的伦理设置

一、双重倾听：为患者提供表达个人意见的机会

任何人，一旦被诊断出患有严重疾病，深层的生活意义就开始改变了。如果长时间孤独地忍受病痛、恐惧、悔恨及绝望，就容易形成生命终结的思维模式。情绪或情感一般是在故事里发生，又将随着故事的改变而变化。对难以回到健康的患者而言，如果坚持拿自己和别人的幸福故事做比较，当然会越发黯然神伤。"我不会看到花开了！"一位肺癌晚期女患者住进安宁疗护病房，不愿与他人交流，也没什么家人探望，显得很消沉和孤单。"你会看到的！"床位护士将她的手握在掌心里安抚，

能感受到她情感上微妙的变化。下班后，护士去花市精心挑了一盆杜鹃花放到患者的窗台。渐渐地，患者的话也多了，聊起了父母，还有读高中的孩子，甚至迟疑地谈起想在有生之年见一见离婚三年的前夫，化解彼此的恩怨，更想跟他谈谈对孩子的托付……。"双重倾听"的神奇在于"通过制造意义和指示意义来应对道德人生和有限生命的偶发事件"，悉心发展出双重故事。麦克·怀特（Michael White）说："每个人都是面对自己生活的名师。"通过叙事的摆渡，引导故事的主人离开问题故事，就能恢复自己驾驭的主动权。

二、生命见证：将患者视为一个对等的伙伴来对待

同理心生成可被定义为体察和理解他人的片刻心理状态的内心体验，即以某种方式经历他人的情感。见证，是指在患者愿意的情况下，请其他相关的人一起经历一个事件或活动的过程。通过叙事调节，然后围绕主题展开，完成一次"解构"和"重构"之间的转化，给患者信心和鼓励。在转入安宁病房时，一位被前一家医院判定"生存期最多为一周"的患者与医生发生了用药冲突。原来患者作为家里的"大树"，在忍受癌痛的同时，还担心药物镇痛失去清醒，使其丢失最后的社会身份。幸好，他内心需求的特殊性终于被医务社工看见了。受到提醒的医生在意识到这一点后，重新与患者共情和共同决策，在之后的关怀服务中找回了一分身份认同和生命的归属感。在叙事伦理的视野中，社群归属是一个需要被放大的关注点。"患病经历越复杂、越危险，疾病就越剧烈地撕裂了患者的生活，疾病越剧烈地撕裂患者生活中的关系，他就会被越剧烈地感受到。因此，在医疗卫生中，要把建立和维护患者的社群关系提升到重要的位置"。[1]

三、好奇和关怀：转换视角，理解与关注患者的观点

进入生命的最后阶段，身患重病的人不仅需要专家的诊断和治疗，

也需要照护他的人知道，某些宝贵的东西弃他而去了，会笼罩着一层厚重而莫名的悲伤。"医生，能不能帮我打听一下，这里有哪儿能接受我这个外地患者的遗体或器官捐献？"原来这位患者是离开东北老家到女儿身边来带孩子的，在被确诊为前列腺癌骨转移后，入住安宁疗护病房。床位医生也没想到自己的共情不仅缓解了患者的病情，还改变了他的厌世情绪，想在上海完成一个遗体捐献的心愿。这位医生在平行病历中写道：

> "之前，我片面地认为，临终就是等待死亡，生活已没有价值，人对周围的一切失去兴趣，一天比一天消沉是正常现象。不单是我，还有许多人也不知道该如何面对，会对其表现出各种漠然、生硬、闪离……，是这位患者给我上了一课。即使到了最后的时候，他依然在寻找生命的意义，想发挥一点最后的作用。之后，我常常会像想到老朋友一样想起这位大叔，因为他让我懂了：个人尊严不应该因生命活力的降低而递减，个人权利也不可因身体衰竭而被剥夺。"

在这个案例中，医生的共情让患者产生了信任，患者又以自己的勇气改写了消极命运的等待，变挫败为坦然，重整自我，为新生活腾出心理空间。患者还行使了自己的权利，包括选择死亡后遗体的捐献。可喜的是，新愿景竟然带来了新转机，患者居然挺过难关，高兴地出院回家了。

四、伦理设置：赋权赋能，采用去标签的对话

经历了否认、耻感、愤怒、失落和恐惧等情绪的种种抗争，不同的人面对死亡的态度也各不相同。

"怎么这样吃？！"当一位护士刚转入安宁病房，看到辗转于大大小小医院的肠癌患者乐呵呵地边啃大饼边咧嘴笑时，第一反应就是想上前

劝阻。"我知道自己的生命差不多了，最后的这点时间，我想吃我爱吃的，想做我愿意做的事情。手上全是针眼，药水对我没用了！我不想再做为难自己的事啦！"老人乐观的精神、直面人生的态度使护士完成了一种转变，会更多地把要求变为倾听。也许是觉得被理解了，老人经常会在交谈中沉浸在自己的回忆里。对于这位乐观的老者而言，生活的酸甜苦辣都已尝遍，在进入安宁病房时已做好心理准备。虽然看上去他不太"听话"，有点不受控制，实际上，他是更自主、更有力量地去面对死亡的挑战，活出了自己生命的"烟火气"，享受生命倒计时的宝贵时光。通过伦理性的审视，让站在老人旁边的护士感到受到了一种来自内心的力量。老人想在最后一刻自由发挥一下，按自己的心愿穿上自选的西装。最后，护士帮他做通了家属的工作。

　　安宁疗护工作者的态度也从"控制"临终者的行为转变为"配合"他完成自己的心愿。经过大量实践的验证，我们可以从叙事伦理查房中得到以下启示：①在伦理责任层面，以"生命伦理关怀"跨越影响和谐的医患对立；②在伦理维度层面，以倾听生命故事的利他导向跨越缺乏良药的职业倦怠；③在提升员工能力层面，以平行互动跨越情感或规则的沟通困境；④在理念引导和推广层面，以在场见证跨越空洞说教的隔空要求；⑤在管理评价层面，以反思和自律跨越单纯他律的刚性考核。

第五节　叙事伦理查房的实践

一、叙事伦理查房的形式

　　叙事伦理查房可分为督导式、联合式、开放式及循环式等，每次查房是多种模式综合运用的活动，可针对不同的需求，偏重某一模式进行。

（一）督导式

叙事医学的核心是强调人的价值和尊严，使医疗服务向生理 - 心理 - 社会医学模式转型。由于叙事医学需要由浅入深、循序渐进，管理者需要从"构建医患共同体"的目标出发，先行一步，承担引领责任。因此，由医院党委书记牵头，成立包括伦理专家、心理医生、医务社工、法学专家和社会人士等多专业人员组成的团队，针对医护人员自身的叙事能力、医护人员与患方的沟通能力以及科室的叙事伦理活动情况展开督导，通过激发、引导、总结和评价等方式，有意识、有计划、有组织地拓宽医护人员的临床思维，培养和提高医护人员的倾听和共情能力，使医护人员接受叙事医学伦理理念，并内化为自身素养，自觉形成人文关怀的行为动力。

1. 医学叙事能力督导

医学叙事能力构成要素可划分为知识类、技能类和人格特质类。知识类能力要素包括医学科学基础知识、临床技能知识和人文类知识（叙事阅读知识），表现在能够通过倾听患者讲述的疾病故事，观察并掌握患者的就医需要以及患者存在或潜在的生理和心理问题，找到影响患者疾病的心理、社会原因，决定采取最有效的干预措施，对患者实施精确就诊，对治疗效果有良好的评估能力等。技能类能力要素包括沟通技能（理解性阅读、倾听、针对性写作和有效口头沟通）、群体健康和卫生系统知识、信息管理和批判性思维。人格特质类能力要素包括追求利他主义、责任感、同情心、负责、移情、诚实、正直和严谨的科学态度。[8]

"患者平时对于自身保健未予重视。"在医生眼里，这是一句稀松平常的话，但一位患者对医生的表述表示了不满。说这话的 Y 医生一开始并没有觉得自己有什么错，在医院组织的叙事伦理查房讨论后，自己却有了不同以往的解读："我明白了，我们的措辞伤了老人的自尊。而这背后，有着她努力康复的付出。"

用叙事方式书写平行病历，本身是一种自我对话。通过书写的过程，能够更清楚地认识自己、反省自己。疾病在不同的患者身上，结局未必相同，很大一部分原因是患了同一种疾病的个体不相同，他们有不同的文化背景、体质基础、性格特征和家庭环境。这些因素导致不同的预后。那么如何让这些有差异的个体都能获得最佳的治疗效果？除了精湛的医术外，更多的是打开心结，达成统一战线。多了人文导向的关注，就会在双重倾听中更好地体现伦理要求的尊重。

2. 患方沟通督导

疾病（disease）和疾痛（illness）是两个不同的世界，一个是生物医学模式之下医生的世界，一个是患者体验和叙事的现实生活世界；一个是寻求病因与病理的客观世界，一个是诉说心理和社会性痛苦的主观世界。[9]

在医院的医疗活动中，医护人员在与患方的沟通过程中，不仅仅要注重语言的沟通，更应关注自己的动作、表情甚至内心动机，给予患者针对性的指导。例如，某患者因胆总管结石已经历了一次手术，但肝功能指标还是没能明显降下来。医生在与家属的沟通中发现了其既往住院史，分析病情，认为必须再次做内镜手术。"怎么还要做手术！是不是你们上次手术没做好？这是医疗事故！"患者激烈的情绪反应让沟通变得十分艰难。但在医生一次次的沟通和解释后，患者最终还是接受了再次手术。术后患者恢复得很快，主动握住医生的手表示感谢，表扬医生负责任。医生却感到五味杂陈，在伦理查房讨论中道出了自己的反思：如果当初询问病史时更仔细一些，如果能更早地跟家属交谈，是否就能避免后面的手术？

医学是一门不完美的科学，也是一门由不完美不断推动发展的科学。督导老师肯定了医生的坚持和反省，认为在诊疗过程中，医生关注了患者的情绪，与家属的对话打开了诊疗的新思路，同时对自身的医疗失误并没有回避，而是进行了深刻的自省，在患者拒绝的时候也秉持了一切为了患者的初心，用自己的坚持和付出打动了患者。与患方的和谐沟通需要一步一个脚印地去实践、去体验，医护人员才会有切身的感受，才会有最触动灵魂的感动。这种体验是单纯的读书、听微课或看个案所无法取代的。

3. 科室叙事伦理活动督导

每个科室开展的叙事伦理查房活动形式可以是不同的。在督导过程中，要以规章制度和叙事伦理原则为准则，以科室的个性化为辅，鼓励和支持医患主体间的交流和互动，让每个医护人员有足够的空间发展自我却不各自为政。对于新开展活动的科室，应更注重督导其团队的融入度和工作环境的适应度，体现"师徒式督导"的感觉；对于开展得较为成熟的科室，应更注重科室成员个人的成长和突破，倾向于"咨询式督导"关系。

当科室遇到疑难复杂案例时，督导者应充分发挥作用。第一是发挥咨询者的角色，协助被督导者制订处理措施和跟进计划；第二是发挥带领者的角色，特别是对经验尚浅的被督导者，更需要督导者有更多的技术支持和协同处理；第三是转换成主导者的角色。当被督导者没有能力处理或需要避嫌时，督导者要及时接手案例并跟进。

（二）联合式

联合式查房打破了部门间的藩篱，强调沟通合作，多学科、多专业、多角色联合，共同参与，医生、患者及社会多方携手共同穿越苦难。每个角色在团队中都起到不同的作用，不可或缺。

1. 患者和家属

患者和家属能够被倾听、被关注、被理解，敞开心扉，信任医护人员，坚定治疗的信心。

2. 医生和护士

加强叙事医学与循证医学的衔接和融合，让医护人员从第三方的角度更加深入地了解患者的内心。也可以借助团队的力量，缓和并逐渐解除患者内心的拒绝、对抗及防卫等心理防御措施，寻求对患者的最佳治疗方案。

3. 医务社工

医务社工在医疗活动过程中发挥主观能动性，通过个案和小组、团体活动，改善患者获得感。通过患者在院期间的陪护、照料和疏导，出院后的上门探访、定期随访、社会活动组织中全程介入，从而与患者及其家属建立长期、稳固的信任关系。

4. 心理医生（心理咨询师）

结合实际需要，心理医生可灵活运用叙事疗法，并积累经验。针对员工的需求，开展巴林特小组活动，对负面情绪进行疏导，以利于医护人员进一步参与患者及其家属的有效互动。

5. 医学生

在医学临床教学实践中，带教老师对医学生的指导更多地局限在技术层面而非精神层面。联合式叙事伦理查房营造了和谐的社会环境，通过身边医护人员的行为和患者的正向反馈，能够使医学生更多地思考生与死这类更高层次的涉及职业精神领域的问题，催生其对医生这一职业的内省和领悟，增强其对职业身份的理解和认同感。[10]

通过叙事医学实践，诊疗模式从个人的单打独斗到联合团队的共同努力，主动走近患者，连接各种有效资源，为他们的经历而感动，与患者一起面对痛苦和失败。如此这般，我们就不再是患者痛苦历程的旁观者，而是成为其生命中的重要一员，彼此温暖，共同穿越生命的苦难。

（三）开放式

开放式查房延展了叙事伦理查房的时间、空间和人群，使叙事和伦理贯穿于整个医疗活动的开始、过程和结果。

1. 时间的灵活性

可以在固定的时间进行科室叙事学习和叙事伦理查房，但更鼓励医护人员贴合临床实践，在接诊初期就能关注患者，在日常的查房和治疗中与之共情，再现其故事，在患者离院后跟进，与之形成归属关系，通过积累形成平行病历或叙事故事等。

2. 空间的拓展性

医患之间的故事并不仅仅是在医院发生的故事，患者出院后的随访和门诊复诊都是情感的再连和故事的延伸。

3. 人群的广泛性

整合和调动各方资源，与服务对象（患者及其家属）、合作伙伴（社工、居委会、媒体和供应商等）和主管单位等利益相关方建立顺畅、有效的沟通和合作。同时，鼓励和支持科室成员参与其中，以培养他们连接社会资源的能力。

叙事伦理查房不局限于一时一地，它可以将有形和无形相结合，院内和院外相连通，随时随地给予医护人员指导。通过叙事传递医学的温度，使医患间的情感发生流动；通过主客体的融合，使医患间建立信任；通过共情和反思，克服职业倦怠，升华自身职业素养。

（四）循环式

叙事伦理查房活动的开展并非是节点式的，而是贯穿于整个时间坐标轴。对于伦理查房中的叙事案例，应尽可能追踪至其最后的结局，让叙事故事的开始、过程和结果完整。同时，在下一期开展的叙事伦理查房活动中，通过对追踪的案例文本进行细读，可以激发医护人员对患者痛苦的共情和回应，重新审视和反思医疗和照护行为，为同类患者提供更优的伦理决策，让叙事医学凝聚新时代的医学人文精神。

循环式查房更注重反思，通过实践—反思—再实践—再反思的不断循环，可以让医护人员全面理解患者的疾病故事和他的全部生活叙事，不断促进他们的内省和能力的提升，强化叙事伦理理念的深植。因此，叙事故事的细读是不可或缺的。在阅读过程中可关注以下叙事问题：叙事者是否可靠？故事是从什么视角讲述的？这个视角漏掉了什么？故事当中其他可能的叙事者还有谁？不同叙事者的故事如何调和？如果不能调和的话，读者如何理解由此产生的模糊性？故事中的细节、重复、意象和隐喻叠加起来有什么效果？这些问题是在循环阅读故事时要问的问题，以便结合细节来理解整体。[11]

二、叙事伦理查房的具体实践

叙事伦理查房主要在住院部开展，与医院 - 科室两级管理模式相适应，可分别在这两个层面实施。

在医院层面侧重督导模式，以观察法、现场访谈法及团体叙事活动等形式开展。

在科室层面多模式共同运用，以病情介绍、故事再现、案例分享、文化访谈及解读文本（阅读分享）等形式开展。

（一）医院叙事伦理查房三步法

在医院层面开展的叙事伦理查房，主要侧重于针对医学叙事能力和伦理理念的综合评价，使科室医护人员通过叙事伦理查房转变固有的临床思维方式，重视并推进叙事医学教学和实践，促进现行诊疗模式与临床路径的丰富与改进，使医学人文关怀真正落实到临床个体上，增进医患情感价值共同体的缔结。

1. 前期准备工作

（1）人员组成：由分管伦理工作的领导牵头，包括伦理委员会、精神文明委员会、心理医生、医务社工、法学专家及社会人士。人员相对稳定，每次人数为 8 ~ 10 人，可根据查房的具体情况进行适当调整，但尽量保证法学专家和社会人士参加。

（2）时间安排：双月或每季度一次，写入医院工作安排，在医院内部工作网上公布并事先通知相应科室。提前通知查房人员，保证全程参与。科室接到通知后做好相应准备，包括访谈对象及叙事伦理案例（平行病历）等。

（3）查房内容：主要包括病区环境、病区查房、病史记录检查、患方文化访谈及医护人员座谈等，检查人员 2~3 人为一组，分模块进行，可根据科室的不同，侧重不同的评价内容。

2. 医院叙事伦理查房的实施

（1）病区环境检查：医院优美的环境及合理的设施配置体现了医院的人性化服务，从而为医院营造良好的就医环境。应主要关注整个病房区域内的安全、整洁和规范，可从以下四个方面进行评价。

①环境安全：安全是最基本的要求，不仅要关注公共安全（消防设施是否完整、消防通道是否畅通、固定设施是否牢固完好等），更要关注流程上的安全（应急预案、患者交接和三查七对等）以及患者及其家属的主观感受。

②整洁规范：整个病区环境是否保持清洁卫生，物品摆放是否有序规范。

③隐私保护：应贯穿于整个医疗过程中，包括患者的床卡书写、体格检查和操作过程中的防护、监控摄像头安装位置等。

④健康宣教：是否有针对性的宣教版面和材料、饮食用药是否进行指导等。

通过叙事伦理查房，医院为每个病区增设了温馨一角——病房咖啡吧和医患沟通园地等，各科室根据自己的特点营造风格各异的科室文化氛围。

（2）旁观病区查房：旁观医生查房，包括询问病史、体格检查、沟通病情和院感防控。医生查房不仅体现了医生的医疗水平，也可以从其与患者及家属的交流沟通中，体现医护人员沟通及共情的能力。采用观察法，旁观整个医生查房过程，现场不发表意见，关注医生询问病史时的问话和语气、体格检查前后的隐私保护和院感防控细节动作、解释病情时用语是否通俗易懂，以及沟通能力如何等。

（3）病史记录检查：抽取病区在架病史进行查看，重点检查手术和治疗前告知及高值耗材、自费药使用知情同意等。

（4）患方文化访谈：在病区内对住院患者及陪护家属进行床边访谈，倾听他们的疾苦以及对医护人员医疗告知、隐私保护及文明用语等方面的评价。

访谈以 2 人为宜，最多不超过 3 人，避免给患方造成过多压力。访谈开始时，先要表明身份，告知访谈的目的，征得患方的同意和配合。然后，与患方进行语言的沟通，从疾病的发生和治疗过程等常规对话逐步过渡到医护人员有无差别对待、患方对治疗方案的选择等敏感性话题。在谈话时，要善于捕捉对方的肢体或语言反应。一旦发现有抵触或回避，可转换话题，重新回到安全问题，等患方心理状态放松后，再重复询问。对于重要问题可以在不同的时间点分别从不同的角度进行提问，以得到最真实、最全面的答案。最后，在访谈结束前，将访谈的主动权渡让给患方，让他们主动提一些问题，实现双向性沟通。通过与患方讨论伦理和价值观，来避免伦理困境的产生。[12]

（5）医护人员座谈：在病区召开小型医生和护士座谈会，听取科室叙事案例介绍，分享平行病历，专注于哲学、伦理和价值层面的开掘，以共情开启反思之途。

所有参与查房人员和科室医护代表围坐在一个独立的空间，以叙事案例（平行病历）为引，采用开放式对话，多视角深入案例讨论，倾听医护人员的心声，了解他们在叙事实践中的思考和反思，重塑全人医学境遇下的疾苦观、医疗观、生死观及健康观，实现职业价值的确认和职业精神的升华。[13]

在座谈中，重点引导医护人员结合案例探讨以下伦理问题：[12] 在尊重患者自主决定与医生的特殊干涉权之间发生冲突时，我们该如何抉择？医护人员的关注对患者的病情有无增益？不同的价值观与宗教文化因素对于伤害的理解有所不同，医护人员觉得不存在伤害是否就真的没有伤害？同时面对多个需要救助的生命时，该一视同仁还是集中资源去挽救值得挽救的生命？

从叙事伦理角度对案例进行诠释和讨论，解决现实中的伦理困惑，每个人都会有所思、有所悟。

3. 叙事伦理查房结束后的总结和反馈

总结查房过程中的亮点和薄弱环节，将其归纳汇总并给予合理化建议，以书面形式反馈给临床科室。叙事伦理查房结果可作为医院文明科室、文明班组评比加分项目，以提高临床科室的积极性。

4. 注意事项

（1）叙事伦理查房的非考核属性：叙事伦理查房的目的是以叙事医学拓展医护人员单纯的循证医学思维模式，达到医患共同决策，推动医学人文在临床医疗实践中的落实，构建医患共同体，使患者得到尊重，使医护人员得到价值体现。因此，医院叙事伦理查房应综合运用督导式、联合式、开放式和循环式等多种形式，进行多维度综合审视，寻找医患间的情感纽带，注重对患者价值观的充分理解与尊重。查房结果的运用也应以引导为主，避免硬性考核所带来的形式化、功利性和案例虚构等问题。

（2）叙事伦理学原则的体现：在叙事伦理查房实践中，应把握好医学伦理学原则与叙事的互动关系。在整个过程中，采取不指责、不争论、不扩散的方式，深刻体现尊重（自主）、有利、不伤害、公正的伦理原则。

通过平行病历和叙事故事，让医护人员全面理解患者的疾病故事和他们的全部生活故事，激发医护人员对患者痛苦的共情和回应，重新审视和反思现行的医疗和照护行为。[11] 在符合临床诊疗常规的前提下，结合患者的自身社会条件、经济条件、心理状态和个人意愿，将不同专业角度个性化的解决方案加以整合，优化出相对满足临床症状控制、心理调适、社会需求满足及灵性圆满等涵盖医疗照护与人文关怀的综合诊疗方案，从而改善患者的生存状态，提高患者的生存质量。

（二）科室叙事伦理查房三步法

在科室推广叙事伦理查房，主要侧重于针对不同临床情境下的疾病叙事训练，使医护人员通过叙事伦理查房逐步学会用叙事方式采集病史，更多地关注到患者的精神世界和情感世界，体会并掌握与患者接触互动中的角色转换和伦理察觉，[8] 提升对患者的共情能力、职业精神、亲和力（信任关系）和自我反思能力，最终获得职业价值实现的成就感。

1. 前期准备工作

（1）人员组成：由科室医护人员、心理医生、医务社工和学生等组成。

（2）拟定案例：每次讨论前应确定一个案例，尽量选择医疗活动中遇到的真实案例，如涉及敏感性案例，也可以选取公开发表的叙事案例。

选择有故事且愿意倾诉的患者，在征得患者及其家属同意后，告知叙事者以"时间—地点—事件—简要治疗经过—内心感受—急需解决的问题—对愈后的期望"为提纲进行 5～8 分钟的叙述。可事先对叙事者的故事进行词汇、修饰和情感表达等方面的指导。[14]

选定主讲者，主讲者应事先与患者及其家属建立良好的互动沟通关系，熟悉患者的整个治疗过程。其余参与活动人员围绕案例，查阅相关题材的文学作品和叙事伦理理论知识。

（3）时间安排：定期组织，条件成熟的科室可每月或双月进行一次，至少提前一周通知相关人员并发布叙事案例文稿。条件不成熟的科室，科主任和护士长可将叙事伦理查房穿插到日常医疗查房及护理查房工作中，定期组织科室叙事伦理案例（平行病历）分享讨论。

2. 科室叙事伦理查房的实施

选择一个相对独立、安静、不受干扰的场所，邀请患者或家属共同参与，医生、护士、心理医生、医务社工、学生和患者所有人围圈平坐，让大家的目光能够在同一平面进行交流，气氛轻松融洽。[14]

（1）患者叙事：主讲者围绕提纲，与患者或家属进行 10～15 分钟的对话交流，交流结束后将患者或家属请离活动场所。[14]

（2）主讲者汇报：一是患者的症状和体征、检查治疗过程及疾病转归等的临床病历汇报；二是叙事（平行病历）分享。主讲者通过案例描述，展现医疗过程中关注、再现及归属这三个环节中的故事和冲突。

（3）社工和志愿者等分享：补充案例内容，讲述在案例跟进过程中对患者、医生互动的体验和思考。

（4）开放讨论：参与成员围绕案例，从叙事伦理角度发表各自的意见，要求每个人都发言。

（5）心理医生：从叙事医学或叙事心理疗法角度进行诠释，对案例进行回顾，并评估是否需要后续跟进。

（6）归纳总结：整合各方的意见进行归纳总结，总结案例的实施效果，反思案例实施过程中的不足，从而使平行病历更为完善和丰富。

3. 查房后的归纳提炼和展示

科室叙事伦理查房活动结束后，要求每个参与的医护人员书写一篇反思短文。短文的内容可以记录与叙事者的谈话内容、查房心得或者与叙事者的共鸣等，[14] 体裁和字数不限。在查房结束后 1～2 周内再组织一次叙事学习活动，分享各自的心得体会。

通过对科室叙事伦理查房案例进行追踪、完善，形成完整的叙事医学故事和平行病历，在医院网站、院报及媒体上推荐传播。

4. 注意事项

（1）以点带面，先试点后全面铺开：科室叙事伦理查房根据条件许可逐步推进，可在医院重症患者多、愈后差、病程长的科室，如重症监护室、肿瘤科、血液科、普外科、内分泌科、中医科和康复科等科室先行试点开展，待形成一定的模式和影响后再在全院推广。

（2）反思与提升：科室定期或不定期地组织叙事医学学习，是提高叙事能力和反思能力的重要手段。

　　通过小组朗读和深度研读，提高医护人员角色认知能力和语言表达能力。医护人员变得善于聆听，善于鼓励和共情，激发他们反思医护群体职业形象、职业操守，有助于在临床实践中践行善行、善言。

　　通过反思性书写，有助于启发思考个体与自我、个体与他人、个体与社会的关系，也可以唤醒自我疗救、患者疗救和社会疗救，对于促进职业精神培养、循证和人文医学能力的协同成长具有积极作用。

　　应注重对叙事医学理念的学习和实践，鼓励平行病历的书写和积累。在每次科室叙事伦理查房讨论前反馈上一期活动的后续情况，分享叙事案例的溢出效应，使每次科室叙事伦理查房活动更加丰满。

　　（3）发挥联合查房的综合效应：科室叙事伦理查房应鼓励社工、学生及心理医生等其他不同专业、不同社会角色的人员积极参与其中。从医疗、护理、心理、社会及灵性等各方面了解患者及家属的现状及需要注意的问题，其后邀请家属进行案例讨论，让不同的思想观念进行充分碰撞，更好地进行共情和反思。医务社工介入医疗照护的全过程，心理医生疏导负面情绪，充分发挥联合效应，不断增强医患双方的有效互动，医方与患者及其家属建立长期、稳固的信任关系。每个主体都积极参与进来，缔结医患情感价值共同体，坚定信心、携手前行、彼此温暖，共同并肩对抗疾病。

小结

　　实施叙事伦理查房的目的，是要让患者有尊严，医生有价值。查房只是一种手段，是通过有组织的群体性活动，引导医护人员对日常医疗活动中的叙事医学和医学伦理的回顾、关注和思考；通过叙事行为的具体化，培养医护人员形成医患主体身份对等化的意识，提高医患之间叙事信息的发送和接受行为的有效性；[8]通过对医患双方心理的深入剖析，唤醒医护人员潜藏的主观能动性，强化知 - 情 - 意（信息、知识、技术交流 - 情感交融 - 意志交映），身 - 心 - 灵（身体 - 心理 - 灵性）的整体互动。

[15] 叙事伦理查房是医学伦理学与叙事医学在临床中的具体实践，是原有医学伦理查房内涵和功能的一次新提升。

参考文献

[1]　CHARON R. 叙事医学：尊重疾病的故事 [M]. 郭莉萍，魏继红，张瑞玲，译. 北京：北京大学医学出版社，2015: 303.

[2]　于莹，陈德芝. 医患沟通手册 [M]. 上海：上海科学技术出版社，2007.

[3]　方秉华. 当医生被患者的故事所打动 [N]. 解放日报，2018-07-13(10).

[4]　唐丽丽. 叙事医学——让医学人文精神落地生根 [J]. 医学与哲学，2018, 39(601): 9.

[5]　杨放. 关注患者"疾苦""伦理叙事"等，描绘医院温馨画面另一面 [OL]. (2018-11-15) [2020-07-09]http://www. sh. chinanews.com.cn/yljk/2018-11-15/48042. shtml

[6]　吴玉苗，施永兴. 阳光下的告别 [M]. 上海：上海科学普及出版社，2018.

[7]　波士顿变化过程研究小组. 心理治疗中的改变——一个整合的范式 [M]. 北京：中国轻工业出版社，2014: 62.

[8]　刘联，蓝云. 医学叙事能力构成要素、特征及其培养 [J]. 医学与哲学，2018, 39(610): 79-82.

[9]　程瑜，谢操. 从道德体验到关怀照料：医学人文的理论与实践路径 [J]. 中国医学伦理学，2017, 30(6): 676-681.

[10]　郑国，郭莉萍，魏继红，等. 基于平行病历分析的医学生职业身份构建研究 [J]. 中华医学教育杂志，2018, 38(4): 583-587.

[11]　郭莉萍. 临床工作中的叙事伦理 [J]. 医学与哲学，2018, 39(596): 15-18, 46.

[12]　邓蕊，梁辰. 医学伦理学视角下探讨叙事医学的平行病历 [J]. 医学与哲学，2018, 39(601): 13-16.

[13]　王一方. 叙事医学：从工具到价值 [J]. 医学与哲学，2018, 39(596): 1-6.

[14]　解琼，张建荣，黄艳芳. 叙事教育在护理教学查房中的应用研究 [J]. 医药教育，2017, 7(7): 41-44.

[15]　王一方. 临床医学人文：困境与出路——兼谈叙事医学对于临床医学人文的意义 [J]. 医学与哲学，2013, 34(482): 14-18.

第五章

科室平行病历的书写实践

陆夏　黄蓉

文本细读（close reading）和反思性书写（reflective writing）是叙事医学的两个重要工具。两相比较，文本细读注重"输入"，通过提升医护人员对于叙事复杂性的识别能力而助力于临床信息的接受；反思性书写则注重"输出"，号召医护人员依靠叙事再现临床情境，从而助力于临床信息的消化和临床决策的达成。虽然文本细读和反思性书写各有侧重，但在真实的临床场景中，文本细读和反思性书写之间并非泾渭分明。两者往往同时作用、相辅相成，共同促进临床工作者通过叙事能力而完成临床实践的各个过程。

反思性写作的形式丰富多样，但目前看来，平行病历（parallel chart）是广为接受的替代提法。内科学医生和文学博士丽塔·卡伦（Rita Charon）教授率先将叙事医学体系化。她指出，平行病历"用非技术性的语言书写所见证的患者体验"。[1]平行病历的"平行"其实代表着平行病历与标准的医院病历的一种相对关系。具体而言，平行病历的基本特征与标准病历之间形成了较为鲜明的对比。标准的医院病历强调客观性，关注疾病症状记录的准确性，因而采用专业医学语言和第三人称客观视角进行书写；而平行病历的出发点是主观性，关注患者和医生的个体感受，因而多采取非医学语言和第一人称主观视角进行书写。

从很大程度上来讲，标准的医院病历重视疾病的诊断和治疗，平行病历则注重患者和医生的感受。叙事医学认为，在临床实践中，如果能把标准的医院病历与平行病历相结合，则可以有效地缓解现代生物医学模式下"见病不见人"的痼疾，让医学真正回归为一门关于"人"的学科。在临床效果方面，越来越多的实证研究也已经证明，平行病历的书写对于临床诊断、治疗和效果有着正向的促进作用，对于促进医护人员的同理心有着积极作用，并且能有效地减轻医护人员的职业倦怠、提升职业认同感。正因为如此，平行病历的书写正在越来越多的医疗机构进行推广，甚至成为了实践叙事医学的主要方式。

自 2011 年叙事医学正式进入我国以来，平行病历的书写也成为推动叙事医学落地的重要实践途径。不少医院科室、医学院校及教育培训机构都将平行病历纳入了叙事医学乃至广义的医学训练课程之中。然而，论及大规模、系统化、长时期的平行病历书写，首都医科大学宣武医院神经外科独树一帜，领先于全国其他机构。也因为如此，宣武医院神经外科的平行病历制度实践提供了一个讨论、分析和评估平行病历内涵、实践和效果的绝佳对象，具有很强的理论和现实意义。本章将以宣武医院神经外科的平行病历书写为研究对象，依次分析宣武医院神经外科平行病历书写制度的推行过程、主要内容、书写意义及分享渠道等具体方面，希望可以从宣武医院神经外科平行病历书写这一典型实践案例出发，探索平行病历在中国医疗实践中的落地意义。

第一节　宣武医院神经外科平行病历书写制度的推行过程

　　书写平行病历是培育和践行医生人文精神的重要措施。2012 年 8 月，宣武医院神经外科开始倡导医生以书写平行病历的方式践行叙事医学。截至 2019 年 4 月，全科的医生、研究生和进修医生总共书写了 3043 份平行病历。现如今，书写平行病历已经成为该科一项稳定的制度。

　　众所周知，教学医院的医生需医、教、研兼顾，业余时间紧迫，神经外科更是如此。可想而知，书写平行病历从提倡到发展为制度，必然经历过一些波折。平行病历的推行过程并不顺利，也非维持不变。尽管如此，宣武医院仍旧排除艰难，通过集体探索、上级带教、制度建设、机制鼓励及社会影响等立体方案，坚持平行病历的书写，并取得了卓越的成绩，不仅服务了医患共同体的构建，也让参与的医生真切地感受到了医学的温度。下文将介绍宣武医院神经外科平行病历书写制度的形成过程。

一、初期的困难和做法

　　教学医院的医生普遍忙得不可开交，神经外科医生更是如此，他们长期处于身心俱疲的状态。在推行初期，医生们对于叙事医学所知甚少，对于平行病历还存在误解。医生们认为，书写平行病历，无论是对患者治疗，还是对自己的晋升和发展，都没有直接好处，很少有人愿意为此付出时间和精力。时任科主任的凌锋教授在 2012 年开始提倡书写平行病历时，在国内还是首开先河，因此，科里基本上没有人响应其倡议。

　　看到叙事医学巨大潜能的凌锋教授充分展示了医学大家的风范和先行者的魄力。2013 年，作为科主任的凌锋教授推行了首个平行病历书写制度，要求医生们书写平行病历，无论职位高低，没有例外。科内的高年资医生首先响应，做出榜样。时任宣武医院副院长、神经外科功能组组长的赵国光教授身先士卒，写了第一份平行病历。然而，科室很快发现，要求所有医生写平行病历的做法实在难以持续，取得的效果也并非最好，遂改变要求，由主治医师、住院医师、进修医生和研究生作为平行病历的书写主力，各组长、导师则负责点评。平行病历并非是单纯的行医记录，主要的意义在于承担反思的功能。低年资医生写作与高年资医生点评相互结合，让书写之后的反思更加深刻。

下面是一个例子。

某年轻医生的平行病历摘选：患者看似挑剔的要求，往往心中都有更深刻的悲痛。为医者倘若能挖掘出他们心中的悲痛，并致以最深切的同情，便与患者肩并肩了，后面的过程往往出乎意料地顺利。

上级医师评：人一生的得与失是平衡的，当一个人很成功时，总有他非常失败的地方，快乐和痛苦都是要经历的，只有自己才能感知是幸，还是不幸。我知道这位患者非常急躁，并且患了晚期肺癌。希望他的心平静下来，心里感受到平和和爱，即使只有一刻，也是幸福的。

可以看出，在推行初期，高年资医生的榜样和权威起到了关键的作用。凌锋教授非常关注年轻医生的成长，除了自己的学生，她也亲自抓住院医师训练，她为每位住院医师制订训练计划。住院医师在训练过程中有困难或遇到不合理对待时，她也一定会亲自"出头"，为住院医师争取合理权益，这使得年轻医生即使不理解平行病历的意义，也普遍相信：凌教授提的要求对自己的成长是有益的，配合度也比较高。2014 年开始，凌锋教授要求住院医师、自己的研究生和进修医生必须书写平行病历，每个月 1 份。她会不定期地检查并亲自阅读这些平行病历。从功利角度来看，住院医师出组、研究生毕业以及进修医生毕业都需要科室主任同意签字，即使有个别医生抵触这项制度，也不敢拿自己的前程来"任性"。然而，强制的命令有时难以持久。虽然中高年资医生的点评对年轻医生思想的成熟大有裨益，但该制度亦未能持续。因为当组长忙于其他更重要的事而不去点评病历后，这样的"非官方"制度就已经对专业组主治医生失去了约束力。但也需要看到，即便中高年资医生不再写平行病历，但他们的亲身经历对书写制度的维持也有重要意义——每当有住院医师、研究生和进修医生向直接管着自己的带教老师抱怨写平行病历费时间且没意义时，得到的答复将是"我曾经也写过"。在高年资医生的榜样示范和雷厉风行的落地推行之下，平行病历书写制度自此变得稳定。

二、成熟期的困难和做法

在平行病历书写制度建立之后，科室关注的重点从是否要实施该项制度转移到了制度的具体实施效果。在实践过程中我们很快发现，医生在经过一定时期的平行病历书写之后有出现倦怠的倾向。随着思想的成熟，那些曾经在内心掀起惊涛的故事，当再次发生时，不会仍在心中掀起波澜。与之类似，同样的感动，似乎不值得再次书写，平行病历的书写也出现了年资的差异。低年资住院医师和研究生在书写平行病历时往往比较积极，书写过程也大多轻松愉快；进修医生最多只待一年，没有时间长了灵感枯竭的问题；高年资住院医师写起平行病历时往往难以下手，加上临床任务繁重，将时间花在无法立刻看到收益的平行病历书写之上又一时难以让人接受。

就像考试本身不是目的，而是为了督促学生学习，平行病历的真正意义在于促使医生对医学中的人文问题进行思考。故科室对平行病历只有数量要求，没有质量要求。2015 年，有一位住院医师因未按时上交平行病历受到了凌教授的严厉批评。这位医生表示，自己不愿为了完成指标而草草完成，但确实时间紧迫，故未能按时完成。凌教授的回应是："哪怕你的平行病历简单到只是简单罗列诊治过程，最后加一句'这个病例让我感到后悔或自豪'，我就算你通过，但每个月必须写！"面对平行病历的书写倦怠，解决的最好方案便是回归医学的初心，借助叙事的反思找到让医学成为人学的通路。

三、维持期的调整

2017 年，随着高年资住院医师越来越多，平行病历写起来让人痛苦的抱怨又开始出现。也正是在这一年，国家开始大力提倡医护人员利用业余时间进行科普写作。把一个疾病用通俗的语言表达出来让患者理解，毫无疑问也是医学人文的一部分。于是，平行病历的书写增加了新规定：一篇科普文章可抵扣 3 篇平行病历，如在公共媒体发表，则可抵扣 6 篇。自此鲜有年轻医生抱怨平行病历制度，所有医生都能在规定的时间内上交科普文章，而且每年都有多篇年轻医生的科普文章在公共媒体上发表。

平行病历的书写制度在宣武医院神经外科首先建立，国家一系列相关倡导性文件的出台充分彰显了该书写制度在医学人文领域的先进性和必要性。制度的开始往往源于创立者的先见之明和实施魄力，但制度的存续与发展多取决于该制度的服务对象和影响规模。平行病历的书写制度不仅对宣武医院神经外科是有利的，也与国家相关部门对于医学的定位和方针紧密联系，因此可以在更广泛的范围中影响医学的认知、实践与发展。

第二节　宣武医院神经外科平行病历的主要内容

一、宣武医院神经外科的科室核心价值观和医学人文理念

相同的核心价值观是宣武医院神经外科科室凝聚力的基础，概括起来就是"一种对历史和他人的责任感，一种公正宽容的氛围，一个相亲相爱的集体，一群身怀绝技而又和谐地工作在一起的专家，一个能给每个人提供发展空间的平台"。[2]

宣武医院神经外科的哲学小组定期进行医学哲学讨论，该小组对"医学人文"有简单而清晰的定义。简单来说，人活在世上，需要处理三种关系：与自然（外部世界）的关系、与他人的关系以及与自己（自己的灵魂）的关系；对应的追求分别是真、善、美（图5-1）；对应的知识分别是科学、道德和信仰。对于个体的生存而言，这三者是互补的。任何一方面做得糟，人都会活得痛苦。

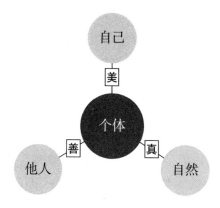

图 5-1　人需要处理的三种关系及各自对应的追求

　　幸福的个体能同时处理好这三种关系。这听起来很简单，但稍微深入想一想，就会发现这三个方面的追求是相互约束，甚至是矛盾的。科学思维求真，但"水至清则无鱼"，假如在处理人际关系时事事都像进行科学研究一般较"真"的话，很容易没朋友。道德人伦提倡人性向善，但与人为善者，他人未必善良以待，此时就会出现道德规范与现实经历之间的矛盾。通俗的信仰需要在内心构建一个美好彼岸或形象，而这种看不见、摸不着的"美"，科学无法证实甚至会直接否定其存在。

　　科学、道德和信仰的矛盾在人类历史上并不鲜见。在科学尚幼稚的年代，人们对大自然规律做出的描述真假难辨。于是，道德和信仰的知识主宰着人们的生活。人总是倾向于真、善、美的统一，道德和信仰的矛盾总要化解，于是有两种情况。第一种，道德把信仰收编，信仰就是追求道德圆满，典型代表是儒家对于人伦的重视；第二种，信仰把道德收编，即道德准则来源于信仰，譬如西方中世纪的政教合一。这两种文化里都不可能诞生真正的科学。其实，在近代科学诞生之前，"人文"这个概念尚未具备现代的意义内核，因为真、善、美的知识是统一自洽的。科学被分别出来单独研究和发展后，才有了与之相对的现代人文知识。在这一关照下，"人文精神"的定义就有了：追求内心深处科学、道德、信仰的融洽，外在表现为真、善、美的统一，获得内心的平静。

　　从人文精神的角度出发，医生需要处理三种关系：与他人的关系、与自己的关系以及与疾病的关系（图5-2）。①医生与他人的关系，主要是医患关系，此外还有同事关系、师生关系，以及和管理部门的关系等；②医生与自己的关系，包括如何看待自己的职业，如何工作，如何调整情绪，如何生活等；③医生与疾病的关系，关于疾病的非科学知识，包括关于疾病的哲学思考、知识和技能的学习方法等，以及如何把这些思考传达给大众。这其实跟叙事医学的四个关系是一致的——医生与患者、医生与自己、医生与同事、医生与社会。

　　前面说过，在现代社会，这三个方面关系的处理原则是不同的。因

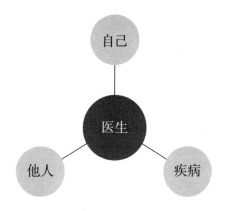

图 5-2　医生需要处理的三种关系

为医学虽然不是纯粹的理论科学，但高度依赖科学精神，医生必须具备很好的科学素养。可惜的是，在现实操作之中，科学和人文有时候存在冲突，科学的知识和原则不能原封不动地照搬用于疾病告知、人际交往和安抚自己的灵魂。这使得与**其他行业相比，人文精神对医生尤为重要。**医生需要面对各种各样的患者，必须善于处理人和人之间的关系。同时，现代医学虽然较之前已经高度发展，但仍然无法完全应对疾病的复杂性和变化性。此外，健康所系，性命相托，医生的工作风险高，受到的压力较大，遭受失败时负罪感很重，因而每个医生都必须具有强大的内心。

很多行业也要求从业者具备很好的科学素养，比如科学家和工程师，但这些人在观念深处并没有那么多的冲突和撕裂。首先，这些行业中，不善于处理人际关系的人是可以选择减少社交活动的；其次，他们工作中的社交群体只是特定的某类人群；再次，大多数工作并非人命关天。因而，科学之"求真"甚至"较真"对另外两方面"行善"和"至美"的削弱，在这些行业中的影响并没有在医生群体中那么严重。而且，与其他行业相比，医生处理和患者的关系还有额外的难度。首先，医学门槛太高，知识上处于权威地位的医生面对患者时很容易显得傲慢，而良好的人际沟通需要双方平等；其次，陷于病痛中的人心理往往脆弱且偏执，不当的言语很容易将矛盾引爆。孤僻的科学家或许还可以成为传记文字中吸引读者的独特性格标签，但脾气暴躁的医生难以迅速和患者建立信任关系，甚至还是部分医患悲剧的刺激因素。

总结起来，不同于大多数人对医学人文的理解，即医生如何处理好医患关系，如何对待患者，宣武医院神经外科的人文理念范围更大，关注点不仅仅是医患关系，还强调医生内心是否矛盾、从医是否有足够的成就感、对疾病的理解是否到位等。

二、宣武医院神经外科平行病历的内容分析

截至 2019 年 4 月，宣武医院神经外科共积累了 3043 份平行病历，其中本科室医生及研究生书写的有 990 篇，由进修医生书写的有 2053 篇。通过分析平行病历内容，可以了解哪些事情容易引发医生的思考和回味，科室领导和带教老师可以通过平行病历了解年轻医生的性格特点和心理状态，从而因材施教，及时干预，帮助年轻医生顺利成长和成才。对于管理者而言，通过平行病历，可以了解到容易发生医患冲突的"脆弱点"，为制订预防政策提供支持。现笔者对宣武医院神经外科 2014 — 2017 年共 549 篇本科室住院医师和研究生书写的平行病历进行内容分析。方法和结果如下。

（一）方法

为便于统计，需应用统一的标签对每篇叙事病历的内容、主旨和意义等进行概括。于是我们制订表 5-1 所示的内容标签。

每篇叙事病历只能有一个标签，考虑到内容会有交叉，可酌情设定二级标签，便于将来分析。设定积极和消极两个心态水平，"积极"意味着医生的心态是正向的，包括开心、平静和有信心等，或者虽然故事发

表 5-1　平行病历内容标签列表

编号	分类	内容标签	定义
1	医生和自己	职业思考	医生这个职业的性质，这个职业有哪些不可避免的无奈，好医生的定义，如何成为一名好医生
2		工作乐趣	工作带来的成就感和乐趣
3		如何生活	忙碌是常态，如何生活，行医压力下生活的痛苦和无奈
4		生死思考	如何看待生命，如何看待死亡
5	医生和疾病	对疾病的思考	关于疾病诊治过程非科学措施的思考，关于疾病的哲学思考
6		知识和技能的成长	医生知识和技能成长所伴随的，有时是快乐，有时是内疚
7		学习方法思考	年轻医生学习各种知识和技能的方法
8	医生和他人	医患关系	医患之间如何沟通，医生该如何面对患者和家属，如何建立医患信任
9		患方故事	患者的故事经常让医生感动和深思
10		同事关系	医生和同事如何相处，同事的言行也会对医生造成积极或消极的影响
11		师生关系	医生终身学习，老师和学生的相处很重要
12		体制思考	管理者制订的政策和下达的指标会影响医生的行为和心态

生时不开心，但文章中认为所叙述的困难是可以克服的，未来是光明的；"消极"意味着医生的心态是负向的，包括愤怒、伤心和无奈等。

因此，内容标签共有 3 大维度、12 个标签、2 个水平。下面是一些平行病历中的例句。

• **职业思考**：医生这个职业经常也是为别人的梦想在努力，她的荣耀很多时候来自为一些不幸的人争取机会去实现人生目标。
• **工作乐趣**：医生这个工作不仅仅是帮助患者一个人，也是挽救一个家庭，医生的崇高和自豪感油然而生。

- **如何生活**：我们也是人，我们也有生活，我们也有家庭，我们也有自己最基本的权利。

- **生死思考**：原来死亡的意义如她所写，是让我们能好好珍惜和家人、朋友在一起的时间，好好享受世界，好好活着。

- **对疾病的思考**：其实只要查查文献就可以明白的事情，即使不明白，也是很好的科研角度啊，为什么就没人做呢？

- **知识和技能的成长**：（前文叙述某次操作学习的过程）我怀念并且永远记得当时忐忑的心情。如临深渊，如履薄冰。

- **学习方法思考**：最怕的是，付出了大量努力，却没有获得个人能力的提高，并且这种无奈的努力已经榨取了最宝贵的精力和时间。

- **医患关系**：作为医生，应该适应这一点，接受患者家属的不良情绪，不因此气馁或愤怒，而应该让他们感受到医生真诚的心。

- **患方故事**：永远要以善意来理解人。你不理解，只是因为你没有了解所有信息。

- **同事关系**：作为一线的医护人员，护士比医生承担了更多的与患者及家属交流的重担，也背负了更多的压力，忍受了更多的委屈，流下了更多的泪水和汗水。

- **师生关系**：在我眼里，知识不重要，思想才是大师们最牛的地方。

- **体制思考**：当前医生其实处在一个没有制衡的时代，对医生的大多数考评跟医疗本身无关。

（二）结果和分析

2014—2017年内容标签统计见表5-2。平行病历中各类内容所占比例较高的是医患关系（33%）、职业思考（19%）、患方故事（16%）和体制思考（9%）。从数据上看，处理医患关系是最需要医生人文素养的事情，这和所有人的预期相符。从2014年到2017年，关于职业思考的平

表 5-2 2014—2017 年内容标签统计

分类	内容标签	2014 年		2015 年		2016 年		2017 年		2014－2017 年	
		计数（份）	比例（%）	计数（份）	比例（%）	计数（份）	比例（%）	计数（份）	比例（%）	合计（份）	比例（%）
医生和自己	职业思考	26	24	30	26	25	17	25	13	106	19
	工作乐趣	2	2	7	6	7	5	9	5	25	5
	如何生活	2	2	1	1	1	1	3	2	7	1
	生死思考	3	3	2	2	5	3	6	3	16	3
医生和疾病	对疾病的思考	5	5	2	2	9	6	12	6	28	5
	知识和技能的成长	0	0	10	9	5	3	8	4	23	4
	学习方法思考	0	0	3	3	4	3	7	4	14	3
医生和别人	医患关系	44	40	25	22	54	38	60	32	183	33
	患方故事	17	15	24	21	18	13	31	17	90	16
	同事关系	2	2	1	1	2	1	2	1	7	1
	师生关系	0	0	2	2	1	1	2	1	5	1
	体制思考	9	8	8	7	12	8	22	12	51	9
合计		110		115		143		187		555	

行病历比例呈下降趋势，关于体制的思考则呈上升趋势。某种程度上可以反映宣武医院神经外科年轻医生职业困惑在减少，关于患方故事的病历比例则无明显变化趋势。医生在治愈患者的同时，患者也在治愈医生。看起来，患者带给医生的感动和启发是常在的。令笔者感到意外的是，关于体制的思考排在第四位，毕竟年轻医生不但工作繁忙，学习任务也很重，怎么会有时间去思考那些自己无可奈何的体制问题。但细想也可以理解，一线医生在工作中会面对很多矛盾和纠结，想做的事情经常难以办到，而这些无奈不少是由当时体制的不足所造成的。

根据一级内容标签统计的 2014 — 2017 年平行病历的心态水平见表 5-3，其中部分内容统计了消极水平的百分比。总体的消极百分比为21%，提示神经外科工作虽然辛苦，但年轻医生的心态并不算差。而且，2014 — 2017 年，平行病历中心态水平为消极的比例总体呈下降趋势，这是一个令人欣喜的现象。

值得注意的是，关于"体制思考"的平行病历消极百分比（51%）显著高于其他内容标签，提示目前的医疗体制总体无法满足年轻医生的职业发展和职业愿景。

在关于体制思考的平行病历中，表现积极心态的例句有：

• 医患关系的不和谐有很多原因，有制度的问题，有体制的问题，我们也管不了，先从自己做好，花一点时间，跟每一个就诊的患者好好地谈一谈，相信很多矛盾就不会产生了。

表现消极心态的例句有：

• 表面上看起来是看病的费用降低了，但是也增加了不少新的问题。

患方故事病历的消极百分比为 27%，提示患者或家属的故事除了带

表 5-3 2014—2017 年心态水平统计

内容标签	心态水平	平行病历数量（份）				
		2014 年	2015 年	2016 年	2017 年	合计
职业思考	积极	16	24	19	21	80
	消极	8	5	6	3	22
	消极百分比	33%	17%	24%	13%	22%
工作乐趣	积极	1	7	7	8	23
	消极	1	0	0	0	1
如何生活	积极	2	1	0	2	5
	消极	0	0	1	1	2
生死思考	积极	2	2	5	5	14
	消极	1	0	0	1	2
对疾病的思考	积极	5	2	7	12	26
	消极	0	0	2	0	2
知识和技能的成长	积极	0	12	6	8	26
	消极	0	0	0	0	0
学习方法思考	积极	0	3	4	7	14
	消极	0	0	0	1	1
医患关系	积极	33	21	41	53	148
	消极	7	4	13	8	32
	消极百分比	18%	16%	24%	13%	18%
患方故事	积极	12	18	14	21	65
	消极	4	6	5	9	24
	消极百分比	25%	25%	26%	30%	27%
同事关系	积极	1	0	2	2	5
	消极	1	2	0	0	3
师生关系	积极	0	2	1	2	5
	消极	0	0	0	0	0
体制思考	积极	4	3	5	12	24
	消极	4	6	7	8	25
	消极百分比	50%	67%	58%	40%	51%
合计	积极	76	95	111	153	435
	消极	26	23	34	31	114
	消极百分比	25%	19%	23%	17%	21%

给医生很多感动和启发外，也可能带给了医生比较强的负能量，如有的老人病重而子女不和，病重患者仍有希望救活但家属并不积极等。

在关于患方故事的平行病历中，表现积极心态的例句有：

- 他积极乐观向上的心态却时时激励我去熬过一些看似困难重重的事。

表现消极心态的例句有：

- 每次看见这样的场景，我都在想，一定得挣足够多的钱，免得有一天，因为钱的事而如此不体面。

职业思考的消极百分比为22%。在中国，综合考虑付出和收获，神经外科并不是一个"高性价比"的行业，它有让年轻医生感到忧虑和不满意地方，如工作压力大、培训时间长及手术风险大等。在平行病历中，关于职业思考的消极心态是22%，笔者认为这个比例并不算高，但也有进一步改善的空间。

在关于职业思考的平行病历中，表现积极心态的例句有：

- 更多时候医生只是一个陪伴者，去陪伴患者或者家属，走过他们生命中一段晦暗的路，为他们在这条路上点一盏灯。

表现消极心态的例句有：

- 学医的初衷是理想化地治病救人，一切以慈悲为怀，但是现实很骨感。这就叫做理想的妥协吧？
- 我们也需要炭火，也需要温暖，也需要支撑。

医患关系的消极百分比为18%，提示在宣武医院神经外科，医患交往中的正能量还是远超过负能量。

在关于医患关系相关的平行病历中，表现积极心态的例句有：

- 虽然现在医患矛盾有愈演愈烈的趋势，伤医事件不时见诸报端，但我始终认为这只是个别现象，多数患者是信任医生的。

表现消极心态的例句有：

- 对于某些患者的无理取闹，简直是无法接受。

设定关键词来反映影响故事发展或激发书写平行病历者思考的关键因素或主要问题，每篇2～5个，不预设范围，设定比较自由，也比较主观。最后分析仅统计出现频次比较高的关键词，目的是了解哪些事情容易给医生留下深刻印象，如费用、第一次、安慰、亲情和坚持等。在2014—2017年平行病历的关键词统计中，出现频次最多的50个关键词见表5-4。

在与故事起因相关的关键词中，出现频次最多的词语是急诊、小儿、年轻、恶性肿瘤、费用、重症和并发症等。其原因不难理解，急诊科一直是医患冲突频发的地方，这点无须赘述；小儿和年轻人身患重病时往往会获得医生更多的关注和怜悯；中枢神经系统的恶性肿瘤大多治疗起来费用高、风险大，同时预后往往欠佳，患者和医生都容易面临两难境地；在目前医疗体制下，经济条件不好的家庭对费用会非常在意，医生治病时必须考虑费用，而且患者欠费时是由医生去催缴，这使得医患之间容易发生冲突；重症患者家属心态紧张，治疗时经常面临两难的情况，容易爆发冲突；出现并发症后容易使患者和家属产生不满情绪。

"信任"高居第二位。信任不但是医患关系最需要的状态，也是鼓舞医生做好自己工作最重要的因素，在很多篇平行病历中出现类似这样的

表 5-4　出现频次最多的 50 个关键词

序号	关键词	频次	序号	关键词	频次
1	急诊	50	26	坚强	8
2	信任	46	27	鼓励	8
3	小儿	36	28	失败	6
4	年轻	34	29	放弃	6
5	沟通	33	30	细节	6
6	无奈	32	31	温暖	6
7	恶性肿瘤	31	32	罕见病	6
8	费用	31	33	国外	6
9	理解	24	34	值得	5
10	安慰	24	35	帮助	5
11	亲情	21	36	感激	5
12	重症	20	37	爱情	4
13	换位	19	38	指标	4
14	乐观	18	39	临终	4
15	耐心	17	40	委屈	4
16	死亡	15	41	投诉	4
17	并发症	14	42	医保	3
18	坚持	13	43	责任	3
19	尊严	13	44	心理	3
20	两难	13	45	特权	3
21	抢救	13	46	预案	3
22	尊重	12	47	犹豫	3
23	矛盾	12	48	权利	2
24	门诊	12	49	错误	2
25	第一次	9	50	人情	2

语句：患者的信任是对医生最强的鼓励。其他反映处理医患关系的关键词出现频次也很高，包括沟通、换位、理解、安慰和耐心。

行医过程中，无私的亲情、坚贞的爱情让年轻医生感动，患者和家属的乐观、坚强和勇敢让年轻医生敬佩，患者对生死的态度给年轻医生带来启发、关键词统计也反映了这一点。医生在治愈患者的同时，患者也在治愈医生。

笔者在阅读和分析平行病历的内容时还发现以下趋势，了解它们或对其他单位推行平行病历写作有指导意义。

（1）同一个医生的平行病历写作，开始的几篇往往很生动感人，后来越来越显得匆匆完成，叙事不够耐心；开始时关于医患关系、医学人文的思考会更多，后来会越来越多地思考疾病哲学和学习方法；随着平行病历写作经验的增加，其生动和感人程度反而逐渐下降。

（2）患者和家属最容易让年轻医生感动的事情是无私的亲情和对医生无条件的信任。

（3）低年资医生的成就感多是来源于患者的信任和鼓励，而高年资医生越来越多地来自自我评价，其成就感对外界的依赖越来越弱。

严格来说，宣武医院神经外科平行病历的内容范围已经超过了经典的平行病历定义，是医生对行医过程中触动较深之事的记录、情感的表达以及科学之外问题的思考。

对于平行病历的书写，科室领导没有内容和质量要求，只有数量要求，笔者认为这是科室平行病历书写制度得以延续多年的一个重要原因。更重要的是，只有对平行病历的内容没有要求，平行病历才能真实地反映医生的思想活动，分析平行病历得到的结论才具有参考意义。

另外，宣武医院神经外科只要求年轻医生和进修医生书写平行病历，对高年资医生则没有要求。笔者认为高年资医生经历的故事也很有学习和借鉴意义，但宣武医院神经外科目前还不具备条件来要求高年资医生定期书写平行病历，其他医院和科室可以根据自己的实际情况作要求。

第三节　平行病历书写的意义

一、对于书写者

研究显示，规律写作有很多益处，包括让思考变得清晰、帮助留下或恢复记忆、提升语言沟通能力、短时间内获得"完成一件事"的成就感以及舒缓不良情绪等。[3] 对于年轻医生，科室形成重视人文关怀的氛围后，配合平行病历写作可以改变一个医生的观念。

有一次，笔者听到一位神经外科重症监护室的进修医生感慨："宣武医院的老师为什么都那么好，会去考虑那么多治病以外的问题？佩服！"监护室的带教老师回答："你试试每个月写一篇平行病历，坚持一年，想不这样都难！"

以下是某住院医师前后两次平行病历的内容摘选，体现了他对"医生和患者的距离"看法的改变。

刚开始工作时：从医后，那句话"保护好自己"似乎有魔力，潜移默化中，总是会使自己和患者保持一定的距离。比如在接诊患者后，跟患者或家属谈话时尽量说着客观专业术语，"您的病是颅内出血，前三天可能是急性期"；和患者接触时尽量选择在上班时间，尤其是在查房时，我可能会和患者接触时间长一些。一旦查完房，患者若没有大的问题，我一般就很少去病房与其攀谈、聊天或者去了解疾病以外的事情了。若患者在院期间想留下我的联系方式，我可能是不会告诉他的；若患者在出院时想留下我的手机号，我会把科室的公用联系电话告诉他。

工作一年后：对待患者应总是去安慰。自从这个观念在心中树立后，我就不再刻意与患者保持一定距离。相反，我有空时总会去和他们聊聊，了解他们的目前状况，从而尽我所能，排除他们的忧虑及疾苦。

叙事医学的一个重要功能是达成归属关系。通过书写平行病历，医生能够更好地建立自己与他人、自我和社会的信任关系。

二、对于老师和上级领导

对于年轻医生的老师或上级领导而言，阅读年轻医生的平行病历，可以走进对方的内心世界；分析多个医生的平行病历，还可以了解到年轻医生的烦恼、不满和诉求等，帮助老师或领导更好地因材施教，从而让年轻医生更好地成长。

例如，一位优秀且热爱自己职业的住院医师，由于对自己要求过高，在多篇讲述自己处理问题不合理甚至出错的平行病历中说"或许我并不适合做一名医生"。于是，科主任在每次谈话时都会表扬他表现得很好，希望他再接再厉。而对于那些在平行病历中表现出轻浮、骄傲姿态的住院医师，科主任在谈话时则倾向于提醒他：医生需要对生命保持敬畏、每次处理问题时都要全力以赴等。

三、对于医院管理者

医院管理者往往不直接接触患者，分析平行病历内容可以了解到哪些情形最容易出现医患矛盾，进而改进管理措施。医学教育的政策制定者也可以通过这些信息更好地制订医学人文教育的内容。

例如，前文的内容分析数据提示，"职业思考"出现的频次很高，提示医院和科室应该采取措施加强年轻医生的职业认同，在国家的医学人文教育中增加提升职业认知水平、挫折预期和生涯规划的内容。对平行病历关键词进行统计分析，发现关键词中"小儿"的出现频次很高，提示处理儿童患者时容易发生医患矛盾。管理者在制订诊治流程时，需要特别关注儿童患者的特殊之处。医学院的人文教育中，则需要加强关于儿童患者处理和沟通的内容。

第四节　如何分享和宣传优秀平行病历

对平行病历书写者而言，平行病历是一种提醒、释放，对医生的仁心起到"时时勤拂拭，勿使惹尘埃"的效果；对他人平行病历则是宝贵的经验，是很有价值的启发、共鸣和教训。因而，有必要让优秀的平行病历得到更多人的阅读。

宣武医院神经外科通过下面几种方式，让更多人读到优秀的平行病历。

一、科室内分享

宣武医院神经外科坚持每周二下午进行医学人文讨论，即"相约星期二"（图 5-3）。这是一个年轻医生与凌锋、鲍遇海两位教授平等对话的平台，交流各种非专业问题。具体活动内容包括医学人文讲座、医学哲学讨论，以及医学史、科学史、艺术史和思想史等人文知识的学习等。当然，还有平行病历分享。

年轻医生分享平行病历的形式也很简单。每周安排一位主讲人，在主题学习结束后给大家朗读自己的平行病历，然后每个人发表自己对其中问题的意见，并由凌锋和鲍遇海两位教授进行点评。通过分享平行病历，分享者"讲故事"的能力得到了锻炼，讨论者也在讨论中吸取经验和教训。

科室还曾邀请已经能够主刀做手术的医生分享他们"行医生涯中最刻骨铭心的病例"。在那次活动中，多位已是国内甚至国际知名的专家坦诚

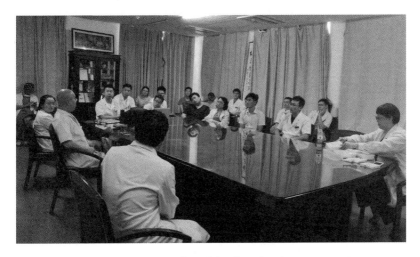

图 5-3 "相约星期二"活动照片

叙述自己过往的失败和教训时，竟不能自已地哽咽流泪，在场的年轻医生无不震撼。这些老师平日给人的印象犹如沉着冷静、果决勇敢的将军，没想到心灵深处也有如此柔软的一面。

二、申请自己的公众号刊载

"宣武医声医事"是宣武医院神经外科一个专门展示优秀平行病历的公众号，由热心的住院医师和研究生运营。拥有自己的公众号，最大的优点是发表的门槛比较低。由于平行病历只要求数量，不要求质量，故多数故事的趣味性、生动性较差，对非医生群体的阅读性较差，需要文笔较好的人对其进行编辑和点评后再发表——这就带来一个问题：由于负责运营的住院医师或研究生忙于工作或学业，因而公众号刊载平行病历的周期并不确定。

以下内容摘自公众号"宣武医声医事"的一篇文章《序章》：

医院常常被比作战场，医生自然是战士，而种种检查、药品和治疗都被比作兵器。冷冰冰的理性医学常常令患者无所适从。托哥伦比亚大学的丽塔·卡伦医生之福，叙事医学应运而生。它的要诣在于医生需要见证患者的苦难，将患者的身心全貌尽收眼底，娓娓道来。当医生写下叙事病历的一刻，他将会理解患者不幸的境遇，发自内心的同情，自然而然地帮助患者。反过来想想，当初我们为何义无反顾地投入医学殿堂？一定是因为，我们都愿意倾尽全力去帮助别人，这便是医学的本真。

三、给影响力较大的公众号投稿

对于优秀的平行病历，我们会投稿给一些影响力较大的公众号，如《三联生活周刊》的公众号和《中国医学论坛报》的公众号。

除了能让更多的人阅读到这些优秀的平行病历外，经过这些公众号专职编辑的修改润色，平行病历的文学性和可读性也大幅提高。

以下是一名住院医师在网络发表、阅读量达 50 余万的文章摘选：

> 于是我对她说："人这辈子有很多种活法，即便是世上最有钱、最聪明、最长寿的人，也无法体会人生的所有乐趣。以后的日子，你也可以过得很开心，只是会和从前不一样。而且，你现在这样也有个好处，你知道是什么吗？"
>
> 她的眼里突然有了光。我继续说："今后的日子，你只要好好活着，别人就会觉得你了不起了——你不需要再为了证明自己而努力奋斗了，可以理直气壮地去做自己喜欢的事情。"

四、通过学术会议和专业期刊分享

越来越多的医学领军人物意识到，医学的本质是帮助患者。而帮助患者仅仅依靠科学技术是不够的，越来越多的学术会议开始设置关于医学人文的讨论环节。在学术会议上开始设立叙事医学专场，起自首届中国医学人文大会（图 5-4）。后来，笔者还曾在其他学术会议中分享自己的平行病历。然而，医生往往由于沉浸在自己的专业中而忽略这样的学术会议，而且，年轻医生常常顾虑参加这样的学术会议被贴上"不务正业"的标签，因而他们给这类会议投稿的积极性并不强。因此，科室领导需要主动安排年轻医生参加学术会议上的平行病历分享。

对于优秀的平行病历，可以成书出版，例如，2019 年商务印书馆出版的"十大好书"之一《用心：神经外科医生沉思录》；还可以给专业期刊投稿，比如《中国医学人文》杂志多次刊载宣武医院神经外科的平行病历。[4-9]

虽然宣武医院神经外科有很多优秀的平行病历，但很遗憾，年轻医生普遍对于在专业期刊上发表自己的平行病历并不感兴趣，科室也没有奖励措施。为了促进平行病历的传播，如果科室能设置专人，帮他们推荐、编辑和投稿，将会达到更好的传播效果。

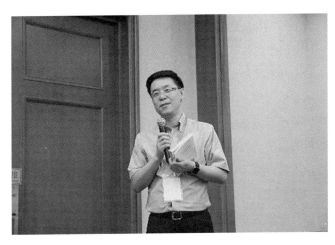

图 5-4　宣武医院院长赵国光教授在首届中国医学人文大会上朗读自己的平行病历

小结

　　从 2012 年开始的十年以来，宣武医院神经外科排除艰难，将平行病历书写制度化、体系化、常态化，积累了大量平行病历文本，更成为了叙事医学在国内临床科室落地的典型实践阵地。从宣武医院神经外科的平行病历书写制度可以看出，推行包括平行病历书写在内的叙事医学实践绝非一帆风顺，而是需要磨合、投入、摸索的长时间过程。这样一个来之不易的宣武医院神经外科实践对于平行病历的推广意义重大，甚至可以影响叙事医学未来的发展。具体而言，叙事医学实践至少可以从宣武医院神经外科平行病历书写制度的运作中思考以下三个方面的问题。

　　首先，平行病历书写对于医护人员个体层面的影响。平行病历的书写对于书写者有多种收益，可以帮助书写者梳理与疾病、自我和他人等多重关系，进而助益于临床医学实践。这一模式已经被国内外多项叙事医学的研究和实践证实，宣武医院神经外科平行病历书写制度的成功也再次印证了这一点。然而，从宣武医院神经外科的成果中也可以看出，平行病历的书写往往会在初期实践之后遭遇写作和认知的双重"瓶颈"，具体表现为书写初期的内容在丰富度和深刻度方面常常优于之后书写内容的现象。出现此类书写"瓶颈"的原因并非是描述对象的变化，鉴于书写者基本处于相对稳定的临床工作环境之中，因此，制约书写的其实是对于叙事本身的理解。医护人员并非专业作家，没有经过这一类写作的专门训练，更少有人在书写平行病历之前已经有过类似的写作积累。倘若没有叙事方面的适当引导和理念输入，书写便很容易成为了自我的重复，使得原本可以有效消解职业倦怠的平行病历书写反而成为了引起职业倦怠的原因。其实，叙事研究的基本理念在于相信叙事的方式和叙事的内容在信息的传递方面具备同样的价值。叙事医学的研究者和教育者有必要采取适当的途径，向平行病历的书写者展示叙事方式的多样性，并讲述某一种叙事方式何以能够传递特定的信息。当平行病历的书写者尽可能多地接触了叙事的可能性之后，他们才可以通过平行病历的书写来挖掘医学之中更加丰富的维度。

其次，我们也看到了平行病历书写对于医院管理层面的影响。越来越多的医院管理者看到了叙事医学在医院管理方面的潜力。他们发现，叙事医学有利于改善医疗服务，缓和医患矛盾，凝聚医院力量，形成医院文化，并且提升医院形象。于是，医院管理者希望知道如何能够在医院管理的层面切实推动包括平行病历书写在内的叙事医学实践的落地。宣武医院神经外科的平行病历书写制度提供了一种自上而下的落实方式。科室主任凌锋教授直接下达任务，亲自监督落实；科室领导以身作则，带头进行平行病历的书写。这一模式还配有硬性要求的保障，即平行病历书写成了住院医师、研究生、进修医生完成阶段训练的必要条件之一。同时，科室也通过医学人文讨论会、公众号刊登、期刊投稿和书籍出版等多种渠道进行推广，从而鼓励平行病历书写的积极性。宣武医院神经外科的实践为希望推行叙事医学的医院管理者提供了有益的借鉴，但也要看到，自上而下的方式虽然可以迅速实施，但平行病历书写的可持续性发展仍然依赖于每一个书写者的支持和贡献。医院管理者仍然需要继续探索，在实践叙事医学时，如何让医生个体的收益和医院整体收益有机地结合。

最后，来讨论平行病历书写对于叙事医学落地层面的影响。不可否认，平行病历书写仍然是我国当前条件下实践叙事医学的重要方式。平行病历的书写行为可以让书写者有切实的操作感；书写过程可以提供反思的机会；而书写文字也可以作为实实在在的收益，并且可以通过渠道发布而产生后续的社会影响。从某种程度上来说，正是因为有了平行病历这样一种强大的实践方式，叙事医学在国内才可以有如此令人瞩目的发展。尽管如此，研究者和实践者也需要看到目前平行病历书写中所存在的一些问题。一方面，不能忽视平行病历内核中的"反思性"。平行病历的提法和标准化医院病历形成对照，在术语传播上拥有天然的优势。

但在具体实施过程中，也出现了将平行病历简化为写小作文、记录好人好事、记载感动瞬间的倾向。这些倾向并非不属于平行病历的书写内容，但如果只强调书写，而忽略了反思，那么实施平行病历的效果只会是事倍功半。另一方面，平行病历只是叙事医学的一种实践方式，而不是叙事医学的全部内容。叙事医学致力于推动医护人员提升叙事能力，最终的落脚点仍然是促进医学目的之达成。书写平行病历的最终目的也是如此。叙事医学并非是号召医生放下手术刀，拿起作文笔，而是希望当医生将书写作为一种反思渠道之后，能够更加自如地运用手术刀。尽管在书写平行病历时所呈现的只是纸面上的文字，但这些文字背后的意图都应该指向医学和参与医学的每个具体的人。

总而言之，宣武医院神经外科的平行病历书写开创了国内叙事医学实践制度化落地的先河，其中的理论和实践意义值得进行充分挖掘。

参考文献

[1] 卡伦 . 叙事医学 : 尊重疾病的故事 [M]. 郭莉萍 , 译 . 北京 : 北京大学医学出版社 , 2015: 83.

[2] 孙晓飞 , 凌锋 . 用心 : 神经外科医生沉思录 [M]. 北京 : 商务印书馆 , 2019.

[3] LAURA A K. The health benefits of writing about life goals [J]. Pers Soc Psychol Bull, 2001, 27(7): 798-807.

[4] 齐猛 . 从《我与地坛》看患者的心理活动 [J]. 中国医学人文 , 2017(11): 50.

[5] 赵国光 . 疾病背后 [J]. 中国医学人文 , 2019(1): 33-35.

[6] 何心 . 坐在轮椅起舞 [J]. 中国医学人文 , 2019(1): 36.

[7] 王韬 . 叙事病历两则 [J]. 中国医学人文 , 2019(3): 34-35.

[8] 兰天 . 用科学观念取代简单的"开药" [J]. 中国医学人文 , 2019(4): 30.

[9] 陆夏 . 不撒谎的安慰 [J]. 中国医学人文 , 2019(4): 31.

第六章

肿瘤科中的叙事医学

朱眉　唐志敏

第一节　肿瘤科与叙事医学

一、肿瘤科的特殊性

（一）肿瘤的流行病学

恶性肿瘤已经成为严重威胁人类健康的疾病。在我国，其发病率及死亡率呈逐年上升趋势。2019 年 1 月，国家癌症中心发布了最新全国癌症统计数据（全国肿瘤登记中心数据滞后 3 年，报告为 2015 年资料）。报告显示，我国平均每天超 1 万人确诊癌症，每分钟有约 7.5 人确诊！近 10 年恶性肿瘤发病率每年保持约 3.9% 增幅，死亡率每年有约 2.5% 的增幅。2015 年新发病例数 392.9 万例，死亡 233.8 万例，约占居民全部死因的 23.91%。从年龄分布来看，恶性肿瘤的发病率从 40 岁以后开始快速升高，呈年轻化趋势，发病人数分布主要集中在 60 岁以上，80 岁年龄组达

到高峰。据统计，恶性肿瘤的疾病负担及疾病经济负担也呈上升趋势，[1]
给患者家庭和社会带来了很大的痛苦和沉重的压力。

（二）肿瘤患者和家属常见的身心及社会问题

1. 情绪问题

恶性肿瘤患者会经历一系列情绪问题。随着疾病的发生及发展，患
者的情绪变化可能会经历否认、愤怒、妥协、抑郁和接受五个时期，从
中衍生恐惧、焦虑、无助及绝望等情感，但每个人的情绪反应并不尽相
同，痛苦的水平也会随时间而改变。[2]

2. 心理问题

肿瘤患者常见的心理问题包括自我概念、身体形象、性问题及人际关
系问题等。乳腺癌、喉癌及皮肤癌患者常关注身体形象问题。身体形象是
人对于身体结构和功能的自我感知，是动态的、区别于他人的，是人的自
我的一个重要部分。[3] 有研究表明，乳腺癌患者自我形象紊乱的发生率占
53.75%，并且此发生率随受教育程度的升高而升高。[4] 性问题包括体象、
自我尊重、心境、支持、情感连接和亲密感。一些并没有影响性器官的
肿瘤如头颈部肿瘤、肺癌及淋巴瘤等也会出现性功能问题，其原因可能
与肿瘤治疗引起的疲乏相关，[2] 所以，无论何种肿瘤类型，都应关注患
者的性问题。肿瘤患者的治疗和疾病本身会让患者的人际关系变得更复
杂。如果患者在患病前有婚姻或家庭等人际关系问题，则患病后可能会
存在更多的心理问题。

3. 躯体症状

肿瘤本身或治疗过程中可能会带来恶心、呕吐、疼痛、乏力、便秘
及呼吸困难等一系列躯体症状，影响患者的生活质量。

4. 实际问题

肿瘤诊治过程中，患者面对很多实际问题。来自农村的肿瘤患者
结局可能更差，因为外出就医本身就会带来更多的实际问题。曾经有

一位农村男性患者，比较年轻，当不识字的母亲走进医院办理一系列住院手续时，她不会操作电子办卡、自主挂号及电子缴费等"高科技"流程。无助的母亲在就诊大厅放声大哭。除此之外，如医保、交通、住宿、工作及经济来源等，都可能造成患者及家属的思想负担及情绪问题。

5. 临终问题

在临终阶段，患者除了生理上的痛苦外，还有很多身心灵的问题，比如恐惧、抑郁、谵妄及濒死等都会影响患者的诊断及治疗。

肿瘤患者的心理社会问题及需求并不是一成不变的，不同的肿瘤患者可能面临着不同的心理挑战，如乳腺癌患者常常会伴随体象的痛苦及低自尊；胃肠道肿瘤患者普遍存在抑郁情绪；吸烟的肺癌患者更多地会伴随病耻感等。

除此以外，肿瘤患者的家属也常常伴随着或轻或重的心理问题。家属是患者照顾支持和情感支持系统的主体，需担负日夜繁重的护理任务。在照护肿瘤患者的同时，家属可能会产生否认、恐惧、焦虑、抑郁及失望等心理问题。[5] 家属的心理问题不仅影响自身的健康，同时也会影响患者的情绪，影响临床救治和康复工作。

有研究证明，肿瘤相关性心理问题不仅会降低患者的生命质量及治疗依从性，而且可影响内分泌系统和免疫系统，引发相关躯体疾病，导致肿瘤进展、复发和转移，生存时间缩短，甚至还可引发伤医行为和自杀事件。[6-7] 因此，重视患者及家属潜在或现有的心理问题的意义已不仅仅在于提高患者的生命质量，还在于能提高其生存率、减少医患纠纷等。[8]

（三）叙事医学在肿瘤科的优势

与其他科室患者不同，肿瘤患者面临三重困境："一是生死困境：人类无法超越生命无常的归宿，肿瘤更是人生的悬崖；二是技术困境：高新技术也有极限，有边界，存在着巨大的不确定性、或然性和偶然性；三是伦理困境：遭遇殊死抗击与顺应生死的两难"。[9] 肿瘤是一个人甚至一个家庭毁灭性的事件。当拿到癌症病理诊断书的那一刻，意味着患者社会身份的破裂，个体心灵的崩溃瓦解，甚至意味着生命开启了倒计时。肿瘤治疗的过程也是漫长的、煎熬的。患者及其家属在渴求医药技术的同时，也渴望人性的温暖。叙事医学在肿瘤科的应用，不是一种工具或一种技巧。它传递的是一种人文关怀，将观察视域与体验视域、科学视域与人性视域、疾病关注与生命关怀统一起来。拜伦·古德（Byron J. Good）认定知识不是信仰，仅有知识不能帮助患者穿越苦难，超越死亡。叙事医学的实践能弥合技术和人性的鸿沟，丰富人类对生死痛苦的理解和认知，使患者及其家属能够自然、有尊严地对待疾病、对待死亡。这与当今被广泛接受和采纳的"生理—心理—社会""全人医疗"及"以患者为中心"的理念模式是一致的。

　　在肿瘤科中，对于一些癌症中晚期患者来说，能够有机会探讨死亡，从而找到生命的意义很重要。肿瘤科医护人员除了帮助患者最大程度化解生理上的痛苦之外，还需要帮助他们完成未了的心愿，协助他们回顾及体会人生。透过精神的成长（如自我价值回归），找到这一生的生命意义，并且能够与过去的恩怨做个了结，对身后事预先做规划与安排，能够平静地面对死亡的来临，则生死两无憾。肿瘤科患者面对的困境及其心理变化的特殊性，为叙事医学的实践提供了土壤。肿瘤科可以作为叙事医学实践及发展的试验田。

二、肿瘤科叙事医学的特点

（一）观察能力与叙事能力的培养

　　语言学家温德尔·约翰逊（Wendell Johnson）认为："我们的语言年代久远，但先天不足，是一种有缺陷的工具。它反映了万物有灵论的思想，让我们谈论稳定性和持久性，谈论相似之处、常态和种类，谈论神奇的转变、迅速的痊愈、简单的问题以及终极的解决办法。然而，我们的世界包含着无穷无尽的过程、变化、差别、层面、功能、关系、问题以及复杂性，静态的语言与动态的世界并不匹配，这是我们面临的挑战之一。"[10] 日常生活中，我们的沟通很多时候运用的是静态的语言，以评论性的方式描述事情发生瞬间的情景及思想截面，但现实往往是复杂的、变动的，用静态评论性的语言只能看到现实山峰的一个侧面，却不能看到整个山峰的全貌，以偏概全会造成许多困扰。不仅生活中如此，临床工作中也是这样：

例一：

静态语言：我觉得自己很失败。

观察语言：我在表演小提琴的时候，观众没有鼓掌。

例二：

静态语言：我发现那个患者很难缠，每次都不愿意用药，好像我们会害他们一样。

观察语言：那个患者是农村的，家里还有三个孩子上学，担心药太贵，不愿意用药。

如何锻炼和培养观察能力，学会使用动态的、观察性的语言来描述及分析事情的发生和发展经过，不仅能帮助到自我成长，更能帮助到临床工作。接受一段时间的训练后，可能就会增加医学本能反应，更加全面地去注意及分析文本。例如，把一张常规的胸部 CT 片放在看片灯上，任何医生都会这样说："拍片清晰，没有伪影，纵隔正常，支气管走行正常，肺实质没有实变，没有胸腔积液。"经过训练的人会注意到视觉文本的各种特征，按照顺序从训练具体的方面入手，然后捕捉到胸部 CT 片所提供的所有信息。如有没有经过训练，可能直接会去寻找肺炎的征象，而不会注意到右侧第六肋骨的转移病灶。

观察能力的提高可以推动临床叙事工作的开展，把患者用生物病理联合人文病理剖析，更能与患者建立一种"亲密"的情感，共同实现医疗决策，因此，学会观察能力最终的受益者仍是临床工作者。

案例 1 是发生在笔者科室的一个真实案例，主人公王医生是一名纯"技术至上"的循证主义者，同时他也具备敏锐的观察力。在临床中，他总是坚信好的医疗技术才是治病根本，只有过硬的科技才能拯救患者，只有治好病，患者家属才会满意，而患者的心理永远都是次要的。"如果眼泪有用，那还要医生干什么"，他的口头禅充满了"理性"，但是发生了这件事之后，他的观念发生了翻天覆地的变化。

[案例 1]

　　科室转过来一位男性肺癌患者，刚刚满 50 岁，事业有成，再婚，儿子满 5 岁，因为同时合并肺结核以及胸腔积液，间间断断住院治疗已经小半年了。转入我们科室时，患者明显处于一种焦虑状态，手脚好像无处安放，看医护人员的眼神都是斜视的。他端坐呼吸，整夜整夜地睡不着觉。用心电监护持续监测生命体征，心率一直波动在 128~130 次 / 分。

　　对比之前的影像学片子，我们发现，胸腔积液已经基本吸收。肺肿块大小为 2 cm×1 cm×1.5 cm，虽然在肺门，但也并没有阻塞或压迫主支气管。肺部有轻度感染，仍在使用抗生素。患者本人并无发热，而且既往史否认心脏病。是什么原因引起心率这么快呢？

　　查房前讨论时，"技术"王医生分析道，心率加快有以下几个原因：一是心脏器质性病变，合并心包积液，可能引起心率反应性加快；二是心外原因，如全身感染、缺氧和心肺综合征等都会引起心率加快，还有一些药物如咖啡因和甲状腺素等也会导致心率加快等。需要逐一排查，明确病因。

　　次日主任重点查房，王医生跟随其后。

　　主任：你现在哪里不舒服？

　　患者：胸闷，（转头看心电监护）除了胸闷，还有最不舒服的地方就是心率太快。

主任：你感觉心慌吗？

患者：我的心脏没有任何不舒服，就是心率快。

主任：你是在担心自己的心率太快吗？

患者：（转头看心电监护）是的，我在网上看普通人的心率都不超过每分钟90次，可是我的心率都快每分钟130次了。

主任：你害怕心率快会加重病情是吗？

患者：（转头看心电监护）是的，看着自己的心率那么快，我就感觉自己要死了，我还不能死啊，我的儿子才5岁，我想活着。

主任：那我们一起努力把心率降下来，你愿意配合我们吗？

患者：（拼命点头）救救我吧，我愿意配合。

查体后主任和王医生都走出病房。

主任：你有没有发现什么问题？

王医生：患者每隔5秒钟就会看一次心电监护仪器上的心率数值，他是因为紧张吗？

主任：你观察得很细微，他的心率加快还可能是生理性反应，由恐惧、焦虑和紧张导致的反应性加快。先撤离心电监护，嘱托护士每10分钟用指脉氧监测血氧及心率。主管医生每天抽空在患者床边坐10到30分钟，了解患者背后的疾病故事以及内心深处的情绪。同时请心内科会诊协助诊疗。

撤离心电监护半小时后，奇迹发生了。护士惊讶地发现，在药物使用没有变化的情况下，患者的心率从128次/分下降到了110次/分！

后来通过心内科专科药物治疗及主管医生的心理疏导及抗焦虑治疗，1周以后患者的心率稳定在了90次/分左右，并且夜晚能自主入睡超过4小时。患者的脸上也出现了久违的笑容。

心率的加快分为生理性加快及病理性加快。这个患者在病理变化的基础上可能合并了一些心理因素，导致了心率异常加快。临床上，因为各种因素的存在，包括身体、环境和外界支持等，都可能使患者的身体产生生理病理性改变。寻找疾病的原因不能仅仅只依靠简单地询问病史或者依靠经验，将找证据（观察能力）与讲故事（叙事能力）相结合，才能更全面地了解一个人的疾病。

目前医疗诊治仍全部依赖于循证医学。在叙事医学看来，循证与叙事的整合才是对客观诊疗规律的真实呈现。客观证据的丰富度不能代替患者个人情感意志的支撑，例如，美国精神病学家库布勒·罗斯（Kubler Ross）在《论死亡与濒临死亡》（*On Death and Dying*）一书中写道："在死亡面前，情理天平发生了倾斜。"[9] 在临床工作中，循证医学使用客观量化的方法，重在发现因果关系，找到证据支撑，顺藤摸瓜来治疗疾病，其意义在于分析及解释，但是证据并不是万能的，同样的症状（如胸闷、咳嗽和头痛等），甚至是同样的疾病，基于患者的经济状况、家庭状况、人生经历和生死观等不同，最终选择的医疗决策也不尽相同。

很多时候，在循证医学的基础上，我们需要加入叙事的部分来更好地把握整个病情的来龙去脉，比如，有同样的症状和胸部 CT 影像学表现时，究竟是普通肺炎还是肺结核？有时患者及家属的叙事可以提供更重要的信息，比如生活的轨迹和接触的人群等。仔细聆听患者及家属的故事，通过他们的叙事，理解、筛选和归纳对于临床诊治有意义的数据及事件，主张用动态、观察性的角度来理解和解释疾病。

当代医学叙事的一个重要部分是医护人员对患者故事的观察、聆听、解读和反思，从患者的角度出发，将患者置于主体地位，把患者的体验和经历加入诊疗的过程中，从而发挥患者在诊疗中的主观能动性。叙事医学的倡导者丽塔·卡伦教授把医护人员这种与患者共情、理解患者所感，并以此协助诊疗过程的能力视为医护人员所必备的"叙事能力"。一名合格的肿瘤科医生不仅需要敏锐的观察能力，更需要有一双倾听疾苦的耳朵，用真实、动态的语言去还原患者的患病经历及人生经历的真相。

这也是叙事医学的理念——认识、吸收、解释及回应患者的人生困境并"还原疾病的真相"。

(二)叙事医学在肿瘤科的特殊含义

肿瘤科是一个特殊的科室，病床上躺着的每一个人都被"厄运"选中。当"治不好"的疾病突然来临时，几乎每一个人都会顿失生活的方向和目的。他们会痛苦迷茫，疾病带给他们的可能不仅仅是一个人的倒下，而且可能是一个家庭的丧失。治疗还是不治疗？如何选择医院？怎样选择专家？一系列的问题都会让一个人甚至一个家庭失去生存的重量和支撑。患者此刻面对的不仅仅只是单纯的躯体症状或病因和预后，还包括社会身份的转变、心理的颠覆甚至灵魂的撕扯等。为此，我们需要挖掘一种新的方式给患者提供健康照护，从中找到解读疾病的路径，否则临床症状就是苍白的。

叙事心理学开创者之一——西奥多·萨宾（Theodore R. Sabine）曾说过："如果你想了解一个人，最好的办法莫过于了解他的人生故事。"[11]如果真正想了解肿瘤患者，简单的病史采集、传统的问诊模板并不能满足这个需求。医生需要首先看到患者这个人，看到他背后的家庭和生活，其次才考虑如何治病的问题。叙事医学可以作为一个载体，连接医生及患者，读懂患者的生命故事，了解患者疾病背后的痛点及爱点，与患者共同实现医疗决策，而这个决策并不是冷冰冰的符合某个指南，而是符合这位患者的、独一无二的、具有人情味的"医疗处方"。

[案例 2]

这是一位中年男性胃癌患者，家里有一个12岁的可爱女儿。他和妻子背井离乡来到我们医院治疗。当确诊胃癌的病理诊断书放在这位父亲面前时，他彻底沉默了。我们没有看到过他的眼泪，曾经试图与他沟通，但每次都以失败告终。

很多时候，我们看到他躺在病床上，脸朝着墙壁，不愿意说话，也不愿意下床走路，甚至都不愿意坐起来吃饭。他的妻子整天以泪洗面，阴霾深深地笼罩住这个家庭。妻子告诉我们，女儿在上学，目前寄宿在学校，父女俩的感情很深。这位沉默的父亲，只有想到女儿的时候才会坐起来吃几口饭。他自己很矛盾，想放弃，但是舍不得女儿和家人；想治疗，但是又怕人财两空，没有什么东西能留给女儿。

因为这位父亲的执拗，治疗一直没能顺利往下进行，他的沉默一度让我们束手无策。于是，在了解到家庭背景后，我们决定选择一种"沉默"的方式让这位父亲进行情感宣泄。我们送给这位父亲一个笔记本、一支笔和一个带密码锁的小箱子。我们建议他在空闲的时候写信，可以写给女儿，写给妻子、父母或朋友，也可以写给我们，写给自己。

他从来没有给我们写过信。但是，慢慢地，这位父亲开始配合治疗了，而且吃饭也比之前更多了。我们曾经在路过病房门口的时候看到他趴在桌子上写信，但是从来不知道他写了什么。出乎我们意料的是，他经历了新辅助化疗—手术—术后辅助化疗，一直都很配合。虽然他的话不多，但是每个周期也都能在妻子的陪同下按时返院治疗，每次返院的时候他都会把那个密码箱带着。

直到两年后，他的肿瘤复发了，身体状况逐渐变差。最后一次住院的时候，他把密码箱和钥匙交给了主管医生。他说自己的时间不多了，这个密码箱一路支撑他走到现在，他希望这个箱子可以传递给下一个需要的人。

当我们把密码箱打开时，看到的是厚厚的一摞书信。在这位父亲的允许下，我们打开了一封又一封信件，其中给女儿的信件最多。

"可爱的女儿，一个好父亲要做的事情，虽然不比母亲做的事情多，但是一个好父亲的担心也不比母亲少。爸爸得了胃癌，爸爸很害怕，爸爸真的很想你，每天都在想你。……女儿，爸爸去世之后，请牢记爸爸的这个教训，要保证身体健康，生活饮食很重要，要定期体检。爸爸还很担心你的人生大事，爸爸有些观点想对女儿说说：女儿所找的伴侣一定要是一个健康的人。一个人没有健康，又怎么谈爱呢！我们一定要和一个健康的人相处，因为只有这样，两个人才有更多的时间可以在一起。只有在拥有健康的基础上，你才能拥有更多的东西！"

"女儿，爸爸今天就要手术了。这些天，爸爸时常会想到你小时候的天真活泼，真是太可爱了。爸爸妈妈带着你去公园游玩，当时开心又快乐，真幸福呀！女儿，爸爸一定要坚强，女儿也要好好上学，爸爸要看到女儿的成长，还要看到女儿远大理想的实现，加油！咱们共同努力！咱们都是最棒的！"

"琪琪女儿：爸爸的病越来越严重了。我走了以后，你和妈妈要好好相处，相依为命，你要抓紧时间学习，现在要努力、全心全意地拼一拼，你还有机会！爸爸不能陪你了，但是爸爸永远爱你。"

每一封信都发自肺腑，催人泪下。后来这位父亲平静地去世了，去世前的一个星期，他委托自己的妻子，等女儿18岁的时候，把信件亲手送给女儿。

从生病到治病再到临终，这位父亲用写信叙事方式走过了这一个漫长又短暂的旅程。叙事过程给了他勇气，缓解了他的压力，同时也让他更坦然地面对和接受死亡。

[案例3]

凌晨1点钟，呼叫器响起。

"你好，阿姨，我马上过去。"

迅速来到 29 床张阿姨的床旁，张阿姨只是憋出了一句话："闺女，我睡不着……呜呜呜……"便已是泪眼婆娑，再也说不出话。

原来，张阿姨的病情又进展了。从医生告诉她结果不太好时，她的心里就像吊着一块大石头，堵着到现在还在床上翻来覆去睡不着觉。

……

在与张阿姨聊天的过程中，张阿姨如数家珍地给我讲她家里的每一件家务事，但更多的是抱怨，以及近期各种各样不顺心的事情。她说感觉所有糟糕的事都发生在她的身上了……

直到凌晨 4 点多钟，张阿姨终于把她内心的苦闷和焦虑全都"倒"了出来，她主动说："闺女，我休息一会儿，你也先去忙吧。谢谢你。"

张阿姨倾诉了三个多小时，我听了三个多小时，所幸病房并无其他事情，我的专注倾听让张阿姨的心情好了一些。后来张阿姨说，连续好几天，她都睡得很香。

2001 年，美国的丽塔·卡伦教授提出了叙事医学的概念："叙事医学是具有叙事能力的医生所实践的医学，叙事能力是指认识、吸收、解释并被疾病所感动的能力。"卡伦教授曾选择一些词组合起来表示"叙事"（narrative）的含义：某人告诉另外一个人发生了什么；寻找意义；时间的流逝；悖论或模糊性；情节化。以下的词表示"医学"（medicine）的含义：健康、减轻痛苦、关爱、关系和公正。[12]

在肿瘤科的叙事实践中，除了以上这些基础词，叙事医学在肿瘤科中还具有特殊的含义，如案例 2 这位父亲的书信，里面包含了他对人生重大事件的回顾，对过去美好时光的回想，通过书信叙事的方式表达了自己对疾病的认知，适当的情感表达帮助他燃起对抗疾病的斗志，也适度缓解了一些他对肿瘤治疗的恐惧情绪。从此也可看出，肿瘤科临床工作中的叙事医学的模式与路径不限于通过聊天获得的虚构、非虚构的故事形式，还包括书信及其他艺术叙事形式（戏剧、电影、音乐、绘画和沙盘等）。

　　案例 3 中护士通过聆听、理解和支持，更生动地诠释了叙事医学在肿瘤科特殊的含义。针对一部分"长期作战"的肿瘤患者和家属，疾病转归具有不确定性，病情稳定或好转时可能会感到开心和轻松，当疾病出现进展时就会出现抑郁及消极悲观情绪，医疗费用因为治疗过程中的不确定性节节攀升，患者和家属或社会舆论因为不确定性而质疑医学的科学性。此刻，医生应抛开内隐的偏见和预设，完全、彻底地面对患者并吸收他们的讲述和展示，不去争论或说服他人接受自己的观点，甚至医生需要暂时地为患者和家属的观点找到立足点，并充分地给予理解和支持，整个过程需要勇气、谦卑、关注和深深的投入。只有这样，才能进入患者的叙事世界并理解患者和家属故事的隐含或外显的意义。[13]

第二节　肿瘤科叙事医学实践

一、平行病历书写

　　叙事医学是一门新兴的学科，既相对独立，又渗透于临床各大学科中。叙事医学的核心在于叙事能力的培养，提高叙事能力有两大工具：细读与反思性写作。

　　肿瘤科叙事医学临床实践中重要的一部分是针对于医护人员叙事能力的培养，所谓的叙事能力就是医生通过故事建构产生的反思能力。叙事能力的训练有很多种，细读是重要的一个环节。临床工作中，除了要精读伟大的文学作品，我们提倡尊重同事所写的平行病历，并真诚地阅读和讨论这些作品。

科室每周都会定时举行"平行病历分享会"，为时1小时，集中分享和讨论2~3篇平行病历。通过聆听发生在身边的故事及同事的反思，每个人都尝试学会与周边人进行真诚地互动。在讨论平行病历的过程中，代入并理解叙事理论，一起回顾病史，探究患者的症状及状态变化，一起读、写，一起关心并再现患者及家属的生活。坚持一年之后，我们发现，做到了这些，就可以在一定程度上提高医护人员的倾听能力，提升叙事素养。

在初期平行病历的推广遇到了很多困难。因为临床工作繁忙，医生和护士常常处于身心俱疲的状态，一说写平行病历，都很抵触。刚开始科室强行推进。为了激发大家的积极性，不限字数，不限内容，不限文采，每月每人必须上交一篇。然后筛选出相对优秀的文章，每周二在微信公众号上发表。

科室成立了一个叙事医学小组，有4位成员，都是科室公认的文学素养相对较高且对叙事医学感兴趣的人员，包含2名医生和2名护士。叙事医学小组最主要的职能就是收集、细读并评阅科室上交的平行病历。

刚开始要求书写平行病历的时候，很多人上交的内容只是寥寥几句。为了鼓励大家，促进平行病历在科室的可持续发展，只要写，叙事医学小组就会判定"书写合格"。当然，在每周一次的"平行病历分享会"中，每个人都有机会朗读自己的文章，科室内部也开始传阅《叙事医学》杂志。渐渐地，我们发现，大部分人的平行病历里开始书写临床反思和感悟了，字数也开始自发地增加。

2019年3月，在推行科室平行病历一年左右的时候，我们发现，平行病历的书写不仅仅是讲故事，平淡直叙出来的文章并不是一篇合格的叙事病历，还应当包括完整叙事六要素：①摘要；②说明：时间、地点、人物、场景；③主要情节：故事发生或转折点；④评估：对故事的意义进行评论；⑤后果：上述情节产生的结果；⑥结尾：结束故事并带回现在。[14] 在认识到这个问题之后，科室进行再次培训，细读平行病历，提倡大家在书写过程中由单线思维、单线描述变成多向思维，眼、耳、鼻、舌、身、意多层次描述，提倡向叙事病历六要素靠近，使平行病历更加丰满，更加"正规化"。

肿瘤科书写的平行病历形式是多样的，并不局限于常规的记叙文，诗歌、情景剧本等也是可尝试的写作方式。以下是我科一名医生书写的诗歌摘选，用一首诗歌写出了一名肿瘤科患者在得知自己患癌后，其心理经历的否认、恐惧、妥协、抑郁及接受五个时期：

那一天，你逆光走来，

病起萧萧，两鬓斑白，

你躺在肿瘤科的病床上，看残月一点点爬上纱窗，

眼眸流转之处，团团疑云重生。

你第一次审视着自己的身体。

它曾年轻力壮，也曾目光炯炯。

现虽已老骥暮年，却仍未病俱衰容。

你隐藏在黑夜里，用压低的呜咽声寻找着奇迹。

是医者的误诊，还是命运的误判？

那一刻，你像一盏摇曳的烛光。

微弱、暗淡，看不清前路的方向。

……

那一季，你放飞了希望。

生命开始图腾，灵魂绽放光芒。

你张开五指，想要扼住命运的喉咙。

你说，让我活下去吧，我想看蚂蚁的爬行，蝴蝶的翅膀。

那一年，你哭了。

乌云遮住了晚霞，灰尘蒙蔽了心灵。

你说，你看不见我的眼泪，因为我溺在水里。

你抓不住我的十指，因为我已失去知觉。

无限丹青手画不出我的哀伤，

万千杜鹃鸟唱不出我的绝望。

……

那一世，你转动了生命的齿轮。

生死茫茫，眼神苍苍。

你说，人生逆旅，我亦行人。

若无法治愈，请放我走吧。

不要说再见，唯愿生死两相安。

　　此外，为了丰富叙事医学模式和路径，除了写故事，我科尝试把叙事医学实践的触角探伸至情景剧、微电影和自媒体等领域。我们自导自演的情景剧《叙事病例——以心以歌》在多个叙事医学及肿瘤心理大会上演出。通过情景剧表演及轻音乐伴奏下平行病历朗读的形式来诠释叙事医学的核心内容，向大家立体地展现了完整叙事六要素以及叙事医学的三大核心内容——关注、再现和归属。书写平行病历并不是为了告诉人们我们从临床工作中学到了什么，而是在这个目标实现之前，履行我们对患者的临床责任。只有通过书写，我们才能最深刻地了解到与患者相处到底是怎么回事，我们与患者的关系是什么样的。平行病历是我们通向叙事医学最终目标的必由之路。

二、叙事查房

（一）叙事查房的定义

　　"叙事查房"是一个全新的词语。我们把它应用于临床工作，旨在运用叙事医学理论来指导传统查房的活动。在临床日常工作的基础上，叙事查房要求医生除了专业医学知识之外，还需要一种关注倾听及接受患者疾病故事的叙事素养，用于接收患者各种各样的叙事信息，并结合症状、体征及患者的主观视角，来判断患者的身体器质上出了什么问题。医生通过换位思考及情感连接，直达患者的内心，从而共同决策出更优化的治疗方案。

（二）叙事查房与传统查房的区别

众所周知，临床中常规查房是基于诊断与鉴别诊断、治疗与预防的传统模式，其根基在于传统的内科临床思维。但是很多时候，无论是辅助检查的正式报告，还是肿瘤治疗的各大指南，甚至是循证医学指导的多学科会诊，都离不开"请结合临床"。大家都在讲"结合临床开展个体化医疗"，然而到临床实践中，人们往往采取了标准化临床实践。个体化的医疗是必要的，因为人不可能按照书本生病，完全照搬书本上的治疗方案并不适合每一个有共同症状的患者。基于此，我们认为，一切临床实践过程都必须围绕患者个体临床（包括患者的需要、患者的感受与患者反应）与医生个体临床（包括医生的临床经验与个人生活经验）展开，患者的需求放在第一位。科室结合当今社会对临床医生专业技能和人文素养的双重要求，融入叙事医学模式，旨在从每日查房出发，启发住院医师在总结诊治经过、医患沟通等基础上，从理论及人文角度反思问题，从中进一步理解医学、人及社会之间的错综关系，以期培养住院医师的人文情怀，从而真正解决患者实际的身体及心理困境。

叙事查房与传统查房的区别主要有以下几点。

1. 筛选

每日除了常规交班之外，增设"心理动态交班"，值班医生和护士在晨会中简单交接值班过程中有异常情绪变化的患者或家属，比如"1床埋怨医生不尽快上化疗""抢救室的患者家属对护士扎针技术不满意""昨日

5床老太太和儿子吵架了，一直不吃不喝""12床昨天闹着想放弃治疗回家"等。通过简单交班进行初步筛选。

2. 制订方案

主管医师汇报每一位异常心理动态患者的病情及治疗现况，分析其心理诱因及身体存在的困境。科室每个人都发表针对此患者的理解和认知。主管医师当日需抽出20分钟与患者或家属深入交谈，了解其背后的故事，利用自身社会经历及专业知识进行疏导。

3. 主任介入

针对一些情绪激动或其他特殊病例，当超出主管医师的解决能力时，需当天求助主任。科室心理小组（由4人组成，包括2名医生和2名护士，定期开展病例讨论及叙事、心理相关知识的学习）讨论并制订初步沟通方向，由主任进行主要沟通。

4. 总结及反思性写作

[案例4]

丁××，男，57岁，公务员，夫妻关系和睦，育有1子，家庭经济情况一般。入我科前已确诊直肠癌晚期（肠管、腹腔、双肺、大网膜及肝）多发转移，因急性肠梗阻行"姑息性空肠结肠造瘘术"。术后因肺部感染及肝衰竭三次入住ICU抢救，病情稳定后转入我科，予小剂量全身化疗控制肿瘤。口服化疗药物一段时间之后，丁××的腹部疼痛较前明显好转，但是出现乏力及纳差症状，几乎每天都躺在床上。晨交班时，护士提出"9床丁××性格急躁，埋怨医护，说全身没劲都是输液导致的，目前拒绝输液"。交班后主任准备与患者进行深入沟通。

主任：丁老师您好，我是科室主任，今天专门来看看您，现在感觉怎么样啊？

丁：不怎么样！

主任：是哪儿不舒服呢？

丁：不想吃饭，身上没劲儿，也不知道你们是怎样治病的，越治越差！

主任：丁老师，这样，我坐下来，咱们好好说说。其实我早就认识您了，只是那时您还不知道我。2个月前在ICU多学科会诊时，您的病例堆起来有这么高（比划出约5 cm）。到病房去看您时，您躺在床上，都没有睁开眼睛看我。

妻子：那时候病得可重了，还下了几次病危通知，把我都吓得不轻，天天想如果他活不了，我也不活了。

主任：是啊，当时我也觉得病得很重。丁老师，您现在感觉是不是比那时候好多了？

妻子：别和他一般见识，他一辈子都不会说好听话，但是心里还是很感谢你们的。（对着丁老师说："快谢谢主任吧！"）

丁：嗯……确实比之前好一点了，吃饭也多了，谢谢你，主任。

主任：这都是我们应该做的，您现在肚子这里还疼吗？

丁：好多了，一觉能睡到天亮了。

主任：那您现在每天都会下床走走吗？

丁：不，不想动，全身没劲儿。

主任：那确实挺难受的，化疗药物最常见的不良反应就是乏力、没劲儿。我经常告诉其他患者，如果全身没劲儿啊，更要尝试着每天走走路，慢慢增加活动量，比如输液的时候您可以坐起来，看会儿电视或者跟家人聊聊天，不要一直躺着睡觉，不然就会越躺越困，越困就越累。我今天看了看每天给您输的液体，有改善乏力的药物，您要按时用上才行。

丁：我每天都在输液啊，一天也没有停过，我躺床上只想睡觉，不想看电视，跟她有啥好聊的？

妻子：主任你瞧，我天天想跟他聊聊天，他压根都不搭理我。

主任：（看着妻子）丁老师，我感觉您可有福气了，您老婆很关心您，还很细心。我上次看她从家里把饭带来，把粥倒在碗里，怕烫着您，一点点搅拌后才端给您。

妻子：是啊，我每天给他做饭，变着花样做，想让他多吃一点，这样营养才能跟得上。

主任：丁老师，您夸过自己的老婆吗？

妻子：一辈子都没有夸过我，别说夸了，不骂我就不错了。

主任：丁老师，这样吧，我们以后有个约定吧！您每天多夸夸自己的老婆，早上一起床先夸夸她，就说"你真漂亮"，以后和我们见面了也相互问声好，好不好？

妻子：就是，以后见了医生和护士，要多谢谢他们。

丁：（他笑了，第一次看到他有笑容，他停顿了一下才说）好。

主任：那今天咱们就先聊到这里，以后有什么事情，您可以直接来找我，我先去忙了！

肿瘤科的临床工作是复杂的。在工作中，我们经常会遇到各种各样的问题，很多时候，技术上的问题可以通过阅读文献以及指南快速解决，但是非技术的问题常常使医生感到迷茫，比如，怎样才能让一位利己主义患者学会感恩？如何使年轻的肺癌患者平静地接受死亡？如何应对癌症患者的焦虑和愤怒情绪？如何对待一位经济基础差但是仍有治疗希望的老人。叙事查房的意义在于运用叙事的方法来进行一次"非常规"查房，主要解决患者的心理及身体不适。这种叙事形式着眼于患病的人，而非人患的病。在一个舒适的环境中，用通俗易懂的语言，真诚地与患者交流，这样能减轻患者面对疾病的压力，更能帮助医护人员深层次了解患者的躯体及心理状态，从而构建更加和谐的医患关系。

三、叙事患教会

（一）定义

叙事患教会是具有叙事能力的医生在传统患教会的基础上结合叙事医学相关理论知识和方法开展的患教会。叙事患教会以能够彻底倾听患者或家属对疾病的认知及丰富的内心世界为目的，多数情况下是由 1 名医生对应 1~2 名患者和家属来开展。

（二）叙事患教会与传统患教会的区别

传统患教会是临床工作中一个重要的环节，患教对象通常为十几位到几十位患者及家属，由一名医生或护士主导。宣教的主要内容围绕着世界卫生组织《维多利亚宣言》的健康四大基石（合理膳食、适量运动、戒烟限酒及心理平衡）进行科普教育，在此基础上重点科普与科室专业疾病相关的知识，比如，化疗后白细胞低了可以吃什么食物？肿瘤相关性乏力该怎样正确应对？乳腺癌患者术后怎样做康复动作？传统患教会的目的在于传递健康的生活方式及宣传积极的生活态度。

叙事患教会以彻底倾听为目的，由具有叙事能力的医生主导，每周选择固定的时间和地点。在叙事患教前需要了解患者的基本信息、目前心理状态以及现阶段患者存在的最主要的问题等，叙事患教后对患者的故事进行反思。在这样的条件下我们往往可以听到或发掘不一样的问题，比如，化疗期间可以有性生活吗？肿瘤传染吗？

（三）叙事患教会与叙事医学的联系

开展叙事患教会的过程，也是实践叙事医学三要素——关注、倾听和归属的过程。通过患者讲述自己的人生经历，解开内心的症结，更详细地了解疾病的发生和发展，不仅可以实现医生和患者共同思考及讨论生命、疾病、死亡的意义，而且对疾病的诊疗过程提供了帮助，医患之间的信任甚至患者与亲属的关系及对疾病认识的一致性得以改善，启发开导患者面对疾病的勇气，普及与疾病相关的知识，共同面对人性的脆弱以及强大。

临床医学的主体是医生及患者。医生在医疗实践过程中通过无数患者不同的切身经历，不断积累和沉淀临床经验与感悟，然后糅合患者的主诉与病史、社会生活与经济背景、就医体验以及临床反应等，全面地去掌握和了解患者的观点、就医期待及身体机能等，通过叙事的方式来补充和完善这些信息。医生在多视角的思维模式下能更好地理解患者和家属，达到医患融合下的共同决策，并且可以从多个角度来帮助患者及家属。

临床科室定时、有针对性地开展叙事医学患教会，旨在通过医生用问候、关注、倾听、理解、陪伴及隐喻等方式向患者传达一份温暖，分担患者生命中不能承受之痛，通过信任及接纳，使患者能够勇敢地袒露内心的真实感受，与患者建立关系，弥合医患之间的分歧，从而使患者重新适应自我身份，调整生活方式，配合临床治疗。这是叙事患教会的意义，也是医生职业价值所在。

（四）叙事患教会的流程

1. 筛选

（1）初步诊断为恶性肿瘤的患者或其家属。

（2）首次就诊的患者或其家属。

（3）病情出现进展或复发的患者或其家属。

（4）情绪不稳定的患者或家属，比如哭泣、愤怒、悲伤和抑郁等。

（5）其他：比如患者有其他需求或特殊情况等。

2. 支持性环境设定

（1）相对隐私、安静的场所（科室内设有独立心理治疗室）。

（2）设定充分的时间（预定时间为45分钟）。

（3）医护人员将手机调至静音。

（4）每次1名医生及1~3位患者或家属参与（目前患者与家属分开叙事）。

3. 获得患者及家属同意

（1）患者及家属知情权。

（2）告知患教目的。

4. 流程七部曲

（1）收集信息：了解患教主体的性格特征、文化程度及社会文化心理类型等；查阅患者的基本病历资料信息；划定沟通基线，确定沟通主题。

（2）倾听：医生放空自己，不要让个人的喜怒哀乐影响患教过程，患教期间要听到、听进去、听明白、有反应（适当、简单地给予患者回应）。

（3）感受：肯定患者或家属的疾苦遭遇；着力寻找对方语言背后的感受和信息，比如，语速和语调意味着什么，身体姿态、手势或面部表情在告诉你什么。

（4）共情：在患者或家属讲述的过程中给予适度共情。

（5）需求：明确对方想获得什么信息及指导。

（6）引导：针对患者或家属特定性的问题，给予适度引导。

（7）情绪支持：在患教结束环节，给予患者或家属情绪支持，比如，"我们共同想一个给患者最后的方案""我们会和你一起努力等"。

（五）具体案例

表6-1和表6-2是针对一位患者的叙事患教会资料表和叙事患教记录。

表 6-1 叙事患教会资料表

患者姓名		曹丽（化名）	病案号	保密
性别	女	民族 汉	科室	中西医结合肿瘤科
出生年月		××年××月	健康状况/诊断	胃癌术后化疗后
婚姻状况		已婚	信仰	无宗教信仰
文化程度		初中	职业	农民
工作单位		无		
家庭地址		（保密）		
联系方式		（保密）		
家庭情况		原生家庭：父母已故。婚内家庭：23岁结婚，与丈夫育有1女，家庭关系和睦。两个哥哥健在，但无经济来往		
经济状况		丈夫为公务员，全力支持治疗		
患教原因		患者家属主动求助，要求帮忙解开患者的"秘密心结"。其丈夫诉：①患者想回家，不想治疗；②晚上多次哭醒		
一般情况		患者术后行化疗3周期，复查提示病情稳定，目前乏力明显，余未诉特殊不适		
心理评估		情绪尚稳定		
拟定患教计划（问题、方法、目的）		①倾听，适度引导 ②鼓励患者和家属讲出他们的痛苦和困惑等 ③插入适度共情 ④减轻心理压力 ⑤用正念疗法缓解患者的焦虑、抑郁等负面情绪		

患教医生：×× 时间：×年×月×日

问题	①患者常常被噩梦惊醒 ②情绪低落、乏力
分析	"秘密心结"是否与噩梦有关？可能因素： ①可能与患者的生活遭遇有关 ②疾病带来的压力 ③化疗导致相关不良反应
目的	①了解患者的人生故事，倾听患者的"秘密心结" ②适时引导和共情，鼓励其倾诉，以释放心理压力 ③建立信任关系，树立信心 ④引导患者正面对待化疗的不良反应 ⑤根据问题制订疏导与治疗方案
方法	①倾听、共情、理解、陪伴 ②给予正确的指导

（续表）

患教准备	①告知患者患教目的 ②熟悉患者的病历情况
病史分析	患者术后3个月，现行序贯化疗中，一般情况尚可，稍乏力，家属要求医护人员对患者隐瞒肿瘤病情。患者对自己的疾病并不知情，情绪尚稳定。个人史中提到已婚，家庭和睦，育有1女，体健。本次入院后家属主动求助，告知患者内心有"秘密心结"，担心这个心结对肿瘤的治疗康复有影响，或者可能导致了肿瘤的发生和发展。家属请求医护人员能够帮助他了解妻子不能释怀的心结是什么，并能对其进行一次心理疏导

患教时间：×年×月×日　　时长：45分钟　　地点：心理治疗室

表 6-2　叙事患教记录

下午4点钟，曹阿姨在主管医生的陪同下走进了心理治疗室。她缓慢地坐下，双手局促地摸着上衣衣角，表情紧张。（医生：D；患者：P）

D：曹老师请坐，您平时喜欢喝茶吗？

P：偶尔会喝，生病住院了就没怎么喝过了。

D：那我就给您泡个红茶吧，暖胃。我们的健康与好的心情、合理的饮食也有关系。

P：谢谢啊！（笑，表情放松了一些）

D：今天在电梯里遇到了您的爱人，他很关心您。

P：是啊，从我生病开始，我的老公和女儿对我都很好，3个月前我做手术的时候，他们告诉我是脾大，把脾切了就好了，到今天才告诉我，我得的是胃癌。（表情平静）

这是意外信息，患教会开始之前我们了解到的信息是：长期以来，家属要求医护人员隐瞒病情，曹阿姨不识字，不知道肿瘤这一真实病情，只认为自己患"脾大病"。

D：噢，那您之前一点也不知道自己的病情吗？有没有猜过自己可能是肿瘤？

P：我曾经也怀疑过，但是我问他们，他们告诉我就是"脾大"，后来我也没再问了。今天我老公给别人打电话弄捐款的事情，我听到他告诉别人是"胃癌"。

D：那您现在心情怎么样？

P：我一点都不害怕，如果是刚手术完那会儿，我可能会承受不了，但是现在我已经想开了，活一天是一天。

D：大部分人在知道病情后都崩溃了，您真的很坚强、很勇敢。

P：是吗？你们知道吗？从我从做完手术，我一滴眼泪都没流过。我儿子去世快五年了，我的眼泪都流完了。

D：（惊讶）您方便告诉我们发生了什么吗？（添加茶水，轻抚曹阿姨的手背，目光注视）

P：那年我儿子才19岁，学习不好，去北京跟着表哥打工，后来在夜里急性心梗，没抢救过来。（苦笑，表情悲伤）

D：那您一定很伤心，每个人都很难承受这样的事情。

P：是啊，我儿子又胖又壮，说没就没了。那时候我天天哭，眼睛都快哭瞎了，连续好几天不吃饭，后来就吃不了饭了。从此别人再问我几个孩子，我和我老公都说一个，不敢想儿子。

D：您真的很不容易。

P：今年我做完手术，突然就想开了，我生病受了这么大的罪，他都不来看我，他不是一个好儿子。他既然舍得离开我，那我也不要他了。（有点像自言自语，语调较前没有明显变化，表情平静）

D：曹老师，如果您面前有一大片玫瑰花海，您要摘一朵送给自己，您会选择最漂亮的那一朵吗？

P：嗯，是的，谁都会选择最漂亮的。

D：上帝也是这样想的。您知道吗？我们都是上帝门前的玫瑰花。有些玫瑰花随着时间慢慢地枯萎凋零，就像生老病死，但是有些玫瑰花，上帝很喜欢，就提前采摘下来留在身边了。您儿子一定是上帝最喜欢的玫瑰花。

P：是吗？（笑了）

D：一定是的，您儿子在另外一个世界会很幸福。

P：谢谢你们，其实我现在也很幸福，我老公每天都陪着我，我的女儿也很关心我。她在外地工作，每天都会打电话给我。

D：可以看出来，他们把您照顾得很好。

P：是啊，手术之后我都没有哪里疼过，就是腿经常没劲儿。如果我现在腿有劲儿，我能跑很远呢！

D：真开心看到您现在的状态，您在家一般会做些什么呢？

P：家务都不用我做，我没事就和邻居们打打牌。

D：那您真的是很幸福。

P：是啊，我老公说要把我当成大熊猫养着，他让我只负责打牌，他负责养我。（微笑）

D：真好，那您就没有什么压力了，病肯定也会好得更快。

P：主要还是要感谢你们，你们医生和护士都很好，真的很不错。

D：那您愿意和我们一起努力，争取打败病魔吗？

P：我愿意。

　　患者的"秘密心结"：刚刚成年的儿子离世，对她造成了心灵创伤，加上罹患胃癌更是让她受到了沉重的打击。她心里总是发问："为什么倒霉的总是我？"这也是大多数癌症患者常见的一种悲痛的心理状态。

　　追踪：本次患教会后，患者家属对我们医护人员表达了感谢，并给我们反馈说患者情绪明显好转，且做噩梦次数减少。患者本人对治疗的依从性提高，与医护人员、爱人、病区其他患者沟通增加，形成了良好的人际关系，患者对于疾病的治疗充满了信心。

第三节　叙事医学如何解决肿瘤科临床常见问题

一、肿瘤科特定问题的叙事实践

（一）如何告知坏消息

　　西方学者对"坏消息"的定义有以下特征：疾病将给患者的生理与精神都带来痛苦；疾病的诊断意味着患者的生活质量将受到严重影响或下降。而生活质量的下降可能是由于许多因素造成的，如治疗费用高、躯体症状难以控制、治疗过程中产生的药物副作用及心理上的痛苦等。这些消极因素都会在一定程度上影响患者的日常生活。坏消息具有主观性、相对性、广泛性及消极性四个特征。[15]

　　汉语中的"重疾"与"坏消息"具有相似的特征，通常具有"病情严重""治疗花费巨大""不易治愈"等基本特点。"重疾"被赋予特定病种的意义，即"治疗费用昂贵并严重影响患者及家属长期正常工作和生活的疾病，它们通常包括恶性肿瘤……"[16]1984年，学者贝克曼（Buckman R）将"坏消息"定义为"任何可能改变患者对其未来看法的信息"。[17]

　　癌症患者作为社会的一个特殊群体，疾病诊断的同时可能预示着死亡的逼近，告知癌症患者坏消息就可能导致其求生意念瞬间崩塌以及个人及家庭的痛苦。受中国传统文化的影响，在肿瘤科疾病诊断之初，多数家属选择隐瞒病情，主要是怕对患者造成伤害，但是也有少数家属怕人财两空，又不想成为"不孝之子"，通过隐瞒病情（把癌症说成小病甚至没病）而放弃治疗。患者反复住院但又不了解病情，继而产生焦虑情绪，不配合诊疗，甚至长期因猜测的痛苦而选择自杀。

肿瘤科临床常见的病情告知有以下几种情况。

1. 初诊患者的双向隐瞒

[案例 5]

　　在癌症患者诊断之初，医生与家属进行了第一次沟通。

　　家属：她心眼小，你们要隐瞒病情，不能告诉她得了癌症。

　　医生：她知道了会造成什么后果？

　　家属：会想不开，也许就不治了。

　　病情隐瞒，治疗进行中……

　　患者：大夫，我得的是什么病呀？

　　医生：是肺部感染。

　　患者：是不是肺癌？

　　医生：你为什么感觉是肺癌？

　　患者：其实我早就猜到了。

　　……

　　患者：没事，我知道你们是为我好。来医院后我有几天没有睡好觉，就想着自己的病。今天你告诉我了，我一下子轻松不少，以后我会积极配合治疗的。

没想到患者以这么轻松的口气来聊自己的病，而家属之前的种种担忧甚至焦虑情绪似乎都比患者更严重。家属主观上认为癌症是患者不能承受之重，故要求医护人员隐瞒病情。很多时候，患者本人能够猜测到自己真实的疾病，但是由于看着亲人担忧的神情以及极力想隐瞒的态度，大多数患者也会隐藏住自己的心事，装作什么都不知道。之前科室收治了一名晚期肾癌的女性患者。患者女儿刚到病区，就偷偷拉着主管医生让其隐瞒病情，说如果母亲知道病情肯定会崩溃。但是后来当医生去查看患者的时候，她支开了女儿，对医生说其实自己早就知道是肾癌，但是不想让女儿担心自己，就装作不知道得了什么病，每天都乐乐呵呵地，这样女儿也开心。

减缓家属的紧张和焦虑心理，正视肿瘤坏消息的告知，对患者进行心理安慰和生活照顾，这些也是医护人员在日常工作中需要注意的问题。

2. 对已知病情、长期作战患者的"死亡性进展"的告知

[案例 6]

患者女，45 岁，乳腺癌全身广泛转移，两年前在我科治疗后病情一度好转，生活可以自理，近半年逐渐加重，患者情绪极差，易激惹、焦虑、恐惧。

医生：最近吃饭怎么样？

患者：不好，吃多了腹胀。

医生：还有什么不舒服吗？

患者：这半年越来越重，光检查费都好几千了。

医生：这次您情绪不太好啊，与第一次来我科室不一样，那时病情也很重。

患者：确实不一样，那次很重，治疗后越来越好了，可以看到希望。这半年感觉又没希望了。

医生：您知道吗？"病"这个东西不太好说，有时候我们很难控制它，虽然我们也很努力。

患者：我不怕死，就是想多陪陪孩子。

医生：孩子多大了？

患者：13岁了，就是不太好，我们两个没有共同语言，想不到一起。

医生：你俩分歧在哪儿呀？

患者：我想让他上清华、北大，可他的成绩不理想。

医生：他还小，再则也不一定非要上名校才好呀！健康、做一个对社会有用的人就很好。没事可以和孩子多沟通沟通。

患者：我不想和他说话，都是因为他我才得这个病。

医生：为什么呢？

患者：我以前陪读，带他到处上补习班，照顾他的生活，累的。

医生：（笑）您刚才还说想通了呢，这怎么是孩子的错呢！孩子不愿上补习班，是您非要他上的，对吧？

患者：（笑）是的，是的。

医生：生命有长度还有……

患者：宽度。

医生：对呀，我们要活好现在的每一天。曾有人说：患癌比得其他病要好，就是让人有机会重活一次，会认真思考以后的路该如何走，猝死就没机会了，患其他病就无法触动他们对生命的感悟，可能也不会对人生进行二次规划。

患者：嗯，让你们操心了。

很多肿瘤科临终期患者是"长期作战"，并经历了多次复查。有时候复查结果好，可能让患者重燃希望；有时候复查结果不理想，他们就需要重整心情，继续出发。但当一名肿瘤患者的病情进展到无药可用、不能挽回的时候，我们应该如何告知病情呢？这时候就需要医护人员用一颗真诚的心开诚布公地与患者共同讨论，让他们放下一些东西，缓解压力，释怀生活中的不满。在坏消息传递中并不一定全部都是消极内容，也会有好消息的存在（比如肿瘤不会突然结束一个人的生命，会给予充足的时间来跟这个世界告别等）。临床工作中，以积极的方式传递坏消息，是十分有必要的。

3. 完全不告知

[案例7]

　　患者男，55岁，中学老师，肺癌术后，术后辅助化疗，家属要求隐瞒癌症病情，患者在化疗第一周期后拒绝再次治疗。

　　患者：本来我就没什么病，在你们这里越治越重。

　　医生：你的肺炎很重，需要多次住院治疗。（配合家属）

　　家属：他就是越来越不好，不能吃饭。（化疗的副作用）

如果患者不知道病情，家属也不能积极配合，则治疗就会很难进行，甚至严重影响疗效。在之后的病例中我们汲取教训，采用间接透露部分病情的方式（比如透露出肺上有肿块，但把恶性肿瘤说成良性），后来就取得较好的结果，患者配合治疗的程度明显提高。

在我国坏消息告知没有统一的模式，这项工作复杂而又艰难，需要医生具备一流的沟通能力、心理学知识、专业能力和共情能力等。其实很多时候，癌症患者迟早会知道自己的病情，越晚告诉患者就会越被动。当然，患者和患者也不同，有些患者很乐观，也有些比较悲观。因此，采用怎样的方式告知患者病情就显得非常重要。告诉患者坏消息时要因人而异，遵循循序渐进的原则。在告知病情的过程中，我们所要传递的一个最重要的信息就是：你虽然得了重病，但你不是孤单的，我们有很多诊疗的经验，也有很多患者和你一样得了这个病（不是你的错）。有些患者治疗结果很好，我们会在这里尽全力帮助你达到最好的治疗效果。

通过开展叙事医学相关临床工作，在反复尝试及总结后，对于告知患者或家属坏消息方面，我们总结了如下经验。

1. 向患者或家属讲述疾病基本情况时，可以用画图的方式帮助其加深理解。对文化程度较高、经常使用搜索引擎的患者或家属，可以用一些相对专业的语言（比如副瘤综合征、骨髓抑制等）；而对于文化程度较低的患者或家属，就采用举例子的方法，使用比较通俗的语言来解释说明。例如，一位胃癌患者，其病理检查结果里有一个专业词语"低分化"。如果你只是说恶性程度高，很多人并不能很好地理解，而我们往往会这么解释："低分化"就好比是班里最调皮捣蛋的学生，上课喜欢乱动、打扰别人，下课铃刚响过，他们就着急地跑出教室，平时打架的也都是这几个学生，他们经常乱跑、搞破坏、惹祸。专业的解读就是易转移，恶性程度高。在告知病情的过程中，需要沟通通畅。如果沟通不畅，就没办法起到病情告知的效果。而如果他们对告知坏消息的整个环节能够理解，那么后续的诊疗过程就会很顺利，对医生的信任程度也会提高，患者及家属对疾病有了自己认知水平的充分了解，焦虑就会减轻很多。

2. 了解家庭成员、家庭关系、经济收入、患者的性格、家属及患者对治疗的态度等，从中可以了解到未来谁主导治疗决策、重要谈话与谁谈等信息。一旦出现家属与患者的治疗态度相悖（如患者想继续治疗，但家属要求放弃），医生能清楚地明白接下来该怎样做。曾有一个 60 岁肺癌晚期患者，性格内向、沉默寡言，在患者身体承受的范围之内有多种治疗方案可以选择，但其子强烈拒绝积极的抗肿瘤治疗，要求对症处理。后来肿瘤一点点长大，压迫气管，出现临床症状加重，且患者更加消瘦。如果再不治疗，就一点机会都没有了。后来主管医生了解到，患者为退休职工，报销比例较高，而且老人有治疗愿望。对于这种患者与家属之间的分歧，我们分析了几个原因：第一是医疗费用问题；第二是药物不良反应问题。针对以上两个问题，我们再次分别与患者及家属进行了深入沟通，最后的结果皆大欢喜：患者表示有能力自己支付医疗费用，积极地配合治疗；家属在了解药物不良反应的基础上也接受了抗肿瘤治疗方案，并表示治疗与否听父亲的，并会在金钱及人力上支持父亲的选择。

3. 告知疾病的预后及并发症。如果患者的生存期只有 1~3 个月，需要反复与家属沟通病情，降低他们的期望值。在临床中我们发现，中国是人情社会，对于亲人的离开，家属始终很难真正接受这个事实，所以需要反复沟通，并提醒在治疗过程中可能出现的突发事件，如肺癌大咯血。除此之外，还需要和家属沟通临终问题，如怎样满足患者的心愿，患者是否想见亲人、战友或同学，死亡地点是在医院还是家里等。在坏消息告知的过程中，我们还需要关注一个重点问题，就是家属的需求。在谈话最后，我们需要向家属传递一个信息：我们会陪伴你，如果有需要，我们可以提供帮助。

（二）面对复发的恐惧

曹老师是一位癌症康复患者，乳腺癌术后 6 年，规律复查病情均稳定。今年曹老师又常规来复查了，听她说，来医院的前一天晚上就开始紧张，彻夜难眠，怕查出什么问题来。后来检查结果出来了，左侧肾上腺出现一个占位，黄豆大小，不能排除转移。曹老师说，听到这个消息的那一瞬间，自己的大脑一片空白，别人说什么都听不到，好长时间才慢慢恢复过来，内心反复在想，肿瘤复发了，我该怎么办？眼泪像关不住的水闸一直流，后来经过各大医院的会诊，排除了肿瘤复发，曹老师的生活才慢慢恢复到正常状态。"生不如死的感觉"，这是曹老师回想起那段日子的感受。

据报道，49% 的癌症幸存者有明显的癌症复发恐惧，[18] 主要表现为患者对身体的过度检查、过度警觉及过分关注身体的症状变化，并将身体的某些症状如疼痛和胸闷等作为病情加重的征兆，[19] 对复发的恐惧可加重患者的焦虑、抑郁情绪，严重影响其身心状态及生活质量，同时这些负面情绪还会影响化疗药物的疗效，增加药物不良反应的发生率。[20]

目前国外关于癌症患者复发恐惧的研究较多，国内对这方面的关注较少。

无论是治疗中的患者还是治疗结束复查的患者，面对未知的疾病复发情况，每个人的心情可能都是焦虑不安的。临床工作中，癌症患者的复发恐惧可能与多种因素相关，比如年龄低、病情相对严重的患者，其复发恐惧水平相对较高。针对每一位肿瘤患者，根据年龄、一般状况和性格特征等，医护人员应给予不同梯度的关注。医生应密切关注治疗中及治疗后患者疾病的控制及发展，为患者制订精确的复查时间，并成立网上"病友群"，及时在线为患者答疑解惑。在复查前3天电话通知患者，并简单地询问症状，关注其心理状况，及时发现患者的焦虑及恐惧等不良情绪，加强对病情较严重患者的心理疏导，促进患者积极配合治疗，增强信心，缓解其对疾病的焦虑与恐惧。

当复查患者入院时，科室常常会采用"叙事查房"及"叙事患教会"的方式来帮助患者减轻复发的恐惧，采取面对的应对方式与患者进行沟通。后来我们发现，那些愿意与我们坦诚交流的患者，其复发恐惧的情绪相对较少；相反，采取回避或者屈从应对方式的患者，通常会精确地描述其对于死亡、痛苦和被放弃的恐惧，我们还会选择一些浪费时间的、重复的甚至不科学的应对计划或方法来减轻他们对于疾病复发的恐惧。当这些计划没有如期完成或采用的方法未达到预期效果时，患者往往会表现出更加严重的焦虑和恐惧。科室的"叙事查房"及"叙事患教会"采用叙事医学的方法使癌症患者获取更有效的情感支持，使其相信自己能够被照顾、被爱、被尊重，能与他人之间建立相互帮助和支持的关系。我们引导每一位患者采取面对疾病、应对复发的方式，主动迎接疾病带来的困难和挑战，从而缓解其对疾病的恐惧。

二、终末期患者的临终关怀

随着社会的发展与生活水平的提高，临终关怀也越来越受到重视。近年来随着我国人口老龄化社会的到来，临终关怀在我国需求率处于升高状态。[21] 叙事医学视角下的临终关怀，旨在通过倾听和关注患者的疾病故事，再现疾病历程，深度挖掘每一位患者的需求，打破患者与家属、患者与医护人员之间的隔阂，引导患者敞开心扉，自主选择生命末期的治疗与生活方式，提高患者的尊严感。

癌症是一种慢性消耗性疾病，从发现到发展至晚期，大多数患者也许经历过手术，也许经历了放、化疗，饱受疾病所带来的痛苦。医生通过聆听患者的疾病故事，不断反思临床的各种工作，对患者及家属提供包括生理和心理等方面在内的一种全面性支持和照料，以减轻患者的痛苦和恐惧，使者有尊严、舒适、安详地走完人生最后一程。

[案例 8]

　　这是一位从铁路系统退休的老人，确诊癌症后准备化疗时，他的面部出现了小柱状新生物，突出皮肤，长得很快。因为家里经济条件不好，担心人财两空，于是家人决定放弃治疗。我们每天查房时看着他面部的肿块越来越大，后来已经像一个个小树桩布满面部，让人不忍直视。听家人说，这位老人年轻时非常节俭，一件衣服穿了几年，缝缝补补又几年。就是这位节俭的老人，有一天表情严肃、口气坚定地对我说：我不想让别人看到我这张脸，我想住单间。当时单间的费用是普通三人、四人间费用的好几倍，而且床位非常紧张，但我还是毫不犹豫地答应了。自从住进单间，他就要求停止一切治疗，拒绝医护人员的进入。我们每天查房都是从门上的玻璃向里望一望，家属就立即出来给我们讲一下病情，直到他去世我才走进这个房间。当时科室有很多人不能理解这件事情，他们想不通这位舍不得花钱的老人为何在生命的终点选择高消费的单间，但是我理解他。他是在选择一个安静单独的空间，让自己有尊严地离去。

　　肿瘤科患者在面对疾病的时候，不得不去思考死亡的可能性。作为医护人员，我们必须全身心地关注他们，必须"与他们同在"，共同去面对疾病的不确定性。通过严格的叙事工作建立起来的交融可以帮助我们完成非常实际的工作，通过叙事来洞察患者的内心需求，进而帮助患者获得身体及心理上的解脱。

　　面对死亡，一千个人有一千种心愿。有些在人为帮助下可以实现，有些却成为了"死结"。医护人员并不能总是满足患者的需求，但是在临床工作中，学会巧妙地化解问题，给患者带来希望和安慰，也是一项重要的技艺。病房里曾经有一位老革命战士，当兵20余年，为国家奉献了青春和能量，晚年不幸罹患了低分化胃癌。这是胃癌分类里恶性度最高的一种，肿瘤发展迅速，很快就侵犯了腹膜、胸膜和骨头，出现了恶病质的状态。在"无药可救"的情况下这位老革命哀求医护人员，能不能给他使用"安乐死"。他身体痛苦，心理更痛苦。他深深知道医护人员的辛苦，但是又不得不在夜晚一遍遍地呼叫医护人员。他夜不能眠，医护人员都要陪着夜不能寐。他很内疚，所以希望尽快结束自己的生命，所有人都能解脱。面对这样复杂的情况，我们该怎样应对呢？一边是善良刚正的老革命，在生命的终点还想着温暖别人；一边是不能治愈的疾病，给老军人带来了很多实际的痛苦；一边是无法满足的愿望。这三者并不能互相成就，很容易顾此失彼。这时候医护人员该怎样取舍？他的医生记录了这样一次谈话：

　　　　我抚摸着他的手背，想了想，便开口说："崔老师，我今年刚结婚，我老公也是军人，长期在部队，我们聚少离多。但是我觉得他很伟大，因为他用一个小家庭的分离换来了千千万万个家庭的相聚。虽然不能在一起生活，但是我还是很幸福，因为我知道他在保卫国家，跟您一样，在为我们的大国奉献青春和能量，您的青春也奉献给了祖国。我看着您，就像看到了他。我常常给我老公说，你负责保护国家，我负责保护我们的小家。崔老师，您曾经保护过国家，今天让我来保护您，好不好？再辛苦我都不觉得累，我很乐意为您效劳，因为你们真的都很伟大。"

崔老师看着我，目光炯炯，但是没有说话。

崔老师的女儿在旁边笑了，握住他另外一只手，说："爸爸，我们都很乐意为你效劳。"

崔老师的眼眶里饱含着泪水。

我继续说："您看，女儿多孝顺。您啊，多活着一天，女儿就多一天爸爸，也多一天的依靠。她只要看着您，就会心里踏实。"

女儿立刻说："是啊爸爸，我们一起坚强地面对吧！"

崔老师仍然没有说话，轻轻点了点头。等第二天再去病房时，崔老师看到我，衰老的脸上竟然绽放出了微笑，真真切切地把整个病房和我的职业都照亮了。

对于终末期肿瘤患者的临终关怀，在实际临床工作中，医护人员不仅要关注患者，还需要借助陪伴者的力量，对患者和陪伴者积极引导，使其客观地看待疾病，尽量满足患者的临终愿望。如果愿望无法满足，则应进行正确地引导和积极干预，同时应对陪伴者进行疾病知识和临终状态的宣教。如临终期患者只需要极少的食物和水来缓解饥渴感，可用少许冰块或润唇膏缓解口干症状，以期通过陪伴者的言行，对患者的言行和心理状况产生积极影响。医护人员也要多鼓励陪伴者，让他们多关心患者，减少患者的抑郁情绪，使患者和陪伴者接受现实，积极地配合治疗，尽可能提高患者的生存质量，使其能安详、平静、无憾地离开。

小结

没有人会长生不老，每个人都要接受生老病死的自然规律。很多时候，死亡的逼近会带给我们某种警醒，甚至觉悟。闭上眼睛，试想一下，如果你变成了躺在肿瘤科病床上的患者，这个世界会发生什么？你希望医护人员能提供给你哪些帮助？通过想象去了解患者的处境，体验他们的心境，在苦难的隧道里、死亡的阴影下，更贴切地去感受肿瘤患者的苦难，在思索和品味生命的深度和广度的同时，也会更好地反思自己在医疗过程中的种种行为。

我们科室倡导部分医护人员以《假如我是肿瘤患者（家属）》为题写一篇文章，题材不限，内容不限，文采不限，通过想象性书写去挖掘个人内心的痛点及希望点，寻找出一片心灵的绿洲，去柔软地对待每一位真正的肿瘤患者。

我们不再把叙事局限于文字书写，而是越来越多地使用视觉艺术、表演艺术和音乐，所有这些创造性的表达都可以帮助患者和临床工作者表达他们的处境，再现他们的经历，从而可以更好地认识这些处境和经历，帮助他人看到并关注他们的困境。创造力和想象力是这种照护形式的根本，使得临床工作者可以从患者的视角认识到患有某种疾病的生活会是什么样子的。这种想象力开启了好奇之门，也开启了真正奉献于患者的健康之门。以下是两位医生以患者的视角所写的文章，希望给大家带来不一样的启迪和思考。

　　就在刚刚前一秒钟，我的主管大夫告诉我最终的病理结果是癌症，让我想开点，准备化疗。那个刚刚毕业没多久的小大夫告诉我这个消息的时候，语气平淡，表情平淡，就连看我的眼神也是平淡的。他仿佛在和我唠家常，语气和"准备去旅游吧"一样平淡无奇，但我的世界在那一刻爆炸了。

　　我很孤独、很无助，我拿着病理检查单，失去了未来。我希望有一个有经验的大夫可以过来跟我说说话，我希望他能语气温柔，流利地回答我所有的问题。我想知道自己还能活多久，能不能手术，有没有治愈的可能，会不会人财两空。我想让他很有信心地告诉我，我还有希望。他的语气和眼神可能会支撑我走下去。如果一点希望都没有，我甚至想自杀，我不想拖累我的家人。

我希望能尽快给我治疗，因为每拖一天，我都会感觉肿瘤在我体内疯狂地生长，不要告诉我"想开点""坚强点""慢慢就好了"这一类的鬼话。如果肿瘤长在你身上，你就会知道这样的安慰很让人厌烦。我希望大夫能尽全力给我治疗，不要出任何差错，有时候大夫微笑着问我"今天感觉怎么样"或者"太阳不错，出去晒晒太阳吧"，这些简单的话都会让我感觉很温暖。我希望大夫查房时能摸摸我的身体，这样让我感觉这个大夫很靠谱。如果我不舒服，大夫会及时过来看我，并尽快缓解我的痛苦，给我饮食方面的建议，关心我的家人，这些是我目前最需要的。

我希望医生能听我把话说完，请不要在查房的时候行色匆匆，给我一种马上就"失去"你们的错觉。我知道你们很忙，我也会尽量简短地表述。你们可能不知道，我在床上躺一整天，唯一期待的事情就是你们过来查房。我有很多话想告诉你们，想听听你们专业的指导，这样我就会更安心。请不要在我说头晕的时候就立刻检查头颅磁共振，不要在我说有些恶心的时候立刻给我用托烷司琼，不要在我说皮肤有些瘙痒的时候，没有查体、没有仔细询问就直接请皮肤科会诊。有些时候，我头晕可能是因为没睡好，恶心可能是因为偷吃了一个鸡爪，皮肤瘙痒可能是很久没洗澡了。我想让你们能听我把话说完，然后帮我分析可能存在的原因，而不是把我交给一堆机器，虽然有时候有必要这样做。很多时候，你们如果能用通俗易懂的语言告诉我原因，我可能会更信任你们。

参考文献

[1] 刘韫宁，刘江美，等.1990 年与 2010 年中国恶性肿瘤疾病负担研究 [J].中华预防医学杂志，2015,4(49): 309-314.

[2] National Breast Cancer and National Cancer Control Initiative. Clinical practice

guideline for the psychosocial care of adults with cancer[M]. Camperdown, NSW: National Breast Cancer Centre, 2003.

[3] EHMANN J Body image.//Burke C. Psychosocial dimensions of oncology nursing care[M]. Pittsburgh, PA: Oncology Press, 1998: 76-100.

[4] 周文红, 李爱莲. 乳腺癌患者"自我形象紊乱"的诊断和护理 [J]. 现代护理, 2002, 8(5): 358-359.

[5] 李心天. 医学心理学 [M]. 北京: 人民卫生出版社, 1991: 325-328.

[6] SHIMOHINA N Y, Savchenko A A, Petrova M M, et al. The state of hemostasis and immune system in patients' with acute coronary syndrome combined with anxiety-depressive disorder[J]. Kardiologiia, 2015, 55(8): 12-20.

[7] 张艳君, 白继庚, 程景明, 等. 我国恶性伤医事件的现状、原因及对策分析 [J]. 中国社会医学杂志, 2015, 32(1): 1673-5625.

[8] CHAN C M, Wan A W, Yusof M M, et al. Effects of depression and anxiety on mortality in a mixed cancer group: a longitudinal approach using standardised diagnostic interviews[J]. Psychooncology, 2015, 24(6): 718-725.

[9] 王一方. 整合循证医学与叙事医学的可能与不可能 [J]. 医学与哲学, 2014, 1(35): 15-17.

[10] 卢森堡. 非暴力沟通 [M]. 刘轶, 译. 北京: 华夏出版社, 2016: 27.

[11] 马一波, 钟华. 叙事心理学 [M]. 上海: 上海教育出版社, 2006: 1.

[12] CHARON R. 叙事医学的起源及未来: 庆祝中国《叙事医学》杂志创刊. 郭莉萍, 译. 叙事医学 [J], 2018, (7): 37-39.

[13] Dasgupta S. Narrative humility. Lancet, 2008, 371: 980-981.

[14] 郭莉萍. 行动书写的平行病历——读《用心》有感. 叙事医学 [J], 2019, 2(3): 140-141.

[15] 宋晓琳, 尹梅, 金琳雅. 中晚期癌症治疗中坏消息告知问题研究 [J]. 中国医学伦理学, 2019, 32(12): 1571-1574, 1585.

[16] 新的《重大疾病保险疾病定义使用规范》出台 [J]. 中国医药导报, 2007, 4(12): 110.

[17] BUCKMAN R. Breaking bad news: why is it still so difficult[J]. British Med J(Clinical research ed), 1984, 288(6430): 1597.

[18] SIMONELLI L E, SIEGEL S D, DUFFY N M. Fear of cancer recurrence: a theoretical review and its relevance for clinical presentation and management[J]. Psychooncology, 2017, 26(10): 1444-1454.

[19] SAVARD J, IVERS H. The evolution of fear of cancer recurrence during the cancer care trajectory and its relationship with cancer characteristics[J]. J Psychosom Res, 2013, 74(4): 354-360.

[20] 汤文晋, 张雪亚, 徐馨. 心理干预对恶性肿瘤复发转移患者再次化疗的影响 [J]. 中国肿瘤外科杂志, 2014, 6(6): 406-407.

[21] PARK M, YEOM H A, Yong S J. Hospice care education needs of nursing home staff in South Korea: a cross-sectional study[J]. BMC Palliat Care, 2019, 18(1): 20-32.

第七章

精神科中的叙事医学

陈妍　邵静

苏珊·桑塔格（Susan Sontag）在《疾病的隐喻》（*Illness and Metaphor & AIDS and Its Metaphors*）中这样写道：疾病不仅是受难的史诗，也是某种形式的自我超越的契机。[1] 这一点得到了感伤文学的肯定，更令人信服地由医生作家提供的病史所肯定。尤其是精神疾病，与其他疾病相比似乎更适合这种思考。

由于人类的大脑功能和精神活动错综复杂，到目前为止，除器质性精神障碍、心因性精神障碍及少数遗传性疾病（如唐氏综合征）等精神障碍的病因较为确定外，绝大多数精神障碍包括精神分裂症及情感性精神障碍等疾病仍然病因不明，但人们认识到生物学因素（内在因素）和心理 - 社会因素（外在因素）在精神障碍的发生和发展过程中起着重要作用。

在精神科临床工作中，叙事医学能够为精神障碍临床诊疗提供特别有用的框架，为实践精神障碍患者的人文护理提供明确的方法。尽管叙事医学不能替代传统精神病学的诊断和治疗，但两者可以彼此结合。通过运用叙事疗法，精神科医护人员有可能为患者及家属开展更为广泛的治疗，包括对家庭关系和心理危机的干预，这种心理上的疗愈是任何其他治疗所无法提供的。

第一节　精神医学与叙事医学的关联

精神病学（psychiatry）是研究精神疾病的病因、发病机制、临床表现、发展规律、治疗、预防及康复的一门临床医学。精神病学的生理基础是神经科学，心理基础则与心理学、社会学及人类学等学科密切相关。[2] 纵观精神病学的发展历史，心理学在其中有着深远而广泛的影响。心理学许多理论流派和分支领域的科学研究、提出的各种理论观点、建立的研究技术和治疗方法，都极大地促进了精神病学的发展。尽管精神障碍形成有复杂的机制和原因，各种精神障碍都呈现出异常的心理现象和行为表现，但终归是在正常心理现象和行为表现的普遍规律下进行的。[2] 因此，精神病学家和临床心理学家在许多方面很相似，几乎是在相同领域内工作。在应用方面，也都会涉及对精神障碍或疾病的识别理解、评估诊断、预防治疗以及其他相关的问题，两者共同的目标都是缓解患者的精神痛苦。临床精神科医生关注、倾听、回应患者的疾病故事，就是一种叙事能力。这种能力有助于精神科医生在医疗工作中提升对患者的共情、职业亲和力（建立信任关系）和自我行为的反思，其核心是对患者人生故事的共情与自我职业理念的一种反思。每个人都会在某一特定时刻成为一名患者。当医生与患者角色互换时，叙事医学能够让彼此相互理解、相互体谅、相互包容。

运用叙事方法与患者交流，医生可以这样做：①在问诊过程中，以患者的生活体验即"故事"优先，乐于倾听患者的疾病故事，倾听优先于提问。②在治疗过程中，通过外化问题，把患者与精神疾病分离开，理解并包容饱受精神症状困扰的患者，降低自身职业倦怠感。③在查房过程中，尊重处于病态中的患者，引导患者描述一些有价值的生活体验或疾病的故事。④通过对患者疾病故事的解读，评估患者可能存在的医疗风险，避免患者发生意外情况。⑤鼓励患者家属以见证人的角色参与治疗过程，将他们的医疗知情权转化为对患者疾病故事的理解与重新建构，以帮助患者更好地治疗，进而形成医生、患者、家属联盟的"铁三角"。⑥邀请患者及其家属以书面形式记录对往事的回顾、对未来的期许，以及应对类似问题新故事的体验或实践。⑦在治疗过程中，运用文字手段帮助患者整理和庆祝新的治疗成果和实践感受，如证书、奖状、声明或信件等。

第二节　精神科护理与叙事护理的关联

精神科护理学是随着现代医学模式的转变和精神医学的快速发展而建立起来的一门交叉学科，是临床医学中精神医学的一个分支。精神科护理与其他科护理的不同之处在于，其他科护理是将患者看作一个身体被护理的个体，而精神科护理则重视建立护士与患者的治疗关系。精神病学的人际关系理论首次由哈里·沙利文（Harry Sullivan）提出。他在《精神病学的人际关系理论》（*The Interpersonal Theory of Psychiatry*）[3]中，强调精神病学是研究人际关系的学说。20 世纪中叶，美国护理学家赫得嘉·佩皮劳（Hildegard Peplau）受哈里·沙利文的影响，在精神科护理实践中深入研究了护患治疗关系，并于 1952 年向公众发表了她的研究成果。她认为，"护理是一个有意义的、治疗性的人与人之间作用的过程"，并首次将护患治疗关系理论编写进精神科护理的教科书中。在精神科临床护理中，护患治疗关系的目的，是通过支持患者（个体）成熟人格发展，从而促进健康的经历和过程，护患双方都将彼此看成是唯一和重要的人来对待。这一关系理论与叙事医学的概念不谋而合。关注、再现和归属是叙事医学的核心概念。要实践叙事医学，必须了解和掌握这三个要素。[4] 这也是精神科叙事护理的核心，任何医疗卫生工作都始于对患者的关注。[5]

国外护理学者多以莫里叙事框架法（Murray's narrative framework）、传记叙事阐释方法（biographical narrative interpretive method）及艺术叙事方法（arts-based narrative method）展开叙事护理。[6] 莫里叙事框架法是运用半结构式访谈和质性研究收集和分析患者的叙事资料；传记叙事阐释方法先以非结构式访谈开展单问题诱导叙事，然后以半结构式访谈跟进，对患者叙事进行深入诱导和阐释，如同文学中为传记做注解；艺术叙事法以现象学为基础，研究者将视觉艺术（摄影、录像、绘画）、表演艺术（戏剧、舞蹈、歌唱）和文学艺术（诗歌、小说）等应用到叙事护理中，激发患者的叙事欲望，收集患者的叙事资料。

我国学者杨晓娟等 [7] 提倡探索丰富多样的叙事沟通形式，如播放电教片和视频，发放知识宣传册和自测题等。兰佩尔（K. Lamprell）和布雷斯韦特（J. Braithwaite）[8] 提出追寻叙事模式（quest narrative mode），鼓励患者利用文学中虚构人物的经典旅程来讲述他们在病程中的体验。在此模式下，患者可以"进入"所述角色的世界，沉浸于叙事内容，而不是专注于行为改变的嵌入式潜台词。[9] 医护人员可以借此把握追寻叙事关联，找寻疾病和医疗事件移动轨迹中患者的重要转折点，分析患者故事。在叙事资料整理上，丽塔·卡伦（Rita Charon）主张用文学化、叙事化的语言撰写平行病历，即与"标准病历"同步的人文病历，护理人员可以通过撰写叙事护理札记，将叙事资料整理总结，发现不足并改善。

我国一直有"三分治疗、七分护理"的说法。叙事护理作为人文护理的新途径，运用到精神科临床护理，特别是对住院患者的护理，能够激发精神科护士与患者的共情，引导患者疏泄情绪，构建良好的护患关系，有助于患者精神疾病的治疗与康复。书写平行病历，更能体现出精神科护理人文关怀的"文学温度"。护士将患者的忧虑放在心上，在日常工作中与患者建立起一种没有血缘却胜似亲人的护患关系，关注处于疾病状态下患者的心理需要，主动与患者交流，外化他们的问题，协助他们重构对自身疾病的认知，改写疾病的故事。

第三节　精神科门诊患者的叙事交流

我们知道，在临床实践中的沟通，应遵循以患者为中心的基本原则。从这个角度来讲，最本质的沟通是基于医者大巧不工的仁爱之心，共情是沟通的基础。只有真正站在患者的角度来体验和思考，才能做到以患者为中心。每一位前来求治的患者都有自己的疾病故事。在治疗过程中，并不是他们不愿与医生分享故事，而是作为医生，是否愿意倾听患者的故事，并鼓励他们说出自己的故事。

一、精神障碍患者

有精神症状思维经历的人会给医生带来不寻常和奇特的故事。如果医生不能让他们享有与其他患者一样平等对话的权利，那么有可能会对他们的病情评估出现偏差。更重要的是，这样做对他们而言是不公平的。基于叙事方法与角度，医生在关注、倾听并解读他们的故事时，不再把患者说的每句话都当作一个疯狂的故事。这不仅是最基本的诊疗规范，也是作为一名精神科医生应当具备的职业素养。如今，医生越来越重视为那些被诊断为精神分裂症或妄想性障碍的人提供良好的医疗服务，并尊重他们在治疗中的话语权。事实上，许多处于康复期的精神障碍患者通过按时服药和定期复诊，他们的病情能够缓解，情绪基本稳定，在社会生活中与正常人并没有什么差别。

日常门诊工作中，接诊医生运用电子病历查询系统，能够对患者既往的用药情况一目了然，并明确系统治疗无效药物和出现严重副作用的药物。而对于出院后进入康复期的患者，简单、粗暴地调整用药剂量绝非控制病情波动的最佳治疗方法。一些处于精神疾病康复期的患者内心矛盾，他们一方面希望获得有效的药物治疗，另一方面又不太相信药物治疗能够让自己的病情尽快缓解。门诊医生运用外化对话的技术，通过把问题对象化而改变这种内化的理解，[10]可以帮助患者改善服药依从性。同时，通过聆听患者对疾病故事的表述，评估患者病情，及时调整用药方案。

[案例 1]

小罗，22岁，因"言语夸大、间断认为被人议论5年有余，加重6个月"诊断为未分化型精神分裂症，并有过两次住院经历。小罗读初三时在毫无任何征兆的情况下，精神状态出现异常。主要表现为言语夸大，称自己能够发明出比课本上更好的公式，还对罗妈妈说自己能够获得诺贝尔全部奖项，并称自己受到他人嫉妒，时常认为有陌生人在骂他、嘲笑他，周围人更是在议论他。令罗妈妈不解的是，在住院期间，上述症状都能够得到有效控制，可出院半年左右，小罗的病情会出现波动。

小罗在妈妈的陪同下走进诊室。通常在门诊交流中，医生会采用一问一答式的问诊方式，小罗也似乎早已习惯说"好像是这样吧""我知道了""让我想一下""我忘了，还是问我妈吧"诸如此类的回答。但这一次，医生没有对他进行"例行公务"般的问诊，而是运用外化式对话与小罗一起讨论出院后发生在他身上的生活故事。

在运用外化式对话与患者一起讨论自身问题时，我们需要注意的是医生以提出对生活与个人的描述性问题为主。问题一经描述，问题对人的生活与关系的影响一经厘清，很自然就会外化。能够起到外化作用的对话可以扩大患者的思考范围，帮助患者厘清问题对自身的影响。

外化的过程是医生和患者合作的过程，主要有以下几个方面：

- 帮助患者将自身与疾病问题区分开，改变以往对自身疾病的思维模式；
- 帮助患者澄清在问题影响下产生的消极自我认同，如"我有精神病"；
- 给予患者足够的空间，帮助他们进行自我探索，减少患者的无力感和脆弱感；
- 尊重患者，避免对精神障碍患者的隐形歧视。

在临床实践中，普通医患关系多是"教师 - 学生模式"。医生作为治疗者是"权威"，掌握更多的医学知识和技能，加上一般的关心与帮助的态度来为患者服务，所提建议是按一般人能够做到为标准的，患者则常常被看作是有问题的人。而在外化式对话过程中，医生需要保持冷静的态度，向患者提出一系列故事性的问题。

医生：小罗，你知道是什么原因让我和你妈妈又开始担心了吗？

小罗：知道，我病情波动了。

医生：出院时，你的病情已经稳定了。

小罗：是的，出院时我感觉自己恢复正常了。

医生：嗯，我们都知道只要遵医嘱按时服药，是可以控制病情的，但你好像总会在出院半年左右的时间里病情产生波动。你觉得这会导致什么样的结果？

小罗：住院，可是我不想。

医生：我知道你不想住院，但你病情波动的问题总是会在出

院半年左右的时间里发生，我想肯定是有原因的，你愿意跟我谈
谈么？

小罗有些诧异地看着医生。

罗妈妈：孩子，你遇到什么问题了？

小罗：我没有按时服药。

罗妈妈：怎么会，我不是一直在督促你么？

小罗：那不是我该吃的药！

医生：哦，那是什么原因让你不愿意按时服药呢？

小罗：我担心服药后，变得没有"个性"了！

对于精神障碍患者而言，服药是控制病情最有效的方法，但小罗担心会让自己失去"个性"，这听起来简直有点不可思议。在精神科临床实践中，确实有可能从患者那里获知独特的问题。这需要医生从与患者谈话的语境中来理解并接受他们的语言。尽管小罗的问题很特别，但通过鼓励他建立比较一般性的外化界定还是很有用的，这能够为他辨认问题的影响和寻找独特的结果提供帮助。

外化对话的发展，是了解问题在患者生活中各个方面的影响，包括以下部分：

- 在家庭、单位、学校及同龄人等不同环境中的影响；
- 在家庭关系、朋友关系、自己和他人关系等方面的影响；
- 自我认同，包括问题对其人生目的、希望、梦想、愿望及价值等方面的影响；
- 患者的未来及人生价值观。

这些问题需要根据患者的具体情况进行询问，并向患者阐述清楚导致问题行为的主要因素。在本案中，医生通过进一步鼓励小罗并引导他说出自己想要保持"个性"的原因竟然是小罗恋爱了。

五年前，小罗被确诊患有未分化型精神分裂症，那时的他还是一名

少年。而今，他早已成长为一名身高 1.85 米、面容俊朗的青年。在生活中，小罗遇到了自己心仪的女孩。尽管他饱受精神疾病的困扰，但家人出于对他的保护，将这个消息严密地封锁了。虽然小罗偶尔还存在一些精神症状，但初识他的人并不会觉得他有什么异常，其夸大性的言语在一些少女看来，反而是有"理想"、有"个性"的表现。

　　叙事的方法要求医生尝试鼓励患者对问题重新定义。这一新的定义是与自身经验密切相关的，能够帮助患者更好地处理自身问题的定义。初尝爱情滋味的小罗，担心自己失去"个性"后无法再获得女友的关注。显然，这是一种错误认知。如果医生从精神医学的角度来看待小罗服药的问题，那么最大的可能就是建议罗妈妈同意让他再次接受住院治疗。

　　在叙事医学中，医生通过外化式对话引导小罗界定问题，帮助他重新看待病情波动产生的影响。医生从情感生活的角度，给小罗解释了精神分裂症是一类慢性疾病，需要长期治疗及复诊。为了优化治疗转归，小罗必须要理解疾病的性质，必须接受长期用药的现实，通过按时复诊，选择合适的药物，与医生形成协作式治疗联盟，病情才会逐步稳定。真挚的爱情不是靠"个性"来维系的，病情得到有效控制才是稳定恋爱关系的制胜法宝。对每一个人而言，感情生活除了最初的激情，终将归于平静的生活。罗妈妈对此也表示认同。她告诉小罗，听到他恋爱的消息，作为母亲非常开心，同时更希望小罗为了自己的爱情，遵医嘱按时服药，不要有太多顾虑。医生建议：爱情给小罗的生活带来了愉快的体验，精神分裂中的"个性"虽然有魅力，但还是需要认真对待，坚持服药巩固治疗。本案例外化对话图式见表 7-1。

点评

　　本案例中，医生从叙事角度将疾病问题与患者自身分开，结合患者既往成长背景和目前生活环境与患者及家属共同探讨一个反复困扰患者的问题。医生这种接纳行为可以帮助患者缓解焦虑情绪，放松心情。小

表 7-1　案例 1 外化对话图式

论证评估		对爱情问题的探讨 赋予服药新的价值
评估问题的影响		小罗病情波动， 必须住院
描述问题的影响	罗妈妈的焦虑 小罗爱情的消失	
商讨接近患者体验 的独特命名	问题被命名为"个性"， 罗妈妈的担忧	

```
        0         5         10        15        20
                                        时间（分钟）
```

罗认为精神疾病症状中的"个性"因素是爱情的"动力"。显然，这是一个错误的认知观念，但具有这个观念恰恰说明他在前期住院治疗中的效果是良好的。在出院康复过程中，小罗家人对他的关注局限在疾病问题上，极少对他的情感问题予以关注，导致他出现为了维持自身"个性"对女友的吸引力而擅自停药的行为。由此可知，如果医生把患者与疾病混为一谈，那小罗只能再次接受住院治疗。从既往病史资料中，我们可以看到这种医疗建议是无法从根本上帮助到小罗的。尊重患者，倾听他们对疾病问题的理解，并为之触动，才能够做到为患者着想。事实上，以患者为中心貌似老生常谈，但对于精神障碍患者持久性的治疗是至关重要的。

二、老年神经认知障碍患者

当一位老人由家属陪同走进诊室时，我们通常会看到苍老的面貌和缓慢的动作。在交谈中，我们还会感觉到，他／她可能听力有些减退，需要我们稍微提高一点声音；在认知检查过程中，我们还能体会到，老人视力也会减弱，他／她可能需要佩戴老花镜以帮助自己看得更清楚；当我们建议老人服用某种药物时，又会发现老人还有很多疑问，药物怎么吃？有没有不良反应？什么时候找医生复诊？同时，我们也能发现，老人身边的家属会很自然地接过处方单，并会随口说上一句："我都知道了，回家慢慢和您说。"就是这么一个看似简单的就诊过程，却蕴藏着非常丰富的内涵，包括医生如何对老人进行评估，如何通过与老人的接触为下一步治疗做准备，如何为老人提供现实的治疗目标，如何发挥家属的角色，以及如何应对老人的各种担忧，等等。

许多老年患者把他们的症状归咎于老龄化问题。医生在与他们进行交流时会注意到，交谈的节奏往往也是很缓慢的，他们的病史有时会包含其一生的经历。老年患者对于倾诉对象的反应和态度大多很在意。针对上述特点，我们应当充分表达对他们的尊重，适当放慢语速，以适应与老年患者的交流。老年患者在日常生活中能够接触到有关疾病诊断与治疗的科学信息并不多，出于对疾病的误解和过度的担忧，他们对诊疗往往会持有与医生不同的观点。从叙事角度，通过外化式对话与老年患者进行交流，始终保持一种冷静的态度，能够帮助我们把握他们对治疗的态度和期望，保证其良好的治疗依从性。

[案例 2]

孙阿姨，67 岁，2 年前开始出现记忆下降、好忘事的症状，尤其是最近的事情容易忘记。刚说过的话，立马就忘了；才放下手里的东西，立刻就忘记放哪里了；刚吃完饭，一会儿就忘记自己吃过什么食物了。一开始，家人与孙阿姨都并未太在意，认为是年龄大了，很正常。可逐渐地孙阿姨又开始出现疑心的症状，认为老有人要偷自己的东西，并怀疑家中保姆眼神不对，冲保姆大发脾气。当面对外人时，这种情况有所缓解，尤其是在礼貌方面，孙阿姨还是很得体的。后来，孙阿姨的情绪越来越不稳定，开始冲动毁物。经过诊断，确定孙阿姨患上了阿尔茨海默病。

在家人的陪同下孙阿姨走进诊室。午后的一缕阳光照在她细心打理过的发髻上，令黑灰色的发髻显得格外明亮。当她走进诊室坐到医生面前时，她的神情显得有点紧张。

医生：您好，您感觉哪里不舒服呀？

孙阿姨：我没哪里不舒服，只是有点健忘，老伴不放心说一定要我过来看看。可我觉得没什么，快70岁的人了，哪能还跟年轻时一样呢！

医生：哦，我听您老伴说，前些日子，您把家里的保姆赶走了？

孙阿姨：这事儿他都跟您说了，真不嫌丢人。保姆眼神总是贼眉鼠眼的，而且还偷我家东西，我气不过，他们又不相信我，我就把她赶走了。

医生：您是什么时候觉察到保姆偷东西了呢？

孙阿姨：哟，我还真没有抓到过现形！但我的直觉是很准的。

医生：直觉？

孙阿姨：自从她看我的眼神变了，我就总觉得家里东西放的位置有问题！

医生：您觉得保姆的眼神是从什么开始改变的呢？

孙阿姨：大概是两年以前吧！

医生：在这期间，您服用过什么药品吗？

孙阿姨：没服用过什么特别的药，我40来岁那会儿发现有糖尿病，一直吃二甲双胍，差不多有20来年了。

医生：那您在这期间有做过手术或者脑部受过外伤吗？

孙阿姨：没有，这些都没有，我就是有点健忘。

医生：嗯，您和家人来看精神科门诊，主要是因为健忘的问题，对吧？

孙阿姨：是的，医生。

医生：健忘问题加重，是从您发觉保姆偷东西以后，对吗？

孙阿姨：是的。

医生：嗯，保姆的偷窃影响了您的记忆力，这种情况持续了两年。您除了患有糖尿病，身体上或情绪上没有出现别的问题吗？

孙阿姨：医生，我最近情绪有些不稳定，前些日子在家砸东西了，要不我也不会来这里看病。

医生：情绪不稳定，是发生什么事影响您了吗？

孙阿姨：哎，我觉得可能是自己真的老了吧，发现保姆偷东西后，我就不愿意出门了。原来我是小区老年文工团的核心成员，还担任领唱。刚一开始我没有参加活动时，团长他们还过来看看我，劝劝我，后来见我情况一直没有好转，他们就更换了领唱。我知道后心里挺难受的，而且，老伴也不理解我，我心里有火，情绪上难免就会出现问题。

医生：哦，您在文工团领唱的位置被人取代了，您心里很不舒服，老伴又不理解您，也没安慰您。您觉得这些事加在一起，才导致您情绪出现波动，让您原本健忘的问题更加严重了，是这样吗？

孙阿姨：是的，医生，您说得太对了。他们总觉得我疑神疑鬼，他们根本不理解我，也不愿意听我解释。

作为一名精神科医生，需要了解和评估自己诊治的患者到底存在哪些个体特殊性。在门诊过程中，外化式对话能够提供给老年患者一个叙事的空间，帮助医生梳理他们的病程，并在叙事过程中发现例外事件以排除躯体疾病，有助于医生明确诊断，对症治疗。

与老年患者进行外化式对话，可以从以下几个方面进行互动：

• 引导患者明确自己前来就医的主要目的或者需要优先解决的问题；

• 鼓励患者把主要问题具体化（如发生时间、事件内容）；

• 尝试发现患者故事中的例外事件（如躯体疾病或突发意外）对主要问

题的影响；

- 鼓励患者家属以见证人的身份参与治疗过程（表 7-2 ）。

表 7-2　案例 2 外化对话图式

论证评估		只是有点健忘，问题不大 老伴不理解，不安慰自己
评估问题的影响		无人理解，健忘加重 情绪波动，门诊治疗
描述问题的影响		因健忘担忧，发现保姆偷东西 失去老年文工团领唱的资格
商讨接近患者体验 的独特命名	问题命名为"健忘"， 孙阿姨的担忧	

	0	5	10	15	20

时间（分钟）

　　本案例中，孙阿姨把就诊的主要问题命名为"健忘"，并坚持认为从保姆异样的眼神中察觉到她偷了家里的东西，但家人并不相信她，尤其是她把保姆赶走的事情，老伴还"不嫌丢人"地告诉医生。更让她生气的是，为抓住保姆偷窃行为的"真凭实据"，她不敢再出门活动，导致自己在老年文工团领唱的位置被人取代。这件事让她感到很失落，心中也有一些怨气，但老伴不理解她，也不安慰她，进而引发她在情绪上产生更大的波动，出现毁物行为。在整个外化式对话的过程中，孙阿姨并不接受自己罹患精神疾病的现实，并一再向医生强调自己没有什么大问题，只是有点"健忘"。

　　在门诊中，搜集患者的病史资料是临床处理的首要步骤。无论是诊断分析、制订治疗方案，还是评估临床风险与预后、制订康复计划等，都以资料搜集为基础。资料搜集的过程也是建立医患关系的过程，更是治疗的前奏，精神科许多治疗尤其是心理治疗，均始于医患关系的建立。本案例中，医生认真聆听孙阿姨倾诉的过程，采集到了诊断所需要的病史资料，并对她的精神状况做了简单评估。经医生的初步诊断，证明孙阿姨患上了阿尔茨海默病。阿尔茨海默病 [2]（Alzheimer's disease，AD）是一种起病隐袭、进行性发展的慢性神经退行性疾病，临床上以记忆障碍、失语、失用、失认及执行功能等认知障碍为特征，同时伴有精神行为异常和社会生活功能减退，发病年龄多在 45～65 岁，是早发性痴呆最常见的病因。

　　生活需要仪式感。叙事疗法强调在治疗中使用界定仪式（definitional ceremonies）来更好地丰富患者的人生故事。界定仪式让患者获得一个新的选择机会，让他们有权利选择自己的外部见证人（outsider witnesses），然后，在外部见证人面前讲述和呈现自己的生活故事。外部见证人会根据某种特定的方式进行回应，认可、重述患者的故事。孙阿姨的老伴是她的疾病故事外部见证人的最佳人选。特别是对于阿尔茨海默病患者，除了通过药物治疗延缓其疾病进展外，非药物干预是处理患者精神行为症状的首要选择。

　　在临床工作中，教育患者家属要有现实的治疗期望以提高患者的依从性，这对于医生顺利开展治疗是非常重要的。对于毫无精神医学知识的患者家属而言，如果只是简单粗暴的例行性告知，让其理解并接受这一诊断在未来生活中带给患者以及整个家庭的影响是相当困难的。在遇到患者出现精神行为症状时，有些家属甚至会要求医生开具抗精神病处方药物。赋予家属外部见证人角色，给他们的任务是要向医生讲述患者疾病故事中哪些对自己有吸引力，哪些故事让自己联想到新的内容，外部见证人和这些故事相关的个人经验是什么，以及听了这些故事后，自己的生活会有什么变化。

　　在医生与孙阿姨外化式对话过程中，我们能够听出她对老伴的不满与抱怨，认为老伴不理解自己。因此，虽然孙阿姨的老伴是她本次治疗中外部见证人的最佳人选，但在邀请孙阿姨的老伴作为外部见证人之前，我们需要先帮助他做一些准备。

　　大多数情况下，医生邀请患者家属作为外部见证人参与治疗过程前，有必要和他们简单讨论一下，医生需要告诉他们尝试做到以下几点：

- 承认患者所表达的对于疾病的想法和行为；
- 用心倾听并复述患者表达的想法和行为内容中特别吸引他们的部分；
- 表达这种复述的时候，不能用强加的语气；
- 不要以既往习惯的方式对患者的想法和行为做出反应，包括表达观点、提建议或做评判等。

　　在门诊中，医生可以尝试用这样的问话与孙阿姨的老伴进行交流。

　　医生：您好，孙阿姨刚才说的内容，您还有什么需要补充的吗？

　　老伴：没有，她说得已经很全面了。

　　医生：那您愿意帮助她吗？

　　老伴：我怎么帮助她呀？我又不是医生。

　　医生：瞧您说的，您对孙阿姨的帮助远比我们医生重要。

　　老伴：医生，您别高抬我了。她脾气那么大，我哪里管得了她，家里大事小事全是她说了算。她觉得保姆眼神有问题，什么都不让我问，直接就把人赶走了，我连个大气都不敢出。

　　孙阿姨：我觉得她偷东西，家里好多东西摆的地方都不对，她知道我健忘，才会这么肆无忌惮的！

　　老伴：医生，您看她这个样子，我能帮助她什么呀！

　　医生：二老先别急，我的话还没有说完呢。孙阿姨健忘与疾病有一定关系，这需要您多担待点儿。我这次先给孙阿姨开点药，服药后的疗效，需要您多关注，多听听她服药后的感觉和想法。多观察一下孙阿姨健忘的问题在服药后是否有所改善，脾气是不是能柔和点儿。不过，您也要想一想，孙阿姨发脾气肯定有原因，等她平静下来后，您也可以尝试问问她为什么发脾气呀！虽然您

不是医生，但这些信息只有您才能知道。作为她的主治医生，我
需要您认真听、认真记，下次复诊时告诉我。

　　老伴：好吧，我按您说的去做。

　　对孙阿姨的治疗，一个非常重要的问题是家人对待她"健忘"的态度
以及老伴角色变化的解读，尤其是当孙阿姨的老伴从原来家庭成员的身
份转变成为一名照料者时。这种身份转化喻示着他将会在孙阿姨今后的
治疗过程中承担起繁重的照料责任。赋予患者家属外部见证人身份，教
会他们如何避免与患者争论以及引导他们协助患者能够积极配合治疗，
是医生对患者治疗的重要组成部分。在门诊随诊及定期复诊中，都需要
孙阿姨的老伴作为她的外部见证人予以积极参与，同时向医生陈述在治
疗过程中孙阿姨服药后的种种反应，便于医生及时调整用药及诊疗方案。

　　一个月后，当孙阿姨与老伴再次走进诊室时，医生看到孙阿姨脸上
洋溢着幸福的笑容。孙阿姨的老伴详细地把她服药后各种症状的改善情
况向医生逐一汇报。在老伴陈述的过程中，孙阿姨也会不时地向医生补
充一下自己的躯体感受，言语中没有了最初的抱怨与指责。显然，在重
新定位角色后，孙阿姨的老伴已经懂得如何面对处于疾病中的妻子。理
解与接纳，可能是作为外部见证人给予患者最好的陪伴吧。

点评

　　在对老年神经认知障碍患者的问诊过程中，运用叙事理念可以为患
者提供全方位的临床服务，将有限的科学证据在临床实践中运用得游刃
有余。这是一种治疗艺术，而不是单纯意义上的治疗技术。在传统观念
下，面对老年神经认知障碍患者时，医生因持有先入为主的诊疗观念，
从而忽略了倾听患者对自己疾病故事的诉说，问诊过程非常容易格式化。
事实上，叙事所倡导的外化过程恰好是医生和患者进行合作的过程，在
一问一答中增加患者对医生的信任感。当我们用叙事理念问诊老年患者

时，你会发现其实与老年患者进行交谈并不困难。运用外化式对话与患者共同探讨疾病问题，可以让其不再居于患者"生活中心"的位置。也就是说，医生需要帮助患者与自身各种疾病问题之间创造一个叙事空间，无论问题是什么。事实上，老年神经认知障碍患者自身的"无价值感"可能会比较严重，需要医生在问诊过程中，克制自己先入为主的诊疗观念，给予他们更多的理解与尊重，让他们拥有足够的时间说出自己的疾病故事，并为他们"量身订制"个体化的治疗方案。

第四节　住院患者的叙事交流

精神障碍是以精神活动异常为主要表现的一大类疾病，异常的精神活动可概括为认知过程障碍、情感过程障碍和意志行为障碍三方面。各种精神障碍可通过人的外显行为如写作、言谈、表情及动作行为等表达或表现出来，称之为精神障碍症状。[11] 精神障碍症状的检查主要通过交谈和观察两种方法完成。一般来说，精神症状并不是每时每刻都存在，在临床工作中必须仔细和反复观察，运用各种交谈技巧，善于挖掘隐蔽症状，才能避免漏诊和误诊的发生。精神障碍患者一般比较脆弱，容易产生焦虑情绪。精神科护士运用叙事护理方法，能够快速地与住院患者建立出有别于一般人际关系的合作性、帮助性的护患关系，通过关怀的态度和敏锐的觉察力获得患者的信任。

一、双相情感障碍患者

双相情感障碍（bipolar affective disorder, BD）是一类既有躁狂发作或轻躁狂发作，又有抑郁发作（典型特征）的常见精神障碍。[2] 躁狂发作常见情感高涨、言语活动增多和精力充沛，抑郁发作则出现情绪低落、愉快感丧失、言语活动减少及疲劳迟钝等症状。双相情感障碍临床表现复杂，发作性、循环往复性、混合迁延性、潮起潮落式的病程不一而足。目前其病因仍不清楚。但大量研究资料提示遗传因素、生物学因素和心理社会因素等都对其发生有明显影响，并且彼此之间相互作用，导致疾病的发生和发展。[2]

[案例 3]

　　小吕，男，27 岁，大专文化，乙肝携带者，在家中排行最小，上边还有两个姐姐。小吕因总是担心工作中出现差错会连累到家人，感觉自己心理压力大，逐渐出现心情不好、兴趣减退、夜眠差和入睡困难等症状。后来又因为准备婚礼，感到女方要求太多，自己有想法但是不知道如何表达，觉得心累，并时常出现闭目自笑的情况。入院前小吕曾有一次购买了 2000 多块钱的衣服，对家人说自己要发财了，情绪高涨、自信满满，见人自来熟。于是，家人送其住院，经诊断为双相情感障碍，目前为伴有精神病性障碍的重度抑郁发作。

　　小吕住院后情绪一直很消极，不太愿意与其他患者说话，人显得很懒散，总是独自一人待在病房角落里。小吕父母对他的治疗抱有很高期望，毕竟就这么一个儿子。每到探视的日子，他们总是会按时等候在探视室里，给小吕带来许多爱吃的零食，但是小吕的主管护士发现，每当父母探视离开后，小吕的情绪非但没有改善，反而会显得有些气愤。于是，小吕的主管护士运用外化式对话与小吕进行交流。

　　护士：每次父母探视结束后，总是看到你情绪不高，我有什么能帮助你的么？

　　小吕：谁都不信任我，都骗我！

　　护士：哦，难怪你这么气愤，让人欺骗的感受确实很不舒服。我是你的主管护士，在整个治疗过程中，我和你是一起对抗疾病的盟友。要是你愿意，你可以总结一下自己现在的情绪状态。

小吕： 我的情绪状态？气愤、自卑、不信任。

护士： 愿意跟我说说你为什么会气愤吗？你觉得自己在哪些方面会自卑，生活中你不能信任谁呢？

小吕： 我的父母！探视时他们老是说起我以前的事情。

护士： 往事令你不堪回首？

小吕： 是的。几年前我谈过一个女朋友，当时谈得挺好，我俩就领证了。商量办婚礼时，她父母提出要彩礼，我爸妈当时没答应，女友一家也没说什么就走了。可婚礼当天村里人都到齐了，女方家却一直没有露面，婚也没结成。我去找她时，她家里人还不让我进门。后来，村里人就开始说三道四，我爸妈觉得抬不起头来。半年后，她家托人来说要跟我办离婚。结果，我婚还没结，就变成了二婚。再后来，我想在周围村里找对象。人家一听说我是二婚，家里人都不同意。我周围的人都看不起我，我爸妈也说我不会看人，让人骗了都不知道。但是，我不能因为这件事就不结婚呀，我也有爱的权利呀！前段时间我在网上谈了一个女孩，就买了些衣服打扮自己。我爸妈却非说我犯病了，怕我再被骗，不让我和那女孩交往，还把我的手机和电脑都没收了。哎，您说，我能不气愤么？！

护士： 当你感到气愤时，你觉得会给自己带来什么样的影响呀？

小吕： 我的气愤，实际上是我不希望爸妈为我的事伤心，我想证明自己可以，但没人相信我，他们总觉得我还是个孩子。

护士： 那你觉得自己怎样做爸妈就不会伤心，就能相信你了？

小吕： 可能是我好好做生意挣钱，回头娶个漂亮媳妇，别再像第一次那样把人看走眼，他们就会为我高兴，相信我有能力吧！

护士： 那你就应该积极配合治疗，先把病治好，等出了院才能做生意挣钱。并且，当你拥有了健康的心态，交女朋友自然也会变得更容易。

　　小吕：护士，听您这么一说，我觉得很有道理，我愿意配合治疗。

　　社会建构论认为人降生到这个世界，同时就会进入了社会。从这一刻起，就不可避免地要靠这个社会的母体、特别是语言这个文化载体来诠释自己的体验。所以，社会生活不仅仅决定人可能有什么样的体验，而且还决定这些体验如何被解读。[12]小吕出生在农村，当年他的父母在已经生育两个女孩的情况下依旧超生，就是为了要一个男孩。因此，小吕自出生起就被父母溺爱，两个姐姐对他也是非常照顾。幼年的小吕是在家人的宠爱中长大的，但人的一生不可能总是一帆风顺。在婚姻问题上，小吕失意了，这让生活在农村中的他以及他的家人都感觉抬不起头来。外化（externalizing）是一种治疗方法，这种治疗方法鼓励人将压迫他们的问题客观化，有时候则需要拟人化。[13]小吕的主管护士通过外化式对话与小吕一起把压抑在他心中的问题与独立的人加以区分，即小吕与"气愤、自卑、不信任"是分开的。前者是独立的人，后者是需要处理的问题（表7-3）。

表7-3　案例3外化对话图式

论证评估			努力挣钱，娶漂亮媳妇
评估问题的影响			让父母伤心，让家人在村里抬不起头来
描述问题的影响		小吕情绪不高，很失意	
问题的独特命名	问题被命名为"气愤、自卑、不信任"		
	0　　　　　5　　　　　10　　　　　15　　　　　20		
			时间（　分钟）

　　从上述对话中，我们了解到小吕第一次婚姻失败对他的打击非常大。他认为是自己的原因导致全家人在村里地位受损，他甚至开始怀疑自己的人生价值。通过叙事护理学习，我们知道那次失败的婚姻是小吕生活中的例外事件。这个事件改变了他的生活，也是间接导致他出现精神疾病的原因。由于小吕的父母是老实的农民，没有什么文化，他的两个姐姐也早已外嫁，因此，小吕的心理创伤在最初的时候并没有得到及时干预。在叙事护理中，我们需要把问题故事还原到它原来发生的背景中去看，这样才能够更好地理解患者在治疗过程中出现的各种问题，进而对他们进行有效的护理评估。为了帮助小吕纠正这一例外事件带给他的错误认知，主管护士随后对他进行了支撑性对话，并对他的心理社会功能予以评估。

　　护士：在上次谈话中，我感到第一次婚姻失败给你的心理造成了很大影响，你愿意跟我谈谈那个时候你的心理是怎样的一个状态么？

　　小吕想了想：护士，你愿意听我说么？

　　护士很真诚地点了点头。

　　小吕：非常非常的痛苦，当时我都想一死了之。那个事情真的让我很没面子，我当男人的尊严全没了。我们都领证了呀，办婚礼那天，村里的人都到齐了，但她一直没有露面，这是多么大的侮辱呀！我们农村地方小，人嘴杂，这事儿一下子就传遍了十里八乡。我心里真的气呀，可我没地方说。父母数落我，姐姐们埋怨我，村里人背地里笑话我，我当时恨不得地上有个缝儿钻进去。

　　护士：这次经历让你……

　　小吕：感觉自己被彻底击垮了，能活到现在真是不容易。

　　护士：你有没有跟别人说过自己的这种感受呢？

　　小吕：我曾经想过跟我父母说的，但是说不了一会儿，他们就数落我，根本不愿意听我说，更不会宽慰我，而且，这种事跟人说有什么意思呢，人家只会取笑我。您想想，我还没有体会过一天成家的日子，自己就离婚了，再找就是二婚的人了，多可笑呀？！

护士：怕被人耻笑，所以你选择了回避。

小吕：是的。这是我自己的问题，别人并不能使我摆脱这一切。只有我一个人应该负责。我是男人，并且仿佛一切都是我的错，我想回避，但这样做只会让我变成一个不负责的人，我不希望父母再为我难过了。

护士：不负责是因为那件事带给你的困扰听上去很简单，但到现在你还没有走出来。

小吕：是的，我一直这样告诉自己，这次失败不能代表一切。我会好起来的，我一定能再娶个更好的媳妇。

护士：但是，你的信念并没有起作用？

小吕：是的，我前面好像没有路可走了。没有人告诉我怎么改道，我自己选择的方式父母又反对，总是担心我被骗，让我觉得自己真的没有前途了，也许生病对我来说是一种更好的休息吧。但是护士，我真的不想只是在原地打转。

护士：你还在关心着自己的未来，对今后还有期许，希望有一个不同的发展？

小吕：是的，确实是，但是这有点太困难了，不是吗？

护士：困难肯定是有的，这件事过去这么久了，当时的各种体会与感受，你还能记忆犹新，这说明它带给你的伤害非常大。不过，我觉得你刚才说得那句话很对，"也许生病对我来说是一种更好的休息吧"，但不完全是休息，也是休整与疗愈身心的一种方式。

小吕看着护士，用力地点了点头。

心理社会功能评估内容包括患者病前个性特点，患者应对挫折与压力的行为、方式和效果，患者所面临的困境与出现的问题，患病的诱发因素，是否有重大负面生活事件和慢性长期的不良环境。[11] 我们知道许多问题不是凭空产生的，它是被社会文化、法律、风俗习惯和宗教等内化了的这些概念建构出来的。它是被社会化的，因而人是不能独立于社会之外的。运用叙事护理，主管护士顺利地完成了对小吕心理社会功能的评估。当前，对于双相情感障碍患者，在临床上多采用综合治疗原则，即综合运用药物治疗、物理治疗、心理治疗和危机干预等措施，才能提高疗效，改善患者的依从性，预防复发和自杀，改善社会功能和生活质量，进而达到标本兼治的效果。本案例支撑性谈话图式见表7-4。

表7-4　案例4支撑性谈话图式

最高级抽离任务：为行为做计划		
高级抽离任务：领悟与学习的抽象过程		
中级抽离任务：学习、领悟、反思关系链		保持理智，配合治疗 出路在前方，努力改变
初级抽离任务：描述例外事件	走出初婚失意的困扰，把事件想清楚 想想身心健康的未来，生活还要继续的重要性	思考"走出耻辱感"
知道或熟悉		

```
        0       5      10      15      20
                                   时间（分钟）
```

小吕的主管护士运用叙事护理帮助他打开了心结。随后的治疗，小吕都非常积极主动。两个月后，小吕出院回家了。后来，护理组的护士随访他时，小吕在电话里说，自己目前一切都在好转中，他打算休养几天后就去外地打工。他说自己现在很乐观，也很务实，不再想挣什么大钱，娶什么漂亮媳妇了，只想脚踏实地靠自己的劳动养活自己，不让父母担心，女朋友的事情暂时先不考虑了。

点评

本案中，小吕出生在农村，他的处世观对于在城市生活的人而言可能无法理解。作为护理人员，尊重是与患者建立良好护患关系的前提。尊重患者就意味着要摒弃个人感受，决不轻视患者的性格、品质、处世方式和价值观，并且要把患者的感受和行为纳入到他们的疾病和生活环境中去考虑。叙事护理是一个全新的人文护理实践领域，它把社会、历史和文化的因素融入到护理过程中，从身体的数据化到身体的文学化，为我们打开了患者的心灵之窗，在见证患者及其家属的疾病境遇和心灵疾苦的过程中，结成目标一致的利益共同体，使我们超越一般的医护关系。叙事护理中的护患关系更像是在逐渐走近的一对朋友，更好地体现了叙事中的双向关系。在临床工作中，融入叙事护理的理念，用心倾听并记录患者的疾病故事，捕捉患者在疾病中的心灵密码和隐喻，就能在灵魂深处与患者相遇，理解患者并与之缔结情感与道德的共同体。叙事护理的优势在于发挥患者自身更大的潜能，帮助患者更全面地了解自身的疾病状况，更自觉地参与对自身疾病的治疗过程。

二、偏执性精神障碍患者

偏执性精神障碍（paranoid disorders）又称妄想性障碍，[2] 是指一组病因未明、以系统妄想为主要症状的精神障碍。若存在幻觉，则历时短暂且不突出。病程演进缓慢，患者可在不涉及妄想的情况下，具有一定的工作和社会适应能力。我们知道，妄想是一种在病理基础上产生的歪曲的信念、病态的推理和判断。虽然不符合客观现实，也不符合所受的教育水平，但患者对此坚信不疑，无法被说服，不能以亲身体验和经历加以纠正。妄想是精神障碍患者最常见的症状之一。患者在妄想的支配下，有时可发生自杀、自伤、伤人、毁物或外走等行为，加强观察、防止意外情况的发生是这类患者护理工作的重点。

[案例 4]

　　丽姐，47 岁，未婚，病退后一直在家。近三年来她总是疑心被害，周围人对她也都不怀好意，故在家人的陪同下来院就诊。医生诊断为偏执型精神分裂症，需要接受住院治疗。住院后，她认为医生和护士都会害她，部分病友也对她不怀好意，为此整日焦虑、满面愁云。目前，除抗精神病药物治疗外，还合并使用无抽搐电休克治疗，每周一次。因被害妄想加重而影响到日常生活，有时甚至需要每周做 2 ~ 3 次无抽搐电休克治疗以缓解精神症状。

　　一天中午，护士按医嘱准备为丽姐做物理治疗。丽姐看到后，却反复追问护士为什么要害她。丽姐情绪略显激动，对护士的解释根本听不进去，甚至还紧贴着护士，带着哭腔质问："你为什么要这样对我？"以至于护士根本无法正常工作。按照精神科诊疗相关规定，丽姐这一情况已达到实施医学保护性约束的指征，但护士评估丽姐只是严重的焦虑和恐惧，并没有攻击风险，因此不忍心约束，便找到护士长求助。护士长从叙事护理的角度，运用外化式对话给丽姐的情况做了进一步评估。

　　护士长：丽姐，您看上去有点不对劲啊，发生什么事了？

　　丽姐：发生了什么事？你能不知道吗，你们心里最清楚！

　　丽姐说话的声音有些颤抖，整个人一副手足无措的样子。

　　护士长：我能感觉到您是遇到什么事情了，但我还是想请您自己说说是怎么一回事？

　　丽姐脸上写满了无助和委屈：你们都要害我，我不知道该怎么办！

　　护士长：哦，这样啊！那您可以描述一下自己现在的感觉吗？或者给您现在的状态起个名字，以便于我们改正工作？

　　丽姐：恐惧，我现在的状态就是恐惧！

　　护士长：恐惧？恐惧我们，还是其他什么人？

丽姐：你们，你们要害我，刚才护士说中午食堂吃孜然羊肉，这就是和我有关系，这就是要害我！

护士长：您这么害怕，那我们该怎么办呢？

丽姐：我求你们别害我，我都快活不下去了。

护士长：您说您快活不下去了，那您想到过死吗？

丽姐：想过，但是我不想死。

护士长：那这种恐惧给您带来怎样的影响呀？

丽姐：特别害怕，然后我就看着你们，怕你们伤害我。

护士长：这种担心给您带来的影响是好还是不好呢？

丽姐：不好啊，我总是要小心翼翼的！

护士长：您为什么觉得这个"小心翼翼"不好呢？

丽姐：我什么事都做不下去，想看书也静不下心来，脑子乱。

护士长：您这么恐惧、害怕，甚至都觉得活不下去了，那您这一天天是怎么过来的啊？

老子曾经说过一句话"必也正名呼"。也就是说，如果对一个混沌、模糊的状态，你不给它起名字，你就不知道是什么。你一旦给它命名了，你就知道那个东西的存在了，或者说那个东西的轮廓就清楚了。外化，就是帮助患者给那个东西（问题）命名，也是临床护理工作中运用叙事护理的第一步。如果没有外化，我们看到的只能是患者的某一个精神症状，眼里也只有患者。护士长通过外化式对话帮助丽姐把她与问题（恐惧）加以合理区分。这样，我们就能理解丽姐为何看到护士要给自己做物理治疗时过度反应的原因了。在现实生活中，不管他/她是否为精神障碍患者，人在感到恐惧的时候，都会做出一些不理性的行为。

如果我们没有学习叙事护理，那么对丽姐过激的反应，处置措施会很简单。但叙事护理帮助我们引导患者愿意寻找资源，看到生命故事中的星光。事实上，每个人身边的资源都是无处不在的，甚至我们最担心的风险、丽姐口中的"我都快活不下去了"也可以成为疗愈的力量。

为了帮助丽姐，护士长继续运用叙事护理的方法与她进行交流。通过前面的外化式对话，护士长明确了属于丽姐的独特问题是恐惧，导致这一独特问题的主线故事是丽姐认为医护人员都要害她，她感到很恐惧，却不知道怎么办。显然，丽姐的不知所措是形成她独特问题主线故事外的"故事"。在叙事护理中，我们称之为支线故事。支线故事就是我们把这些例外事件（又称为独特问题或特殊意义事件）串联起来形成的那个故事，那就形成了另外一个故事链。这个故事就跟原来的主线故事的旋律不一样了，这个故事就叫作支线故事。[12] 于是，护士长尝试帮助丽姐引导出身边的支线故事。

1. 最近

丽姐：我就问小王，问小张，她们都说护士不会害我。

2. 过去

丽姐：我就看你照顾别的病友的时候，面带笑容，那么耐心，那么和蔼，也不像是坏人啊！

护士长：那您可以再多问几个病友啊，您觉得相信谁，就去问谁，看她们有没有发现医生和护士有加害您的行为？还有，您再想想，您都担心好几个月了，但是您有受到过伤害吗？

3. 很久以前

丽姐：我也觉得奇怪，好几个月了，我也没有受到过什么伤害。我不去问病友了，我也不好意思问，其实之前我问过，她们都说是我自己乱想的。

护士长：您都觉得快活不下去了。生命如此宝贵，为了您自己的生命，询问病友几个问题，还有什么不好意思的啊？

丽姐：也是，那我就问一问吧。

护士长：好的，如果您需要帮助，随时来找我，但是不可以再影响其他护士的工作了。

丽姐：好的！

于是，丽姐缓缓离去。

此后，丽姐再没有来纠缠过护士，焦虑情绪也有所好转。

第二天早上查房，护士长一边检查患者的腕带，一边关切地问丽姐："您昨天没有再来找我啊，您的恐惧不在了吗？"

4. 未来

丽姐：我问了好多人，都说这是不可能的事，我还是有些担心，但感觉好多了。

让护士长感到意外的是，丽姐居然拉起她的手："护士长，我这真的是病了吗？看来无抽搐电休克治疗还是要做的。你人那么好，你可要帮助我，别伤害我啊！"

丽姐的表情仍略带焦虑，但从她的眼神里，护士长看到了更多的期待与信任。

护士长：好的，我答应您，我保证不会伤害您。还有，我们治疗的目的就是要减轻您这个"恐惧"的问题。还是那句话，如果您需要我帮助，尽管来找我。但我看您似乎还是有点担心，现在您愿意做些事情了吗？

丽姐：我的同室病友时常陪着我一起散步，说以后我再害怕就和她们一起锻炼，有时候我们也一起玩扑克牌。我想您要是同意让我参加活动的话，我就能和艺术行为区的老师们一起折纸、唱歌了。我还是想参加家居自助小组，和她们一起整理病房。我和大家一起做事情时，害怕的感觉就会减轻许多。

护士长：可以呀，只要您能够坚持下来，您还可以选择一份自己喜欢的小奖品呢！

此后，丽姐参加了病房康复活动小组，她会邀请病友和她一起整理床铺，对待医护人员的态度也开始变得友善，剩下的就是遵医嘱继续治疗。自从护士长将丽姐的问题外化，通过支线故事帮助她重新建构了主线故事的内容后，她已经很少再来纠缠护士。即便见到来给自己做物理治疗的护士，也是羞涩地笑一笑，说："我脑子控制不住会乱想，您可别生气啊！"在言语中，我们可以听出丽姐对身边医护人员的"恐惧感"正在逐步减弱。

在精神科临床护理工作中，护患关系和谐程度对心理护理至关重要。在整个干预过程中，护士需要对患者保持尊重、关心、共情和支持的态度，取得患者的信任，建立治疗联盟，这样才能发现患者心理问题的细节，才能为患者提供有针对性的分析和建议。[11] 本案中，护士长运用叙事护理在短时间内取得了丽姐对自己的信任，帮助她重新建构了自己的主线故事，转移了她精神症状中对医护人员的"恐惧"问题，引导她从周围病友那里获取改变自己错误观念的信息。在整个过程中，护士长始终保持着中立的态度。

点评

从这个案例中，我们可以感受到叙事护理的本质是从"例外"发展丰富的生活故事（寻找支线故事），不被影响的地方是问题故事中的例外，是患者的资源、力量和优势。这些例外事件是客观发生的事件，也包括将要发生的事件，或者在想象中发生的事件；可以是现实中存在的行动，也可以是内心的计划、感受、渴望、想法、宣誓或约定；可以是很大的一件事，也可以是很小的一件事；可以来自过去，也可以来自现在和未来。因此，我们运用叙事，就是要看到主流文化对我们的影响，听到隐而未现的故事，开启期待中的自我认同。本案中，护士长采用叙事护理对丽姐进行风险评估，没有对她实施医学保护性约束。在与丽姐的谈话过程中，护士长的切入点是尊重、好奇（"您这么恐惧、害怕甚至都觉得活不下去了，那您这一天天是怎么过来的啊？"这里就包含支撑患者的力量），使用试探性语言（"这种担心给您带来的影响是好还是不好呢？"）

是询问，而非去解答。与患者合作，邀请评估。与"例外"工作时，要发现支持患者偶然冒出来的"特殊事件"（"我问了好多人"），支持并维护那可能只有1%的自主决断能力（"我这真的是病了吗？"是转机）使之发挥作用。因为尊重与信任，丽姐与护士长之间的关系得以建立并稳固。这是对护士工作的认可，也是叙事的魅力，是令护士获得自我价值提升和职业认同感最好的体现。

三、抑郁症患者

抑郁症是最常见的精神障碍，是一类以情绪或心境低落为主要表现的疾病总称，伴有不同程度的认知和行为改变，可伴有精神病性症状，如幻觉和妄想等。[2]儿童与青少年抑郁症的发病率近年有升高趋势。抑郁症严重影响儿童和青少年的身心健康和社会功能，多数患者存在复发倾向，一些青少年的抑郁症可持续到成年。[2]青少年阶段主要的任务是学习，抑郁症会影响患者正常的学习与生活，小飞就是这样一位患者。

[案例5]

小飞，18岁，高中生。在高一时（当时16岁）无明显诱因逐渐出现听课注意力不集中，不按时完成作业，与家人交流少，失眠，晚上睡不着觉。随后向家人表示不愿意上学，经常烦躁，回忆以前自己不愉快的一些小事，对父母有很多抱怨，亲子关系紧张，尤其是和母亲非常对立，平时都不愿意见到她，反复说自己初中三年期间在母亲所教的班级里很受压抑，对父母有意见，心情不好。在家人陪同下来院就诊。诊断：复发性抑郁障碍，目前为不伴有精神病性症状的重度发作。

护理人员的护理信念及对患者的接纳度直接影响照顾效果。[11]采用外化式对话，让小飞给自己的精神症状问题命名，将他与症状问题划清界限，这样他才能够把目光聚焦在症状问题的状态上，从而增加他对自身症状问题的掌控感。外化式对话能够鼓励患者了解症状问题对他们生活与关系的影响，进而帮助他们弄清楚问题对行为、情绪、身体、彼此的互动及态度等各方面的影响。

护士：你入院前是怎样一个状态？如果让你给它命名的话，你会怎么命名呢？

小飞：不开心、压力大。（很直接，毫不犹豫）

护士：那这些给你带来什么影响呢？

小飞：睡眠差，注意力不集中，学习能力下降。

护士：那这些是你想要的么？

小飞：当然不是我想要的！

护士：既然你不喜欢这样的生活，你可以告诉我为什么吗？如果一直这样，你怎么看？

小飞：我肯定不能一直这样，我肯定希望开心地生活，选择满意的学习专业。

本案例外化对治图式见表7-5。

表7-5　案例5外化对话图式

论证评估			希望开心生活，选择满意的学习专业
评估问题的影响			不满意，不是自己想要的
描述问题的影响		睡眠差，注意力不集中，学习能力差	
商讨接近患者体验的独特命名	问题被命名为"不开心、压力大"		

	0　　　5　　　10　　　15　　　20
	时间（　分钟）

在图式中，我们能看出小飞对自己的未来充满期待，也许是因为亲子关系紧张，他没有向父母说过这些问题。倔强的他选择用消极方式对待自己所面对的却又无法解决的问题，最终导致抑郁复发。对小飞来说，他承受了太多父母的希望，无法释放自己心中压抑的情绪，因此，我们需要运用解构叙事，帮助他探索自我认同和社会关系。

护士：你希望过开心地生活，选择满意的学习专业，这都是很好的想法呀，但你是遇到什么困难了吗？可以给我讲讲你的故事吗？

小飞：我上初中时，我妈就是我的班主任。她是一个很严厉、很强势的人。如果同学犯错误的话，她就会在全班同学面前很严厉地批评他们。我那时就会感到很害怕，担心同学们会报复、排挤我。虽然同学们并没有这么做，但我依然会有这种担心。我妈对我的学习成绩要求也很严格，而且我做的各种事情，她都要插手，比如我应该和什么样的同学交朋友她都要干涉。其他老师，也就是我妈的同事，也对我要求比较严格，而我自己也不希望让我妈失望，希望自己品学兼优，所以我的压力非常大。

护士：那你的学习成绩是不是很好？

小飞：是的，那时候考试成绩总是排在年级前几名。

护士：那你开心吗？

小飞：不开心！

护士：那你试图和你妈妈就这个问题交流过吗？

小飞：我那时候还小，十三四岁，还不知道什么是压力，也不知道如何去表达。我妈是英语老师，回家之后总让我读英语。我有时候确实很想出去玩，于是就不认真地读。那个时候，我妈就会特别生气，摔东西，好听的、不好听的话都说出来，不允许我有不想学习的想法。我当时感到很害怕，所以就不敢再表达自己的想法了。直到上高中，我长大了，才知道这就是压力，加上自己负面情绪的积累，慢慢地就出现了注意力不集中、睡眠差。我爸在同事的建议下，把我送到儿童病房接受家庭治疗。这个时候，我妈才意识到自己的教育方式不对，但是我妈强势的性格是改变不了的，虽然有所让步，但还是对我诸多干涉。这次入院就是因为我想换个学习专业，我不喜欢现在的专业，这个专业是他们替我选的，但是我的这个想法遭到了我父母的反对。

护士：你父母为什么要这样做你知道吗？

小飞：我知道他们是为我好，但是他们从来都没有给我解释过我为什么要学习，学习目的是什么？我甚至连高考的意义是什么都不知道。他们这种教育我的方式，或者说是态度吧，我无法接受。

不管多大的孩子，如果在他们哭的时候能得到安抚，笑的时候能够听到他人的笑声，他们就会相信外界会用安抚的方式回应自己的情绪。[14]但小飞父母，尤其是他的妈妈没有这样对待自己的孩子。在临床工作中，我们知道许多患者之所以会患上精神疾病，与他们的原生家庭是存在一定联系的，解构能帮助他们厘清自己与原生家庭对问题本身的影响。当局者迷，旁观者清。人原本并不容易找出影响自己的问题的实质，尤其是当问题已经很麻烦，使生活和关系蒙上阴影时。但没有人比你更了解你自己。护士运用解构的方法，耐心地与小飞一起努力寻找心中问题的症结所在，帮助他发掘自身的潜能（图7-1）。

在与小飞交谈的过程中，我们能感觉出他对妈妈又爱又怨的心理。在他的心里其实是非常爱妈妈的，也清楚妈妈的许多做法都是为自己好，但是，长期的压制使得他的内心崩溃了。在第一次家庭治疗结束后，他渴望与妈妈沟通，却依然不知道如何开口。他的妈妈也意识到自己的问题，却选择了回避，让小飞的爸爸来与他交流。错位的沟通最终没有解

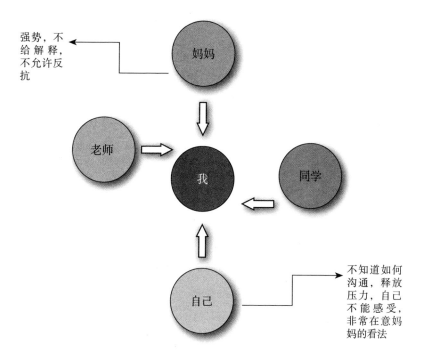

强势，不给解释，不允许反抗

不知道如何沟通，释放压力，自己不能感受，非常在意妈妈的看法

图 7-1　案例 5 解构图式

决任何实质性问题。于是，主管护士进一步采用重塑对话的方法，帮助小飞重塑自我认同。

护士：你想想，你妈妈除了给你带来不开心和压力以外，有没有给你带来好的感受或体验呢？你想想当时自己学习成绩非常优异的时候，你是怎样一种感受？你感谢妈妈吗？

小飞：与其说感谢她，不如说感谢我自己。其实，我的学习能力很强，我爸爸就是化学老师，但我从来没有向他请教过任何问题。初中时我就把高中化学全掌握了，我高中时化学每次考试几乎都拿满分！

护士：那你的学习能力真的很厉害！

小飞害羞地笑了，点了点头。

护士：你这么在意妈妈对自己的态度，过去的事情也已经发生了，你打算今后怎么面对妈妈，怎样面对自己的生活呢？

小飞：我现在才知道我之所以有压力不敢表达，委屈地活着，都是因为我太在意妈妈，忽略了自己。以后我会多表达自己，多在意自己的感受。我还是想坚持选择自己喜欢的专业，相信自己的能力。

很多患者存在消极思维，很"善于思考"，却不善于行动。他们在行动之前，提前想到各种可能存在的困难和危险，存在预期性焦虑。忧虑的结果就是导致患者行为退缩，停滞不前。小飞在内心中是需要妈妈帮助并支持自己选择一个喜欢的学习专业，但妈妈长期以来对他压制性的管教方式，让他无法下定决心做出自己的选择。重塑对话技术，实际上是对例外事件进行探讨的过程，逆着时间轴，不断地去探索那些例外事件，然后穿梭在行为蓝图与认知蓝图之间。小飞妈妈是他例外故事中的"大人物"，他需要自己逾越心中对"大人物"的那份不自信。本案例重塑对话图式见表7-6。

表7-6　案例6重塑对话图式

	0	5	10	15	20
这份贡献对大人物身份认同的意义					在意自己的感受，应该有自信，坚持
患者对大人物生活的贡献			有选择的机会		
患者通过大人物形成的身份认同		感谢自己，学习能力强			
大人物对患者生活的贡献	成绩好，年级前几名				

时间（分钟）

小飞的主管护士是他整个治疗过程中最好的外部见证人。小飞与妈妈亲密关系所面临的最重要问题就是平等沟通。小飞的主管护士从他的故事中也看到了自己在家庭里类似的"身影"，这也是叙事独特魅力所在，每个人都能从对方的故事里看到自己的"影子故事"。在治疗中，主管护士与小飞分享了自己的生活故事。

> **护士**：你知道么，我也有一个儿子，他爸爸很优秀。我希望儿子像他爸爸一样，所以对他的期待也很高。从你身上，我触动最大的是，原来妈妈对孩子的影响这么大，孩子是这么在意妈妈的感受。
>
> **小飞**：您对待自己的儿子也很严苛么？
>
> **护士**：嗯，我总是会用成人的思维来对待他，我本以为他会明白我的苦心，但在听完你和妈妈的故事后，我以后会多与他沟通，在他遇到困难时给他支持和鼓励，当他不想学习时帮他分析原因，实在不行可以帮他请家教，因为我的能力可能帮助不了他。帮助比说教更有用，你觉得这样做可以吗？
>
> **小飞**：如果我妈妈这样做的话我会很开心，即使成绩不如从前那样好，如果我能得到妈妈的支持和鼓励，我会有信心把成绩赶上来的。

护患之间用讲故事的方式来表达共情，可能比直接询问更容易让患者接受，特别是像小飞这样的青少年患者，他们可能更需要获得认同感。外部见证人帮助他们重新恢复自信，并拓展了自己的视角，不再局限于自身症状的问题（表 7-7）。外部见证人在复述时需要做到以下几点：

- 承认患者所表述的想法和行为（这种承认有助于丰富故事的发展）。
- 复述的前提必须基于仔细倾听，特别是能吸引他们的部分。
- 复述的时候，不能用强加的语气。

• 在与他们讨论那些令其感兴趣的事情时，要从自身角度谈起。

表 7-7　案例 7 外部见证图式

好奇				
触动			原来妈妈对孩子的影响这么大，孩子这么在意妈妈的感受	
共鸣		我对自己的儿子也很强势，希望他成绩好		
意象	我的家庭			
表达	很感谢小飞，听到他倾诉的故事			
	0　　　　5　　　　10　　　　15　　　　20			

时间（　分钟）

在临床治疗中，很多疾病不能自愈，也不能根除，但是我们可以抱着一种叙事的态度，怀有一颗叙事的心，去跟患者和家属探讨用什么样方式，才能跟这种疾病搞好关系。良好的关系，实际上就是怎样让患者和疾病保持一个合适的距离。在治疗中，小飞的主管护士与他一起探讨了这个问题。

护士：如果你这次听从自己的选择不成功，你会怎么办？

小飞：如果这次不成功，我也问心无愧。至少我努力了，而且以我目前的成绩，最差也能上个二本。其实，通过这次住院，我意识到好好服药、按时服药的重要性了，再加上你们每天给我做健康宣教，我懂得当压力来临时，应该学会自己主动释放压力，及时疏导负面情绪，让自己充实起来，尝试与各种问题做斗争。

护士：你能这样想，真的很棒！

小飞的主管护士运用叙事护理帮助他重新找回自信，也让他认识到太在意妈妈而忽略了自己的感受是疾病复发的因素之一。同时，主管护士以外部见证人身份积极与小飞互动，也是促使他的心理发生改变的外部条件。小飞随后的治疗非常顺利。他按时服药，积极参与各项工娱活动，人也变得越来越开朗。于是，护理组决定给他颁发证书，以表扬他的自信（框 7-1）。

框 7-1　小飞的证书

自信心证书

　　兹证明　小飞　的自信心正在逐步恢复，他越来越懂得如何释放自己心中的压力了。现在自信就在　小飞　的掌握之中，他已经做好与妈妈沟通的准备了。

　　以前，不善于表达自己使　小飞　失去了学习的方向，使他曾经有过一段极为艰难的时光。

　　但是现在　小飞　的自信心回来了。他已经在学习如何向父母，尤其是妈妈表达自己对未来的选择以及将来如何面对各种困难问题的心声。　小飞　不仅是一名乐观的大男孩，更是一名优秀的学生。他将依靠自己的努力，给自己一个重新选择学习专业的机会。

恭　　喜　小飞　！

日期：2020 年 3 月 1 日

签名：　护理组　

见证：小飞主管护士

点评

叙事治疗是一个自我修炼和自我提升的过程。精神科临床护理工作绝大部分的时间和精力是在观察患者的症状和疾病，极少或几乎没有时间去安慰患者。既往的护理教材也未提及如何做、怎么做才能够帮助患者做好心理上的护理。我们都知道对精神障碍患者做心理护理非常重要，叙事护理提供了方法。在临床护理工作中，不少因素会造成护士与患者之间出现沟通障碍。叙事护理从"讲故事"入手，让护士与患者能够在短时间内达成有效的沟通。不仅护士可以顺利完成对患者的评估，患者也能够从护士身上真切地感觉到尊重与关注。本案中的小飞，在心理上还是一个没有完全长大的孩子。生活中，他过于强势的母亲却只关注他的学业，忽略了他作为孩子需要从母亲身上获得的认同与关爱。他的主管护士同样也是一名母亲。在对他的护理中，几乎运用了叙事护理的全部方法与他一起探讨自身的症状问题，用心倾听疾病背后的故事，给予他认同与鼓励，帮助他重新找回了自信。对于临床医护人员，没有什么比看到患者康复出院更有成就感的了。

小结

19 世纪，精神病学界最闪亮的明星——奥地利精神病医生西格蒙德·弗洛伊德（Sigmund Freud）创立了精神分析学说。精神分析对精神病学的影响是十分深远的。它试图对患者所呈现的怪异症状进行合理的解释，而不是简单地将其归类为疾病现象。精神分析帮助精神科医生始终保持着对患者作为一个个体所持的浓厚兴趣。时光飞逝到 21 世纪，美国哥伦比亚大学内科医生丽塔·卡伦提出了叙事医学的概念。叙事医学作为一门新兴学科，强调的不是技术，而是态度。叙事医学注重植根于临床，开辟了平行病历双轨临床书写范式，以协调医患之间、护患之间的关系，而在这一方面，精神科医护人员具有先天的优势。作为精神科医护人员，在精神疾病尚无良药完全根治的情况下，关注患者的疾病故事，帮助他们改变自身看待精神疾病的态度，疏解他们在疾病体验中的那份孤独与无助，疗愈他们的心灵，不仅是职责所在，也是仁心仁术的体现。

参考文献

[1]　桑塔格. 疾病的隐喻 [M]. 程巍，译. 上海：上海译文出版社，2018: 120.
[2]　陆林. 沈渔邨精神病学 [M]. 6 版. 北京：人民卫生出版社，2018: 65.

[3] 沙利文 . 精神病学的人际关系理论 [M]. 方红 , 郭本禹 , 译 . 北京 : 中国人民大学出版社 , 2015.

[4] 郭莉萍 . 什么是叙事医学 [J]. 浙江大学学报 (医学版): 医学与社会版 , 2019, 48(5): 409.

[5] CHARON R. Narrative medicine: honoring the stories of illness[M]. New York: Oxford University Press, 2006: vii, 107-140.

[6] CASEY B, Proudfoot D, Corbally M. Narrative in nursing research: an overview of three approaches[J]. J Adv Nurs, 2016, 72(5): 1203-1215.

[7] 杨晓娟 , 王维利 , 洪静芳 . 终末期肾病患者对护理专业性社会支持体验及期望的叙事研究 [J]. 护理学杂志 (综合版), 2012, 27(5): 31-33.

[8] LAMPRELL K, Braithwaite J. Patients as story-tellers of healthcare journeys. Med Humanit, 2016, 42(3): 207-209.

[9] Coulter A. Engaging patients in healthcare. Berkshire, UK: McGraw-Hill Education, 2011: 65-67.

[10] 怀特 . 叙事疗法实践地图 (修订版)[M]. 李明 , 曹杏娥 , 党静雯 , 译 . 重庆 : 重庆大学出版社 , 2019: 1.

[11] 许冬梅 , 杨芳宇 . 精神科护理学 [M]. 2 版 . 北京 : 北京大学医学出版社 , 2015: 15.

[12] 李春 . 叙事护理 . 赤峰 : 内蒙古科学技术出版社 , 2016: 7.

[13] 怀特 . 故事、知识、权力 : 叙事治疗的力量 [M]. 廖世德 , 译 . 上海 : 华东理工大学出版社有限公司 , 2018: 33.

[14] 乔拉米卡利 , 柯茜 . 共情的力量 [M]. 王春光 , 译 . 北京 : 中国致公党出版社 , 2019: 36.

第八章

临床心灵关怀

刘晓红　杨辉　彭望连　童菲　文忞霓　黄旭芬

邹然　张乐蒙　刘峰　杨德松　蒋玲　易丽丽等

第一节　什么是临床心灵关怀

一、背景

美国学者悉达多·穆克吉（Siddhartha Mukherjee）在其所著的一部抗癌史——《众病之王》（*The Emperor of All Maladies: A Biography of Cancer*）中阐述了癌症的起源与发展，人类对抗癌症及预防癌症的斗争史，也是我们自己或者亲人与癌症斗争、不断摸索、一点一滴地寻找一个个光明的故事。书中指出抗癌需要时间，需要从医学、文化、社会、政治及经济等多视角融合，给予支持和关怀。[1] 实际上，癌症患者所面临的压力不仅仅来源于疾病本身，同时还背负着经济、社会及文化等的巨大压力，可以说癌症患者人人都需要关怀。虽然在抗癌道路上，有的人坚持"生命不息，抗癌治疗不止"，有的人叹息"治疗受尽折腾，人财两空"，有的人提出"永远不要在患者身上做得太多"，有的人思考"如何去尊重生命"，让患者与癌魔抗争乃至"共处"，但是，"帮助患者幸福地活着"已成为医学不断探索和实践始终如一的不懈追求。正如美国纽约撒拉纳克湖畔爱德华·利文斯顿·特鲁多（Edward Livingston Trudeau）医生墓志铭提到的："有时去治愈；常常去帮助；总是去安慰。"癌症治疗需要医学的"温度"。

同样，随着现代医学模式的改变，生物—心理—社会医学模式除了关注导致疾病的生物和化学因素外，更重视社会及心理因素对疾病产生的影响，为医学心理学发展提供了重要依据。2016 年国家卫生健康委员会出台的《关于加强心理健康服务的指导意见》提出，要开展心理健康服务，即运用心理学及医学的理论和方法，预防或减少各类心理行为问题，促进心理健康，提高生活质量，主要包括心理健康宣传教育、心理咨询、心理疾病治疗及心理危机干预等。而针对癌症特殊群体，在《关于加强肿瘤规范化诊疗管理工作的通知》中指出：医疗机构和医护人员要关心、爱护肿瘤患者，了解患者的心理需求和变化，做好宣教、解释和沟通。鼓励有条件的医疗机构开展医务社会工作和志愿者服务，为有需求的患者链接社会资源提供帮助，以优化肿瘤诊疗模式，关注患者的心理和社会需求。癌症防与治的融合，多学科合作要求，促使临床心灵关怀服务应运而生。临床心灵关怀源于慈善，倡导爱心人文，应用肿瘤心理学技术，筹集可及的积极资源提供非医疗支持性服务。

基于以上众多的原因，湖南省肿瘤医院由刘晓红带领团队，从 2005 年开始通过国内外合作探索开展临床心灵关怀服务。经过多年的发展，成立了临床心灵关怀小组，设立了临床心灵关怀师岗位。现有专职心灵关怀师 11 人，此外还有近 100 人兼职从事心灵关怀。这些人员分布在心理咨询门诊和宁养院，为癌症患者提供免费的心灵关怀和心理社会支持。通过临床心灵关怀实践、课题研究、学术交流、人才培训及理念的推广，使癌症患者受益。特别是在临床实践中不断推陈出新，引入各种临床心灵关怀干预方式方法，如音乐治疗、心灵音乐会、茶禅及心灵日记等艺术治疗，使肿瘤患者、家属及医务工作人员在艺术中感受到心灵关怀的魅力，促进疾病康复，提高患者的生存质量。2012 年 11 月，湖南省医院协会临床心灵关怀管理专业委员会成立，指导全省开展临床心灵关怀服务，开展学术活动计划、临床心灵关怀继续教育和相关业务培训，组织编写《临床心灵关怀服务指导用书》。自 2015 年开始在中南大学湘雅医学院开展"临床心灵关怀"选修课程，让更多的医学生了解临床心灵关怀的理念，注重医学人文思想的培育。至今为止临床经验不断丰富，学科不断完善，积极有效地推进了医学人文的发展。

二、定义

临床心灵关怀是指当癌症患者、家属或医护人员在患病、受伤、悲痛甚至临终时，为他们提供专业或整体的临床心灵关怀（情感与精神的支持和帮助）。旨在以人为本，关爱生命，营造一个生命的"心灵驿站"，帮助患者与自己和他人的沟通理解，以积极的态度应对问题，尊重生命，面死而生，积极探索生命的价值和意义，改善不良情绪，以提升治疗效果，提高患者的生存质量。

三、临床心灵关怀与叙事医学的关系

随着医学的发展，人们逐渐认识到医学的本质"不再是装在瓶子里的药"，而是以人为本地解除患者的病痛。我们应该大力弘扬医学人文精神，重塑医患关系；也应该以音乐、文学和茶艺等艺术形式讲述生命的故事，助力对生命的理解与尊重。以此为目标，一方面基于心理学的发展和临床应用，另一方面更能体现医学"身体 - 心理 - 社会 - 心灵"全人照顾的干预方式方法，在临床上众多的方法，如叙事医学和临床心灵关怀等应运而生。

叙事医学的概念由美国哥伦比亚大学丽塔·卡伦（Rita Charon）医师于 2001 年提出，主要指通过更多地聆听患者的声音，改善日益紧张的医患关系，同时作为一种临床实践，理性地干预和促进患者的治疗或康复。在医疗实践中，它从"讲故事"出发，培养医护人员的叙事能力，即吸收、解释、回应故事和其他人类困境的能力，提高医护人员对患者的共情能力、职业精神、可信赖程度和对自己的反思。它关注的是患者叙事、医生叙事、疾病叙事、叙事伦理、叙事与健康等，通过倾听患者的叙事，换位思考，理解他们的痛苦，尊重他们的选择，在一定程度上平衡医患关系。叙事医学专家认为，现代医学不仅需要"找证据"，还要学会"讲故事"，通过患者与医学专业人员面对面的交流，建立"心与心"的沟通，达到理解上的换位思考和共情，以构建良好的医患信任关系，最终有利于提高治疗效果。想做一名好医生，就要从了解叙事医学开始。

临床心灵关怀与叙事医学有着共同的特点，都认为医病需医心，是以人为核心的。临床医学既要重视医疗技术，又要重视医学人文，两者相互渗透融通、相互促进。临床心灵关怀涵盖了医学人文、肿瘤心理及非医疗支持性服务等主要内容，是通过积极的倾听与自我表达、支持与鼓励、尊重患者，做到与患者真正意义上的平等，用爱心传递温暖，分担他人生命中难以承受之痛。它不但关注患者临床治疗的问题，还关注他们的心理、伦理及社会等问题。它同样强调良好的医患沟通和理解，达到双方的"共情"而非"同情"，提供更多的心理和社会支持，在建立良好的医患关系的基础上共同成长，以达到敬畏生命、关爱患者及提高生存质量的目的。叙事医学和临床心灵关怀都是以提升医学人文水平为目标，使用心理学和艺术等多学科融合的干预方法，促进医患关系，提高临床诊疗效果。

第二节　临床心灵关怀的基本方法

　　临床心灵关怀的基本方法包含陪伴、倾听、分享、理解、接纳和关注等。它们是指通过不断的探访问候，与患者建立良好的关系，才能深入了解患者的痛苦，有的放矢地去解决；高度关注患者，为患者及家属增添信心；抽出时间经常去倾听，换位思考去理解，更多地与患者和家属站在一起面对问题，用爱来呵护和陪伴患者度过艰难的时刻，分担痛苦、分享快乐，以感恩之心对待抗癌过程中所取得的成果。

一、心存大爱

　　心灵关怀师要有坚强的心理素质，心中有爱，有关怀和帮助别人的愿望，愿意为需要的人提供支持，并理解心灵关怀工作的艰辛。只有心中有爱，才有热情走近被访者，关注被访者本人，热心并坚持为被访者解决问题。临床心灵关怀师经常会分组坐在一起分享成长经历。当然，成长经历既包括他们在心灵关怀技巧上的积累，也包括自身的成长故事，甚至某些个人隐私。这样做的目的，除了积累心灵关怀经验外，另一方面也是为了更好地解决自身的心理问题，打造持续爱流的源泉。"打开心灵之门需要爱，也需要技巧。"临床心灵关怀师在一次次地分享中成长，也在一次次分享中记录下自己对生命的感悟。

二、陪伴（治疗性存在）

　　陪伴即治疗性存在。治疗性存在是指在探访过程中表现出的一种开放、投入、支持性的状态。[2] 在探访过程中，除了共情理解与积极关注，更应该将这些特质整合进自我形象中，并以一种清晰而自然的方式呈现出来。这种呈现方式就是治疗性存在。[3] 在高质量的陪伴下，被访者感受到心灵关怀师的真诚与尊重、理解和关怀、一种真实流露的爱，而不是公式化或职业化的操作。这容易增强被访者的安全感，促进被访者对心灵关怀师的信任，而有效陪伴本身也是一种疗愈。对于心灵关怀师来说，要达到有效陪伴，需要毕生致力于个人成长，提高自我觉察，使自己能够更好地体察自己与他人的感受与需要，成为更好的陪伴者。

[案例1]

　　心灵关怀师曾探访过一位直肠癌患者。这位患者手术后一直失眠，8 年前做过相关的小手术。医生提议做直肠改道手术时，患者的情绪还比较乐观，但手术后 3 天，患者就开始失眠。医院最初怀疑是药物反应，采用注射药物治疗，但效果不佳，患者每天只能睡一两个小时。有一次心灵关怀师在陪伴时与他交谈，他聊到他的女儿和家庭，聊着聊着，他竟然睡着了。心灵关怀师说，这令她感到十分兴奋。她发现患者的失眠不单纯与药物反应有关，而是做了直肠改道后患者的心理障碍和生理障碍同时出现：有时是因为以前的一个同事没打电话问候，他就会胡思乱想；家人的焦虑也无时无刻不在提醒着他晚上会失眠。心灵关怀师决定给患者更进一步的心灵关怀探访。大概十多天的时间，心灵关怀师每天都会去陪伴他，而患者每晚睡觉前只要跟心灵关怀师交谈，就能安静地睡着。

三、倾听

　　有效倾听是一种以患者为中心的重要沟通交流技巧，[4] 倾听占据整个沟通时间的 45%。[5] 有效倾听是一种对说话者积极关注的有效行为，是一种需要用耳听、用眼观察、用嘴提问、用脑思考、用心灵感受的行为，不仅是获取说话者的声音和词汇，更需要有意识地去发现和理解说话者隐含的意思。因此，需要对说话者的语言和非语言信息做一定的整合，也需要不断去检验自身的变化和所倾听的内容，是一种建立有效关系的创造性活动。[6-7] 杰拉德·伊根（Gerard Egan）认为，完全倾听涉及四个方面：①观察和觉察患者的非言语信息；②倾听和理解患者的言语信息；③联系患者的生活环境，对整个人进行倾听；④倾听患者歪曲现实的局部经验。[8] 需要注意的几个倾听和陪伴要点是：①坐下来，与患者保持适当的距离，身体前倾，视线与患者同齐，不要俯视；②注意力集中，专注于对方的谈话内容，微微点头、目光接触、表情专注；③做出适当的回应和反馈。这些小细节体现的是心灵关怀师的真诚和尊重，以及决心和患者一起面对问题和解决问题的态度。有时一个很微小的技巧，就会导致截然不同的两种结果。

在表 8-1 情景 1 中，因心灵关怀师开始时是站着跟被访者讲话，致使有倾诉欲望的被访者心有顾虑：一方面想得到心灵关怀师的帮助，另一方面又担忧心灵关怀师没有充裕的时间访谈，在探访的过程中多次示意"医生，你坐咯"。反观情景 2，访谈进程就进行得非常顺利。因此在倾听的过程中，一个小技巧的运用会导致完全不同的访谈进程。

[案例 2]

"唉……"这声叹息来自一位即将接受手术的胃癌患者刘宏田（化名）。他曾患有十多年的胃病，在半个月前的体检中发现了肿块。叹息声将他情绪上的不安、沮丧、忧虑与无奈都透露出来。"您怎么了？能和我谈谈吗？"香港临床心灵关怀师刘佩文老师亲临湖南省肿瘤医院实地指导，她调整好自己的语气，希望能和刘宏田深谈。"不知道明天的手术会怎么样，"刘宏田将患病的经过、对手术结果的忧虑以及家庭经济上的困难都说了出来。虽然刘宏田浓重的乡音让刘佩文老师听起来很费力，但她一直非常专注地倾听，偶尔还点点头。第二天，刘宏田坦然地接受了手术。之后刘佩文

表 8-1　情景再现一

	情景 1	情景 2
心灵关怀师	（走到来访者床旁）	（走到被访者床旁，并搬凳子坐在被访者旁边）
被访者	……	……
心灵关怀师	你说你最近身体有变化，能具体说说吗？	你说你最近身体有变化，能具体说说吗？
被访者	我感觉自己越来越差了，身体一天不如一天。我以前都很好，每天都去跳舞，后来突然有一天喝水呛到了，就感觉痛到不行，去中医附一看，就发现腰部脊椎上有个空洞。医生，你坐咯！	我感觉自己越来越差了，身体一天不如一天。我以前都很好，每天都去跳舞，后来突然有一天喝水呛到了，就感觉痛到不行，去中医附一看，就发现腰部脊椎上有个空洞。
心灵关怀师	没关系没关系。你感觉到身体有变化，检查后发现患病，是这样的吗？	嗯嗯。
被访者	是啊，得的不是小病呢，现在身体比以前差多了，医生，你坐嘛！	身体比以前差多了，我现在都不能自己活动了，整天要么躺在客厅，要么躺在床上。腰上完全受不了力，现在洗脸、刷牙、吃饭都要我老伴帮忙，上厕所都只能用手撑着。
心灵关怀师	好（坐下）	你的疾病进展，让你的生活状态发生了很大变化，现在自己的日常生活需要老伴帮忙，你很沮丧。
被访者	反正现在自己要老伴照顾。	对啊，我真的接受不了，这样的日子太难过了！

老师会定时来到刘宏田的床边和他聊天。慢慢地，刘宏田的精神状态好了很多，他一个劲儿地表示感谢。

倾听和陪伴是贯穿临床心灵关怀全程的基本技巧。倾听和陪伴是对服务对象最大的慰藉。认真倾听、真诚陪伴了，即使没说话，服务对象也能感受到你与他/她在一起，感觉到你的聆听是对他/她的安慰。倾听和陪伴或许无法帮助服务对象减轻来自身体的痛苦，却能让患者更好地发现自我、认识自我、了解未来，并让他们知道自己并不孤独，有人会陪着他们一起，消除对未来的恐惧，有准备地过好每一天。

四、分享（自我开放）

分享即自我开放，是心灵关怀过程中非常重要的言语反应类型之一。自我开放又称为自我揭示、自我暴露、自我表露或自我披露等。自我开放的意思是指把自己个人的有关信息讲出来，使别人知道。它既是指被访者对心灵关怀师的自我开放，也是指心灵关怀师对来访者的自我开放。自我开放对治疗者来说，是一种有助于与被访者建立相互信任和开诚布公的良好关系的影响技术。有研究表明，治疗者的自我开放行为可以使被访者的自我开放增多，使被访者感到了其更多的共情、温暖和信任，提高了被访者积极参与会谈的兴趣。自我开放有两种形式，一种是向被访者表明自己在治疗会谈当时对被访者言行问题的体验，另一种则是告诉对方自己过去的一些有关的情绪体验、经历及经验。[9]

五、理解与接纳

卡尔·罗杰斯（Carl R. Rogers）是这样界定"接纳"的："'接纳'一词指对他人作为具有无条件的自我价值的人的一种温暖关注——无论他的条件、行为或情感如何，他都具有价值。"广义的接纳，就是对对象存在的注意、观察、知晓和重视，对其事件发生合理性的一种理解、同情和在意，其核心是理解。理解了被访者，让他/她有被关注、被重视和被尊重的感觉，他/她才能信任、接纳、接受你的劝慰与治疗。理解被访者需要通过被访者当下的行为，透视他的性格类型，当下的目的和意图，就当下问题的价值观念以及当下的情绪。[10]

临床心灵关怀需要一定的干预技术，但比之更重要的是态度。我们首先要懂得理解和接纳各种看似异常的人或事，并乐于分享自己的感受和情绪。因为如果没有理解和接纳，心灵之门就会关闭。你的态度往往会感染其他人，这样医患之间就会多了愉快及和谐，少了冲突和误会。

[案例 3]

　　患者周先生今年 42 岁，身患晚期肺癌。有一次，年迈的母亲来湖南省肿瘤医院宁养院帮他拿药时，与临床心灵关怀师聊到儿子，说儿子把她做的菜丢出房间，不准她照顾，不准她拿药。母亲觉得很委屈，29 岁守寡，辛辛苦苦拉扯大 3 个孩子，操劳一生，六十几岁的人了，还拖着生病的身体为了儿子在外打工，现在居然是这个结果。母亲无法想通，提起儿子又生气又心痛，不断哭泣。心灵关怀师意识到问题的严重性，担心如果母子不能及时和解，儿子一旦去世，将会给他们带来终身遗憾。临床心灵关怀小组决定出面解决这对母子间的矛盾。很快，临床心灵关怀小组来到周先生家中找他谈心。心灵关怀师首先告诉他，我们就是你的朋友，朋友之间可以无话不谈，心中有委屈就说出来，心情舒畅了，对你的身心才更有好处。在这样的气氛下，我们又不断疏导他，从心底理解他的焦虑，缓解他的不安，转移他的注意力，把希望注进他的心里。双方聊了一个多小时，患者把一肚子的委屈都说了出来。为了化解母子间的隔阂，心灵关怀小组又找了患者的母亲，耐心聆听她诉说委屈，疏导她，并告诉她有病的人发脾气是很正常的，可设身处地地想想儿子的处境，毕竟生命在他的面前一点点溜走的无力感，任何人都改变不了。然后耐心地教母亲该如何跟儿子沟通。经过小组成员多次协调，母子间的关系越来越和谐。患者开始接受母亲，会说感谢的话了，母亲也开朗了很多。

[案例 4]

　　17 岁的周凯（化名）是一名大学生，前年因患鼻咽癌，癌细胞向肺部和骨髓转移，周凯在很短的时间内病倒。可周凯的家里非常穷，一家四口挤在一个单间里，房子又黑又小又冷。没有医治能力，周凯在床上一躺就是半年。疼痛和穷困无时无刻地不在折磨着他的身心。有几次，他在卫生间把小刀拿出来，准备朝手腕上划去，幸好被及时发现。在他的表情中，已经只剩下绝望和淡漠。"你这么小，就把我当姐姐吧，让姐姐陪你说说话。"探访周凯时，心灵关怀师一直握着周凯的手，始终说着关怀和鼓励的话。"尽管家里没钱，可是你看，你的爸妈一直都没有放弃过你，还有你的朋友们，你忍心让他们看到你消极地等待死亡的样子而悲伤流泪吗？"心灵关怀师和周凯真的就像姐弟一样，一聊就是两个小时。"生命不论长短，但一定要赋予它意义，"心灵关怀师最后对他说道，"不论你还有多长时间，你都应该珍惜这段活着的时光，善待爱你的父母，善待爱你的朋友。"之后的几个月，周凯的身体状况越来越差，情绪上却反而越来越积极。"我还有爸妈陪在身边，我不能让他们看着我颓废的样子难受，我要笑着离开。"去世前，周凯给自己拍了一张照片，他对爸妈说："这就是我的遗照，以后想我了，拿出来看看，就当我还在你们身边。"去世后，依照周凯的遗愿，家人捐献了他的眼角膜。他说："希望能把光明留在人间。"

六、关注

　　丽塔·卡伦曾说，关注是指将自己变成工具，接受他人的意义。将自己献出，作为意义产生的容器。为了客体，主体暂时放弃了自己的自我。当我们能够做到清空注意，任由别人处置，让别人通过我们来说话，找到话语来述表不能言说之意。作为双耳陶罐，与风共振，为振动的空气赋予声音，听者将讲者的言语赋予意义。[11]这就是心灵关怀师的关注状态。关注，即将自己显示为"在场"，也就是说，在被访者处在疼痛之中或需要向人倾诉时，心灵关怀师任由被访者使用。心灵关怀师关心并重视被访者，用眼睛去看某人、某事，用实际行动或用心去对待某人、某事。只有关注，我们才能发现被访者的问题；也只有关注，才能在"山重水复疑无路"的情境下，走出"柳暗花明又一村"，制订合适的干预方案。

[案例5]

　　李嗲嗲（化名）是宁养院服务的患者，80多岁，是一个缺乏社会支持的服务对象。尽管他子女众多，却独居陋室，鲜少有人关心，独来独往，长期需服用止痛药，但无子女孙辈为其拿药。在宁养院上门探访时，看到他独居在一个狭小的房间，屋内堆满杂物，家中仅有一床两桌，简陋又杂乱。他打个赤脚，穿个短裤。谈起家庭情况及日常生活，他透出失落与无奈，表示现在活着并无何意义，只是拖日子等死罢了。如何帮助嗲嗲寻求到生活的意义，重获人生的价值？环顾家中，墙上的毛笔字牢牢地吸引了心灵关怀师的注意。问起墙上诗的来历，嗲嗲精神头儿上来了："这是我写的诗嘞，儒书牛鞭乐田耕，就是说我喜好看书，又快乐种田。弦断热泪牛衣情，四世同堂惟点启。"所谓脸上闪着光，大概是嗲嗲读诗时面部表情的最佳描述。他说得滔滔不绝，心灵关怀师也听得津津有味。"嗲嗲真是有才啊，能把平凡的生活活出乐趣。"心灵关怀师发自内心地赞叹。"那是我平时看的书多嘞，都是古书，《诗经》《孟子》，都有！"嗲嗲招呼心灵关怀师从简陋的书桌抽屉里拿出一摞泛黄的纸张，兴致盎然地介绍起来，脸上也终于展现笑容。

第三节　心灵关怀的干预流程

　　通常需要心灵关怀的大部分患者及其家属是通过转介到心灵关怀部请求帮助的，主要是各种原因引起的情绪问题居多。临床心灵关怀干预分四个基本步骤，即第一步建立关系，第二步发现问题，第三步实施干预，第四步评估与总结，再发现问题、实施干预、评估与总结并不断循环的过程。通过这四个阶段，营造"心灵驿站"，促进沟通理解，体现生命价值，让生命面带微笑。最终实现全人健康，减少仇恨，增强心理自控，加速个人发展，使人内心平静、尊重生命、热爱生命、纪念故人、增强记忆、增长智慧、正视现实、承担责任、增强自愈能力，并理解生命及死亡的意义。

一、建立关系

　　建立关系是临床心灵关怀的第一步，是有效实施心灵关怀的前提和基础。相互尊重和信任的关系自身就具有疗愈功能。在这种关系的前提下，被访者才可以放心、安全地打开自己的心扉，谈论自身所面临的心理问题，促进心理问题的解决。

　　在首次探访前需要提前做好准备工作，包括个案背景的准备、环境的准备及心灵关怀师个人的准备。个案背景的准备包括：①被访者背景的准备，从家属及医护人员处了解被访对象近期的表现及此次转介的原因；被访者的家庭和经济等社会支持状况；被访者的个性特点等。②环境的准备，尽量选择被访者清醒且无医护措施、不被打扰的时段。③心灵关怀师的准备，要熟悉个案的基本情况。还需要转换心情，在见被访者之前，可以通过深呼吸或默念一些自我鼓励的话语，将注意力从生活的杂念中转移开来，集中在当下。真诚且尊重地对待被访者是建立关系的核心法宝。真诚是指以真实的自己与被访者接触，既真实地展现自己，又真诚地对待被访者。真诚是内心的自然流露，不是靠技巧所获得的。真诚建立在对人的基本信任、对被访者充满关切和爱护的基础上，同时也建立在接纳自己、自信谦和的基础上，是心灵关怀师的一种素质。尊重是对被访者无条件的接纳，是没有任何条件的关爱，对所有被访者一视同仁、热情礼貌。尊重被访者的意义在于可以给被访者创造一个安全温暖的氛围，使其获得自我价值感，最大程度地表达自己。

　　心灵关怀师通过一到两次探访与被访者建立信任关系。在进入被访者的房间后，首先需要找到合适的位置坐下，问候被访者，自我介绍，并表明此次心灵关怀的目的。例如，"你好，我是来自心灵关怀小组的某某，我这次来是想了解了解您有什么需要帮助的，希望能给予您支持和帮助"。通过探访过程中的交流和专业的沟通，了解患者的一般情况，例如，性别、年龄、婚姻、直系亲属、职业、学历、宗教信仰及人生观等；疾病治疗情况，如确诊情况、疾病进展情况和治疗情况；经济等家庭和社会支持情况，还有被访者的情绪状况等，并填写好个案逐字报告和心灵关怀个案表。通过提问、复述、澄清、静默、倾听及同理等技术，表达心灵关怀师对被访者的关注，展现对被访者的真诚和尊重，从而建立信任关系。

二、发现问题

　　第二阶段是发现问题。在与被访者充分沟通的基础上，针对其情况按轻重缓急初步列出问题清单。在被访者复杂的问题网络中需要找寻到最关键的、并且是心灵关怀师可以解决的问题。转介心灵关怀的个案有可能存在诸多压力，如来自疾病、人际关系（医护关系、家庭关系）、经济、躯体不适、睡眠问题、甚至是焦虑、抑郁等心理问题以及灵性困扰等。做一名合格的心灵关怀师，需要甄别被访者的问题，排列优先级，对被访者的问题进行梳理，并制订针对问题的心灵关怀干预目标、计划和评估的可行方案。需要注意的是，并不是被访者的所有问题都是心灵关怀师能解决的，对于超出心灵关怀范畴的问题，需要进行转介。

三、实施干预

干预过程的实施，是运用干预方法解决问题的过程。根据问题的不同，采用不同的干预及处理技术，通过音乐治疗、阅读治疗、茶干预治疗、绘画治疗、心灵日记、手工制作、催眠治疗、饮食治疗及生物反馈仪等多种形式促进被访者的身心健康。

临床心灵关怀常用的第一种方法是音乐治疗，通常以各种形式的大小音乐会为特色，医生、患者、志愿者三方互动，用患者故事传递情感、音乐艺术调节情绪、社会影响支持和帮助患者。第二种是肿瘤患者叙事疗法。通过患者日记和医生叙事，促进医患之间的沟通和理解，支持患者临床治疗。第三种是催眠治疗。睡眠问题是困扰癌症患者的常见症状之一，通常由多种负面因素引起，需要关注并及时干预。第四种是茶文化干预。中国文化传统的总体结构为"一体两翼"，即以儒释道文化一体为骨架，医学和茶道构成其两翼，中西医医身，茶道文化医心。这两翼是儒释道之体的巧妙运用和成功渗透。以此为基础的茶文化干预正是以中国的儒释道文化为主体，行茶艺之美、茶道之理、茶禅之悟以及茶之哲理，建立人与自然、人与社会的和谐关系、健康的生活方式，提高生活品质，用茶文化的真谛诠释生命的意义。应用茶文化的力量，可对癌症患者及家属或更多的医护人员心理产生积极的影响。随着临床心灵关怀理念不断被接纳和推广，越来越多的干预方式在临床上得以应用和论证。

四、评估与总结

第四个阶段是评估和总结，是评估心灵关怀服务是否有效及通过内省提升心灵关怀服务技能的阶段。通过询问被访者的感受，了解问题解决的情况，或运用量表评估症状的改善程度。后续的电话随访及家属的侧面反应都可以是评估心灵关怀服务的途径。主要是评估针对患者的问题进行干预后对患者产生的效果，包括问题清单是否减少，情绪是否得到改善，是否得到更多的社会支持等，从多个维度进行主、客观评估。

整理和总结个案，是心灵关怀师对个案再现和审视的过程，也可在心灵关怀小组讨论中通过小组成员的建议，对个案进行分析和总结，从而提升心灵关怀的整体能力。

第四节 临床心灵关怀个案

每个临床心灵关怀个案都需要完善逐字报告及个案探访表。依据这两个工具，可达到类似"医疗病历"的记录功效，更重要的是借此回顾、反思或总结心灵关怀过程，提升心灵关怀能力。本节通过逐字报告、个案点评、平行病历及个案探访表这四种方式全方位地呈现一个心灵关怀个案。

一、临床心灵关怀个案逐字报告及点评

> **被访者资料：家庭背景状况，例如，性别、年龄、婚姻、直系亲属、职业、学历、宗教信仰和人生观等）**
> 患者，女，64 岁，退休教师，丧偶（丈夫于 2016 年因喉癌去世），中专文化，无宗教信仰。父母已故，有五个姊妹，患者是家中老大。育有一女，收养一子。儿子因精神异常常年住在精神病医院。患者居住在女儿家，长期卧床，依靠女儿照顾。女儿已婚，育有一孩，待业在家，家庭生活压力很大。

入院原因及住院多久：

2016年6月患者被发现身患胃癌，接受了手术及多药物化疗，病情仍然进展。2018年4月复查时发现已经出现腹腔转移，腹部胀痛明显。患者对疾病的诊断和预后非常了解。因为疾病发展到晚期，故患者和家属放弃抗肿瘤治疗，患者住在家中，由女儿照顾。

患者的问题：

患者一方面感觉疼痛不适，觉得生活质量差；另一方面觉得拖累女儿，内疚不安，有安乐死的想法。

会谈计划：

（1）了解患者为何有安乐死的想法。

（2）同理患者，让患者发泄负面情绪。

（3）引导患者和女儿进行沟通，加强患者的亲属支持。

被访者当时的感受和印象：

（1）描述当时的环境：被访者躺在病床上，女儿陪在床边，病房内较安静。

（2）被访者的情况：被访者对我们的到访非常感激，接触主动。

（3）被访者的感受：信任心灵关怀师，能将自己的内心想法与心灵关怀师进行沟通。

C：心灵关怀员　　　　P：患者　　　　D：患者女儿

入门时看到患者躺在病床上，表情茫然，右手摸着腹部。

心灵关怀员首先进行自我介绍。

找个凳子坐在被访者旁边。

C：赵阿姨您好，我是医院的心灵关怀师。

P：您好！

C：王医生非常关心您，他特意叫我来看看您。

P：哦（声音低沉，无力）。

D：（对患者说）妈，要是有想起什么心里不舒服的事情都可以找她聊聊。

C：是的。

D：我妈呀，就是心态不好，都跟她说了叫她放宽心态，她就是不听。麻烦您跟她聊聊，我先出去办点事，谢谢您了。（指向患者，使眼色）

C：（向女儿点头示意，问患者）现在主要是感觉哪里不舒服呀？

P：最近就是痛得厉害，难受得很。

C：痛得难受喔。

P：对啊，我真的受够了。（头扭到另外一面，背对医生）医生，你就让我安乐死吧！（请求的语气）

C：您感到很痛苦，觉得安乐死可以让您摆脱痛苦。可是，我们国家没有关于安乐死的规定。

P：但是我真的痛不欲生啊，你知道吗？痛得厉害的时候全身大汗，就想死了就解脱了，不要继续受折磨……（哭泣）

C：……（沉默，望着被访者，并用手轻轻抚摸被访者的膝盖）我们医生会为您制订一个止痛方案，解决您目前最大的困扰。如果疼痛缓解了，您还会有想法吗？

P：我的命运太坎坷了，我老公刚喉癌过世，我又得了这个病。儿子是精神患者。家里家外都靠女儿，我愧对女儿，拖累了她的家庭，我死了她也解脱了……

C：（沉默了大概两三秒钟）额，不要那样子想啦。

P：（气愤地说）我实在是没办法，活着太痛苦了，对别人是个累赘，这样活着有什么意义！

C：我了解到您以前是个老师，教书育人多么令人尊重啊，桃李满天下，您把女儿也教得这么优秀。

P：我女儿原本工作很不错的，现在呢？唉……

C：我感觉到您认为自己拖累了女儿，觉得非常内疚不安。

P：是的，女儿负担太重了。她为了照顾我，自己也没法工作。我对不起她，还不如死了算了。

C：您觉得如果提前结束生命，对您女儿有什么负面的影响呢？

P：她可能接受不了吧，她费心费力照顾我，就是希望我能好好地活着。

C：是的，有没有想过您的家人和别人的看法呢？

P：没有（沉默）……可能别人会觉得女儿对我不好，不想照顾我了。她很难解释清楚吧。

C：您最放心不下的是女儿，但是您如果提前结束生命，最受影响的人也是女儿，更不好对她的孩子交代。

P：（陷入沉思）你说的有道理（停顿），但是我不知道自己还能撑多久。

C：您最放心不下的人是谁？

P：我孙女今年过年的时候就满6岁了，她好可爱的，我痛的时候给我抹眼泪，舍不得啊，要是能撑到那个时候走，我就没遗憾了。

C：是的呀，您的孙女要是知道您这么勇敢地跟疾病做斗争，她以后的人生要是遇到困难，我相信她也会积极面对的。

P：是啊，物质上太愧对她，精神上不能再愧对她了。

C：相信您行的。我们先把这个设定为您目前的目标。在这个过程中，我们也会一直陪伴您的。

与患者女儿沟通（在病房外，走廊）。

C：刚刚我们跟您母亲沟通，了解到您妈妈现在有想死的想法，主要是因为她认为拖累了您，感觉很对不起您。您是怎么想的呢？

D：那有什么拖累的，她把我带大，辛苦了一辈子，教书育人，打理家庭，我自愿也应该孝敬她。

C：这些想法有跟您妈妈沟通过吗？

D：没有，平时我们都不说这些的。

C：那我来帮您们做个沟通，您把您的想法跟您妈妈说出来，让她能感受到您的心意，减少她的心理负担，促进你们之间的关系。好吗？

D：可以。

将女儿带进病房。

C：赵阿姨，您刚才说到您觉得自己拖累了女儿，想早点结束生命来减轻女儿的负担。

P：是啊，我现在需要女儿照顾，女儿出钱出力，自己的家庭也顾不上……

C：所以您觉得很愧疚，很对不起女儿。

P：嗯嗯。

C：（对女儿说）你是怎么想的呢？把您的想法跟妈妈说说。

D：妈，你不要这么想，你把我养大，我现在照顾你是应该的，而且我也不觉得你是负担。我现在照顾你，我女儿也看在眼里，她以后也会对我好。

C：女儿，您觉得母亲的存在对您有什么意义，对妈妈说。

D：妈妈你在，我就还有妈妈。你不在了，我连"妈妈"都没得叫了啊！

P：女儿啊，我对不起你啊！

D：妈，我是自愿的，更是应该的。你好好的，我就开心。不管你以后怎么样，我都会照顾你的。

C：在这个过程中，女儿确实付出了很多，妈妈有什么想说的吗？

P：女儿，我们都是普通人，没办法给你更好的条件。不过我最开心的是，我们一家人一直和美美。在我和你爸爸生病的日子里，为了照顾我们，你付出了太多。妈妈没说，但是妈妈心里都明白。女儿，还好有你，你受苦了。谢谢你。

D：妈，你别想太多了。只要我们一家人在一起，好好的，我就什么都不怕，我们一起来面对。

心灵关怀员鼓励女儿牵起妈妈的手。被访者刚开始有点迟疑，随即也紧紧地握住女儿的手。

被访者心理分析：

（1）精神状态：被访者认为自己活着没有意义，对他人是个累赘，希望安乐死。

（2）情绪状态：对未来无希望感，同时认为自己拖累家人，有内疚感。

（3）社会支持状况：被访者社会支持欠佳，仅有女儿提供经济支持和照护。

心灵关怀员自我评估：

在本次探访中，心灵关怀员了解被访者的心理困扰，并运用同理、引导患者和女儿进行沟通等方法，调整了患者的认知偏差，打消了她的顾虑，帮助她鼓起勇气面对生活中的困难。心灵关怀师不是改变的根源，而是作为推动者，让被访者深入体会自己生存的意义，明白自己是被爱的。

> **未来的关顾和辅导目标的跟进建议：**
> 继续跟进被访者，引导被访者关注以后的生活，完成自己的心愿。
>
> **总结：**患者非常感谢，家属也非常感激。

二、个案平行病历

身体邂逅灵魂

——意欲安乐死患者的心灵关怀实务

赵阿姨是我们宁养院服务的一名患者。记得第一次探访她时，她看上去和宁养院其他患者一样，承受着癌痛的折磨。但又与一般的晚期癌痛患者不同，她在家里仍然穿着得体，还画了精致的眉毛，把自己整理得干净清爽。她就坐在我对面絮絮叨叨地诉说着。她说丈夫2016年因喉癌去世，有一女儿，收养一子，但养子精神异常，常年住在精神病医院。她说最近两三个月开始痛，心里就挺烦了。要不是说起来不好听，还有为家人考虑，真想就那么去了算了！她一边说一边哀痛地叹息，从坐在椅子上的身体也能看出她正遭受着病痛的侵袭。

这样的话，几乎在每天的探访中都能听到。虽然知道她是可怜的正经受着折磨的人，可我没办法，我不能分担她的痛苦，只有耐心安静地听她诉说。这是此刻我能做到的。

她是胃癌晚期的患者，经历了手术和化疗，但仍然阻挡不了病情快速的进展，可以想象她已经受过的磨难。她的诉说带着浓浓的忧郁气息，是久经病痛折磨的患者常会产生的情绪。我尽量通过理解的眼神传达内心的同理与支持。我告诉她医生会尽全力为她止痛，她要做的就是遵照医嘱服药。她点点头，也没有说太多。

两周后的早晨，我才走到宁养院办公室门口，就听见里面一阵急促的电话铃声倔强地响着。我接起电话还没出声，那头就传来一阵哭声："我是赵××的女儿，妈妈昨天晚上割脉了，你们能过来看看我妈妈吗？我实在没办法了……"我心里惊跳一下，忙问人怎么样呢？说是及时发现后经过及时止血暂时没事，幸好呢！听到她自杀未遂的消息我被吓着了。不是没有预兆，是不能接受那么爱整洁、那么爱惜自己的一个人怎么也会选择这样的放弃？！

探访完当日计划的患者后，我特意拐道去了赵阿姨家。门没关，女儿说想着我们会来，特意留的门。轻轻推开门，看到患者家属阴郁的脸色和嗔怪的眼神，我的心里也难过，能理解她们的心情。我不多说话，怕说什么都是刺激。患者右手腕部缠着的纱布也未见渗血。惨白的脸上看不出任何表情，没有痛苦，没有企求。我问她话时她也是闭着眼睛轻描淡写地摇头或点头，不与人交流。我害怕看到她这样子，想到"哀莫大于心死"。而此刻，我不知道做什么对她是好的，只能轻轻地摸摸腕部的伤口处，问道："很痛吧，赵阿姨！"

"我真的受够了，死了就解脱了。医生，你们就让我安乐死吧！"也不知道过了多久，赵阿姨流着眼泪说出今天的第一句话。

"您现在感到很痛苦，并且觉得安乐死可以让您摆脱痛苦，是吗？"我继续给予赵阿姨肢体的抚触，借此安慰她，同时告诉她医生会制订合适的止痛方案，解决她的疼痛困扰。

"这样活着有什么意义！"赵阿姨流着眼泪道："我的命运太坎坷了。丈夫喉癌刚过世，我就得了这个病。我们愧对女儿，我死了她也解脱了。"

给予应有的心理支持后我没有与她继续谈论病情，我知道这会让她心情更糟。我问她儿女的情况，跟她聊她的职业："我听说您以前是教师，教书育人桃李满天下，真是令人尊重，所以您把女儿也教育得这么优秀。"我对她的职业表现出浓厚的兴趣让她的诉述及整个人变得鲜活起来，腰板似乎也挺直了许多。我高兴看到这样的变化，能看到她对抗病魔的力量。

"我女儿负担太重了，我对不起她，还不如快点死了算了。"患者把意识拉回现实，黯然落泪。

"您觉得如果您提前结束生命，对女儿会有什么负面的影响呢？"

"她可能会接受不了吧！她尽心尽力照顾我，就是希望我能好好地活着。"

"有没有想过其他人的看法？"

赵阿姨沉默一会儿后，说道："可能别人会觉得女儿对我不好，不想照顾我了吧？她一定很难解释清楚。"

"您最放心不下的是女儿，您如果提前结束生命，最受影响的人也是女儿。"

"你说得有道理。"赵阿姨陷入沉思。停顿一会儿后，她说道："可我也不知道自己还能撑多久。"

说到底，都是为了不拖累女儿，我想这个时候应该是女儿和母亲最好沟通的时机。我回头看看女儿，她站在门口默默地流着眼泪，眼神中还透露着一丝丝责备。我冲她点点头，示意她到赵阿姨的床旁鼓励她们直接沟通，说出心里的话。

"妈，您把我养大，我现在照顾您是应该的，这不是负担。您在，我就还有妈妈。您不在了，我连'妈妈'都没得叫了啊！"当女儿说出这话时，赵阿姨非常激动："女儿啊，我对不起你。我和你爸爸生病的日子里，为了照顾我们，你付出太多了，你受苦了。"赵阿姨拉着女儿的手，说道："还好有你，妈妈谢谢你！"

这一幕在我看来是极好的。轻轻地道别后，从赵阿姨家里出来，我有一种如释重负的感觉，但还是有隐隐的心痛。我心想一个人要经受多大的痛，才会想要结束自己的生命呢？一个人内心有多大的孤独，才会选择这样的放弃呢？安乐死没有合法化就说明大部分人是不能接受的。几千年的文化告诉我们，身体发肤受之父母，毁之不孝，怎可有意为之？只是每次看到那些备受煎熬、被病痛折磨的扭曲变形的脸，已知无力回天，却还要加之诸多痛苦，我的心里就更痛！

在迷茫甚至疲倦的时候，我有幸能参加临床心灵关怀的培训学习，而这样的学习最先帮助到的是自己。在学习中我增进了自我洞悉和觉察，促使自己成长成熟、健康和谐。在潜移默化中，使自己变得更积极、更乐观、更坚强，对人生困境也有了更真实和深入的体会。通过培训，使自己成为别人更好的帮助者，在陪伴和协助患者在病苦的困境中走出生命幽谷的路上能够做得更从容。我高兴有这样的改变，这是成长的力量。

三、个案点评

本案例讲述的是临床心灵关怀师帮助一位晚期肿瘤患者灵性成长的故事。通过此案例可以看到患者在灵性成长过程中的改变，最后获得生命的充实与满足。

在与患者的沟通中首先心灵关怀师与患者建立信任关系，这让患者乐意敞开心扉并与之交谈。信任关系的建立，会让心灵关怀探访事半功倍，患者也会主动倾诉内心的真实想法。

在沟通过程中心灵关怀师抓住重要节点进行切入和引导，帮助患者改变认知，找到生命的意义与价值，并做出明智的抉择。通过促进患者与女儿之间的沟通，创造机会使母女在特定的情境中表达心意，互相说出藏在心里未曾说出口的话，并进行道爱、道谢、道歉，相互支持，表达内心真诚的愿望。通过爱的联结，让彼此之间关系更加紧密，不再是单方面为对方着想。患者也发现想要尽早结束的生命其实还有无限期待与可能，痛苦的生命依然有意义，并且充满希望。即使身体依然痛苦，但是与对生活、对亲人的期待相比，显得无关紧要了，甚至愿意延长这种受苦状态的生命，因为还有想要完成的事情。这种改变帮助患者自我成长。通过心灵关怀师的引导，患者不再走入自我愧疚的死胡同，借此也迈向灵性的成熟。

在这个过程中，心灵关怀师是沟通者，也是患者与亲人之间心灵桥梁的架构者。通过心灵关怀师的桥梁作用，使患者和家属明白：我们之前为对方所思所想的，原来并不是对方真正需要的；你想为对方付出的，却是他所担忧的；你所担忧的，在对方来说根本不是问题。即使是在父母与子女之间，沟通仍然是最重要的。中国人含蓄，亲人间尤甚，然而，爱一定要说出口。

临终患者可能经受身心双重受苦，有些患者因为陷入极度的痛苦，会希望早一点解脱。如果活着只是为了受苦，那么患者不会眷恋这种生活。大部分患者会因为无法忍受死亡过程的痛苦与折磨、无法忍受痛苦且缓慢的死亡进程而希望有安乐死。安乐死可以立即解除患者的痛苦，可以使其卸下身心重担。但作为家人来说，患者的非正常死亡会带来阴影，会内疚自责。这种心理负担甚至会伴随终生，成为无法磨灭的痛。因此，在此层面上，痛苦地活着的意义可以是：你活着是为了亲人好好活，你活着可以温暖身边人的心，你活着甚至是社会道义。

临床心灵关怀让患者痛苦的身体邂逅灵魂，而苦难最终滋养生命智慧，让患者走出身心俱苦的泥潭，死亡观念的转变使患者的生命释放出璀璨之光。

四、心灵关怀个案探访表

心灵关怀个案探访表

姓名: 赵××	病案号: ××××	临床心灵关怀师: 彭××
探访日期: 2019 年 4 月 20 日	时长: 50 分钟	地点: 居家

一般情况: （身体、心理、社会、心灵）	疾病情况: 病情逐渐加重, 胃癌术后, 已出现腹腔转移, 腹部胀痛明显。 心理情况: 抑郁、内疚, 有安乐死的想法。 家庭情况: 丧偶, 育有一女, 收养一子, 丈夫 2016 年因喉癌去世。儿子因精神异常常年住在精神医院。现患者住在女儿家, 长期卧床, 女儿待业在家照顾患者。女儿已婚, 育有一孩, 生活压力大。 经济情况: 经济条件差。
问题	（1）患者疼痛不适, 生活质量差。 （2）觉得拖累女儿, 内疚不安, 有安乐死的想法。
分析	灵性关顾: 被访者认为自己活着没有意义, 对他人是一个累赘, 希望安乐死。 情绪关顾: 对未来无希望感, 同时认为自己拖累家人, 有内疚感。 社会关顾: 被访者社会支持欠佳, 仅有女儿提供经济支持和照护。
目标	（1）了解患者为何有安乐死的想法。 （2）同理患者, 让患者发泄负面情绪。 （3）引导患者和女儿进行沟通, 加强患者的亲属支持。
方法	（1）陪伴、理解、倾听。 （2）家庭治疗, 协助沟通。
评估	成功。被访者获得理解, 有所反思, 决定换一个角度看问题。帮助患者和家属建立了较好的沟通。

小结

临床心灵关怀是一项始终坚持"以人为本"的公益事业, 主要内容有临床心灵关怀基础与实践、自我成长、医学哲学、医学伦理学、医学心理学、社会学、医学人文、艺术治疗、死亡教育与哀伤辅导、婚姻与家庭辅导等。它通过招聘、培训和不断实践的心灵关怀师团队, 对癌症及家属甚至医护人员实施"生命关爱",主要包括对心灵和心理的关怀,广泛寻找积极资源,以非医疗支持性服务为基础的社会帮助,传递人间温暖。它要求关怀师热心提供帮助,在帮助他人的同时实现自我身心灵健康的成长;支持患者真诚地表达自我;鼓励医护人员积极地去倾听,做到医患之间真正意义上的尊重和平等。它要求敬畏和尊重生命,既有在各种关系交往中对他人的尊重,也有从自身内心出发选择对自己的尊重;在各种临床干预过程中,舍弃自己的个人观念,无条件地接受被访者,理解和包容不同的文化背景、价值观和道德观;充分建立信任并接纳被访者,使之愿意袒露内心的真实感受,面对问题并积极应对。最终通过沟通、理解、尊重、帮助及分享等,实现癌症患者的社会心理支持,营造一个和谐的"心灵驿站"。

湖南省肿瘤医院的临床心灵关怀项目面对患者、家属和医护人员提供心理及心灵服务,在医院门诊大厅设立音乐坊,举办心灵音乐会,开展音乐治疗、园艺治疗、阅读治疗及绘画治疗,将茶艺引入病房,将艺术融入人文关怀,打开患者的美丽心灵之门,不断注入积极心灵资源,[12-13] 明显改善了患者的不良情绪,[14] 有效地缓解肿瘤患者因来自疾病本身的恐惧、手术、放化疗及家庭经济压力而导致的人格、情绪和人际关系的改变,帮助他们重树信心,提高希望水平,[15] 积极配合治疗提高生活质量,并促进医患关系,形成良好的就医环境。

参考文献

[1] MUKHERJEE S. 众病之王:癌症传 [M]. 李虎,译. 北京:中信出版社,2013.

[2] BUGENTAl, J F T. The art of the psychotherapist[M]. New York: Norton, 1987.

[3] BALDWIN M. Interview with Carl Rogers on the use of the self in therapy. //Baldwin M (Ed.) The use of self in therapy[M]. 2nd edn. New York: Haworth Press, 2000. 29-38.

[4] RIMONDINI M, DEL PICCOLO L, GOSS C, et al. Communication skills in psychiatry residents——how do they handle patient concerns. An application of sequence analysis to interviews with simulated patients[J]. Psychother Psy-chosom, 2006, 75 (3): 161-169.

[5] PEARCE C G, JOHNSON I W, BARKER R T. Enhancing student listening skills and

environment[J]. Busine Commun Quart, 1995, 58 (4): 28-33.

[6]　FREDRIKSSON L. Modes of relating in a caring conversation: a research synthesis on presence, touch and listening[J]. J Adv Nurs, 1999, 30(5): 1167-1176.

[7]　WHINNNEY I R. A textbook of family medicine[M]. Oxford: Oxford University Press, 1989: 74-75.

[8]　张松 . 倾听是心理咨询师的基本功 [J]. 中国心理卫生杂志 , 2006, 20(10): 687-688.

[9]　刘鹏志 . 自我开放技术在心理辅导课中的应用 [J]. 中小学心理健康教育 , 2010, 145(2): 17-18.

[10]　鹿凤山 . 浅谈心理咨询中的接纳方法 [J]. 齐齐哈尔医学院学报 , 2006, 27(8): 948-949.

[11]　郭莉萍 . 叙事医学 [M]. 北京 : 人民卫生出版社 , 2020.

[12]　刘晓红 . 晚期癌症患者的心理、心灵关怀和社会支持探讨 [J]. 中国护理管理 , 2018, 18(03): 289-293.

[13]　刘晓红 , 彭望连 , 杨辉 . 心灵关怀及音乐治疗对肿瘤患者应对方式影响 [J]. 现代肿瘤医学 , 2017, 25(17): 2823-2827.

[14]　杨辉 , 刘晓红 , 黄旭芬 . 临床心灵关怀对癌症居家姑息护理患者焦虑及抑郁水平的影响 [J]. 护理研究 , 2016, 30(05): 564-566.

[15]　杨辉 , 刘晓红 , 黄旭芬 . 心灵关怀对癌症居家姑息护理患者希望水平的影响 [J]. 当代护士 (上旬), 2016, 12(1): 76-78.

第九章

中医与叙事医学

王子旭　杨秋莉

第一节　中医学与叙事医学

一、叙事医学与中医学的人文关怀

医学是"人学",融合了科技与人文。医学的价值不只是治愈疾病,也是安慰、帮助及服务于有灵与肉的"人"。[1]虽然医疗技术在不断精进,但医患间的距离感及冷漠的医疗环境都需要"以人为本"的医学人文思想的调和。叙事医学正是注入了这样一股暖流。同样,中医学几千年来的临床实践活动始终重视医学人文思想,体现着浓郁的人文关怀色彩。中医人将"医乃仁术""至意深心""以人为本""天人合一""悬壶济世""大医精诚"等观念融入并贯穿到诊疗工作中,体现出和谐、人文的医患关系。

（一）医乃仁术

中国古代西晋杨泉在《物理论·论医》中指出："夫医者，非仁爱之士，不可托也；非聪明理达，不可任也；非廉洁淳良，不可信也。是以古之用医，必选名姓之后，其德能仁恕博爱。"这表明"仁爱""理达"是"医者"的必备条件，"医者"正是科学技术与人文精神相结合的典范。唐代孙思邈在《备急千金要方·诸论·论大医精诚》中言："凡大医治病，必当安神定志，无欲无求，先发大慈恻隐之心，誓愿普救含灵之苦。若有疾厄来求救者，不得问其贵贱贫富，长幼妍蚩，怨亲善友，华夷愚智，普同一等，皆如至亲之想。亦不得瞻前顾后，自虑吉凶，护惜身命。见彼苦恼，若己有之，深心凄怆。勿避险巇、昼夜、寒暑、饥渴、疲劳，一心赴救，无作功夫形迹之心。如此可为苍生大医，反此则是含灵巨贼。"这些论述均体现了医患平等、医德为先的观念。

医疗活动也充分体现了"医乃仁术"的基本原则。首先，强调要尊重生命，《备急千金要方》自序中说："人命至重，有贵千金，一方济之，德逾于此。"体现了尊重生命的意义，敬畏生命的伦理情感。《灵枢·师传》言："上以治民，下以治身，使百姓无病，上下亲和，德泽下流，子孙无忧，传于后世，无有终时。"认为医学活动是以人为中心的，目的是增进人的健康。其次，重视建立友好、信任、平等的医患关系。《灵枢·师传》云："百姓人民皆欲顺其志。"人道的医患关系要做到关心、爱护、安慰和鼓励患者，使患者感到舒适，[2]强调医生要"临患者，问所便"，即临证治病时要尊重患者的喜好，选择更适合患者实际情况的治法，并主张对患者要"举乃和柔，无自妄尊"，指出医生不得以施恩者自居，充分体现了对患者的尊重。

综上所述，在"医乃仁术"的价值取向指导下，中医学重视医患间的友好、信任关系，把尊重患者、平等待人、专注病情、体贴关爱作为医生义不容辞的责任义务和基本道德规范。

（二）至意深心

《灵枢·终始》曰："必一其神，令志在针。"《备急千金要方·诸论·论大医精诚》中也描述"省病诊疾，至意深心"。中医学要求医生面对患者时要全神贯注、精神集中，不受外物干扰与诱惑，静心、尽心、耐心地倾听患者诉说。医生的言行举止甚至神情都可能影响到患者的心理活动，同时，也是同患者建立信任关系的基础。《素问·疏五过论》说："医不能严，不能动神，外为柔弱，乱至失常，病不能移，则医事不行。"同时也指出由于忽视患者的社会地位变迁、思想情绪变化、精神内伤状况和患病的始末过程以及不明诊脉的原则而发生误诊与误治的五种过失，明确了心理、社会的致病因素，强调"病从内生"、心身合一的病因和病机，概括了了解贵贱、贫富、苦乐"诊有三常"的心理病因分析纲领，进而提出了诊治疾病所应遵循的常规法则。[2] 因此，医生在治病过程中，应保持神情体态端庄，举止稳重谨慎，言恳意切，以增加患者对医生的信任感及治病的信心，使治疗达到事半功倍的效果。

（三）以人为本

中医学中彰显着"以人为本"的医学人文思想。它既是中医药文化的轴心，更是中国文化的核心，其中包含了丰富的人本思想、人文思想和人性思想，在中医文化典籍中无不呈现出文与医、医与文的相互影响和渗透。《灵枢·师传》曰："人之情，莫不恶死而乐生，告之以其败，语之以其善，导之以其所便，开之以其所苦，虽有无道之人，恶有不听者乎。"这一方法指导医者应对患者的病情做耐心细致的解释和心理疏导，将治疗方案中的利与弊、预后情况等诚恳地告知患者，了解患者对治疗方案的期许与意见，由患者结合自身情况自己决定是否接受治疗，从而产生良好的医患沟通效果，以提高患者的依从性和配合度，最终取得较好的疗效。

（四）天人合一

中医学认为人与天地息息相关，人的一切生命活动应顺应自然四时阴阳规律。正如《素问·示从容论》指出："夫圣人之治病，循法守度，援物比类，化之冥冥。"医生诊疗疾病时应注意气候和环境等诸多因素对疾病形成和变化的影响，做到因时、因地、因人"三因制宜"。中医学通过望、闻、问、切四诊合参全面掌握患者的疾病及疾病背后的故事。《黄帝内经》中提到医生应"上知天文，下知地理，中知人事"，一方面说明了躯体与时间、空间、社会、心理等方面相互关联的整体观，另一方面也强调了医生除博学外，应全面了解患病的人、所患的病和患病的痛。[13]《素问·汤液醪醴论》说："病为本，工为标，标本不得，邪气不服。"患者为本，医生为标，只有医患两者相互配合，才可祛除邪气。中医学崇尚"和合"，其中天人合一的整体观、阴阳平和的健康观、调和致中的治疗观，以及医患信和、同道谦和的道德观，无不呈现中医学对和谐价值观念的崇尚。因此，在构建和谐医患关系方面，中医学也强调要践行"和谐"理念。

（五）悬壶济世

"悬壶济世"体现了中医学人守护中华民族人民健康的深厚社会责任感，自古便有"不为良相，便为良医"的优良传统。中医学强调医生承担着挽救生命的神圣职责，直接关乎人的健康及生死。患者出于对健康的珍视，将生命托付与医生，因此要求医生具备很强的责任感，自觉地选择有利于患者健康的治疗方案。同时，医疗活动作为社会活动的重要组成部分之一，具有显著而直接的社会作用和影响力。因此，要求医生具备正确的价值观和人生观，承担起对社会的责任。

（六）大医精诚

孙思邈在《备急千金要方·诸论·论大医精诚》中提出医生应具备的

职业行为规范，要求医生一要医术精湛，尽快解除患者的疾苦。要求"学者必须博极医源，精勤不倦""医贵乎精，仁术济世"，精勤治学、精研医道，通过精湛的医术为医院和医生赢得美誉，也使医患关系趋于和谐。二要至诚至仁，感同身受，提出"凡大医治病，必当安神定志，无欲无求，先发大慈恻隐之心，誓愿普救含灵之苦"。医生要言行诚谨，尽可能用通俗的语言向患者告知病情，用和蔼可亲的语言安慰患者，耐心细致地引导患者从容地讲述发病经过，甚至引导患者说出与病情相关的隐情并保守秘密。此外，医生应诚心对待患者，将每一位患者看作自己的亲人或朋友，充分考虑患者的利益，无论贫富、贵贱，均一视同仁，以礼相待，精心治疗，从而达成和谐的医患关系。

综上所述，中医学充分彰显着医学人文思想，医疗实践中体现了人文思想，展现出医疗实践的伦理价值和道德观及对自我的升华，依托诊疗技术，表现出其中所蕴含的思想、文化、信仰、人生观、道德观、生命观、疾病观，以及对美与善的理解乃至处世之道。

二、故事思维与象思维

（一）故事思维与叙事能力的培养

据传，柏拉图曾说过：谁会讲故事，谁就拥有世界。这句话表明，讲故事是一种能力，是一种力量，一种手段。丽塔·卡伦教授以故事性的思维，通过写故事、讲故事、听故事以及读故事的方式，在潜移默化间建构临床医生的叙事能力，而具备叙事能力的医生开展的诊疗活动即符合叙事医学的范式。它是一种倾听、解释、回应故事和其他人类困境的能力。这种能力有助于临床医生在医疗活动中提升对患者的共情能力、职业精神、亲和力（信任关系）和自我行为的反思。

故事思维不同于"逻辑思维"，可为医患双方关系的建立带来共振的交响感和感同身受的力量。[4]故事思维可以使医生学会倾听，找准患者的痛点。医患沟通中医生静心聆听的力量不容小觑。在倾听的过程中，医生需要去留意对方所表达的内容，而这些内容恰恰向医生透露出很多信息。例如，患者此时此刻的心情如何，适不适合医生现在跟患者去沟通他所要表达的目的，患者被什么问题困扰，以及医生应怎样围绕这些痛点向患者讲述恰当的故事。

故事思维将帮助医生塑造有画面感的故事，走进患者的内心。故事是由时间、地点、人物、事件和原因组成的。这五要素一起构成了故事的真实感，很容易使人接受。正如《叙事医学：尊重疾病的故事》书中写道："通过给自己和他人讲故事，接受和引用别人讲的故事（神话、传记、历史、小说等），在故事中，在隐喻或象征性的语言中建立起自己与他人的关系，事物之间的关联，我们不但慢慢认识自己是谁，也慢慢变成我们想要成为的人。"[5] 故事思维使人在讲故事前在脑海中勾勒一幅图画，在讲述中加上面部表情和肢体语言，将酸甜苦辣的气味与喜怒哀乐的情绪加在一起，可以让听者身临其境，从而可以走入听者的内心。听者也会因为讲述者的表述情绪上发生变化，在心理上开始接受讲述者，认同讲述者的观点并信任他 / 她，接受讲述者想要给听者所表达的沟通目的。这也正体现了叙事能力中所提倡的给予患者疾病故事以正确的解释，以及恰当回应疾病痛苦的努力。

疾病与疾痛的事实太过现实、残酷，使患者不知所措，而故事性思维可教会医生站在患者的角度，围绕患者的痛点和愿景讲述患者该如何思考疾病的问题，从而打动他们，让他们与医生产生共鸣，点燃治疗的信心，向同一个方向前进。

（二）象思维与叙事能力的培养

象思维是中医学的重要思维方式，是指运用带有直观、形象、感性的图像或符号等象工具来揭示认知世界的本质规律，通过类比、象征等手段把握认知世界的联系，从而构建宇宙统一模式的思维方式。象思维以物象为基础，从意象出发类推事物规律，以"象"为思维模型解说、推衍、模拟宇宙万物的存在形式、结构形态、运动变化规律，对宇宙和生命做宏观的、整合的、动态的研究，具有很大的普适性和包容性。象思维是中华文化的主导思维，是原创性的源泉、原创性的母体，是提出和发现问题的思维。中医相关理论的形成很大程度上来源于象思维。

象思维使医生从"形神合一"的整体观角度给予患者诊治。象思维使中医的诊疗过程从对动态、变化、流转、整体的"象"的观察和采集开始，结合四诊对"象"的辨识，认为"象"是"神"的表露，神本于形，以脏腑气血为物质基础，对外在"象"的辨识有助于了解内在脏腑气血的生理病理状态。[6] 因而，望诊为四诊之首，"望而知之谓之神"，强调了望诊的重要性。这便使医生在诊疗中重视"形神合一"的整体观，将过度的情志活动和不良的心理状态表现于外的"神"考虑为影响脏腑气血之"形"的致病因素。再通过闻诊和问诊，将患者"言不尽意"之"象"不断外化，将相关联的"象"（或称隐喻）结合，使"象以筑境"，从而"境以蓄意"。这样可以使医生用不同于患者本身的实例，更有的放矢地"告之以其败，语之以其善，导之以其所便，开之以其所苦"，有助于调动患者抗病的主观能动性，从而获效治病。

对具象间关联性的梳理有助于医患之间对疾病的认识达成共识。中医诊疗通过四诊得到感官的具象，眼、耳、嗅、味、啜的具象是整体、动态、流转、直观的观，此"观"不只是感观，也是范畴，能够通过查体查到，而且要用脑、用心领悟，领悟其感知、理解、想象、联系的思维活动。通过这样的思维方式，医生将更关注患者更细微的具象，将众多的具象集合为有联系的整体，并体察各种联系之间的动态变化过程，理清其中的因果联系、偶然性与必然性，司外而揣内，通过"聆听 - 反问 - 再聆听 - 再反问 - 总结"的方式，将与疾病联系紧密的信息通过患者可以接受的方式理清理顺。在此过程中，使患者逐步理清其发病的原因，疾病的轻重缓急，复杂程度，理解医生的治疗思路，指明患者尚未察觉或重视的疾病现象，使患者感受到医生的耐心、细致及专业，同时也有助于医生了解患者的痛苦和关心的问题，有助于医患双方共情关系的建立。[7]

象思维通过描述性的途径使"言不尽意"的隐喻得以外化。[3] 诊疗过程中患者的描述常常"言不尽意"，象思维的途径是描述性的，体现了象与境的动态整体观，因而，在象思维指导下的诊病过程通过"筑象"以全面搜集资料，"象以筑境"，通过象境结合，将难以表达的隐喻体会呈现。可见，描述性象思维与叙事医学所强调的对隐喻的体悟和通过平行病历的描述性展现异曲同工。同时，象思维必将促进提高叙事能力的产生作用，帮助医生在掌握叙事能力的同时，重视整体、动态地看待问题，关注疾病信息的相关性，全面搜集与疾病相关的资料，考虑到人与人，人与疾病，人与时、空、社会等方面的关系性，提高体察和领悟他人痛苦的能力。

三、平行病历与医案医话

（一）平行病历与医案医话的异与同

平行病历是一种反思性写作，是临床工作中诊疗常规指导下的、标准病历之外的，关于患者生活境遇的"影子病历"，是一段"临床札记"或"临症笔记"。它要求医生用非教科书、非技术性语言来书写患者的疾苦和体验，继而通过小组讨论，交换对患者疾苦的理解，反思自我诊疗行为。[8]

平行病历写作作为培养叙事能力的有力抓手，[9] 其目的是训练医生的反思与批判性思维，由此来强化"以患者为中心""以慈悲为怀""治疗与照顾并重"等职业精神。[8] 通过医生与患者对平行病历中的故事和情节的共同解读，来听懂患者的疾苦故事，从而开始思考如何解除他人的苦痛。由此改变了单纯的技术主义的决策态度，体恤患者的疾苦。

近代著名学者章太炎先生说："中医之成绩，医案最著。"中医学中汗牛充栋的医案医话夹叙夹议，充满文学的美感，使人阅读时身临其境。正如《临证实验录》所云："医案，错综复杂，全资医者慎思、明辨、审问之精详，曲体其情，洞悉病服何药而剧，更何药而轻，终以何方而获安全，叙之方案，揆合法度。俾读之者俨然身临其境，可以启灵机、资参证，融化以为己用。"

医案医话，是中医临床记录和解析个案的诊疗全过程的叙议结合的传统临证文本，不是单纯记录数据和检验报告的文本，其核心为记录对诊断治疗中辨证论治、理法方药的思考与心悟体会。[10] 医案医话的本质是医生对自身诊疗思维的反思与提炼，最能体现其学术特点与临证经验，后世学者往往从名家医案入手，传承其学术思想。正如张山雷在《古今医案评议》中说："多读医案，绝胜于随侍名医，直不啻聚古今之良医，而相与晤对一堂，从上下其议论，何快如之！"因此，医案医话既是名医名家自身经验的精华，也是中医思维的宝贵财富。

就医案的书写，明末清初的喻昌在《寓意草》开篇即做出了十分详细的规定："某年某月，某地某人，年纪若干，形之肥瘦长短若何，色之黑白枯润若何，声之清浊长短若何，人之形志苦乐若何，病始何日，初服何药，次后再服何药，某药稍效，某药不效，时下昼夜孰重，寒热孰多，饮食喜恶多寡，二便滑涩有无，脉之三部九候……一一详明。务令纤毫不爽，起众信从，允为医门矜式，不必演文可也。"虽然按照当今的病历要求，本"规范"略显粗糙，但这是对中医医案的一次系统梳理与总结，所归纳的项目较为完备，流程合理紧凑，从患者基本信息采集，到具体病情、诊断过程、治法用药和预后都做了规定，并突出了"议病"这一重要的反思环节，且较为重视心理及社会因素。据此书写的医案医话，能帮助医生了解患者的诊疗信息，关注患者的心理状态，并促使其对自身的诊疗行为进行思考。而医案的按语，即医生自身对本病案诊疗过程的分析与思考，是医生对此次医疗行为的内部思维过程，正是医案的精华所在。

在众多的医案医话中，既有丰富的医学理论，也有大量的医疗经验；既有辨证方法，也有处方用药；既有成功的经验，也有失败的教训；既有详明者令人百读不厌，也有简要者令人寻味无穷；既有一般病而诊疗别具一格，也有疑难症而处治独辟蹊径。现以三则医案医话为例，了解其多样的形式，或夹叙夹议说理，或扼要生动述事，以体味其中深刻含义。

[案例 1]

　　卫德新之妻。旅中宿于楼上，夜值盗劫烧舍，惊坠床下，自后每闻有响，则惊倒不知人。家人辈蹑足而行，莫敢冒触以声，岁余不痊。医作心病治之，人参珍珠及定志丸，皆无效。戴人见而断之曰：惊者为阳，从外入也；恐者为阴，从内出也。惊者，为自不知故也；恐者，自知也。足少阳胆经属木，胆者，敢也。惊怕则胆伤矣。乃命二侍女执其两手于高椅之上，当面前下，置一小几。戴人曰：娘子当视此。一木猛击之。其妇大惊。戴人曰：我以木击几，何必惊乎？伺少定击之，惊少缓。又斯须，连击三五次，又以杖击门，又暗使人击背后之窗。徐徐惊定而笑曰：是何治法？戴人曰：内经云，惊者平之。平者常也，平常见之必无惊。是夜使人击其门窗，自夕达曙，寝息如故。夫惊者神上越也，从下击几，使之下视，所以收神也。从此遂愈。

本则为《儒门事亲·惊》中记录金元四大家之一的张子和治疗惊悸的一则医案。医案行文流畅，夹叙夹议，极具故事性及画面感，使读者身临其境。医案中不仅描述了疾病的成因，医生对病机病因，辨证论治的思考，以及治疗过程的要点步骤，使后世医生参读后，印象深刻。同时，也启迪了读者，在阅读医案中医家反思的同时进行自我思考，以期将此案例与自己的诊疗心得相融合，日后以为己用。

又有医人工于草书者，医案人或不识，所系尚无轻重；至于药名，则药铺中人，岂能尽识草书乎？孟浪者约略撮之而贻误，小心者往返询问而羁延。

可否相约同人，凡书方案，字期清爽，药期共晓。

本则《书方宜人共识说（节选）》作者顾铭照，为清代江苏名医。文中对医生开处方时写草书字体提出批评，希望医生书写药方医案时，应"字期清爽，药期共晓"，否则会出现因草书字体不容易识别，而致药铺的人粗心误认药名抓错药，或是谨慎的人来回询问而耽搁时间的情况。这一要求至今仍有现实意义，值得重视。

[案例2]

太平崔默庵医多神验。有一少年新娶，未几出痘，遍身皆肿，头面如斗。诸医束手，延默庵诊之。默庵诊症，苟不得其情，必相对数日沉思，反复诊视，必得其因而后已。诊此少年时，六脉平和，惟稍虚耳，骤不得其故。时因坐舆道远腹饿，即在病者榻前进食。见病者以手掌目，观其饮啖，盖目眶尽肿，不可开合也。问："思食否？"曰："甚思之，奈为医者戒余勿食何？"崔曰："此症何碍于食？"遂命之食，饮啖甚健，愈不解。

久之，视其室中，床榻桑椅漆气熏人，忽大悟，曰："余得之矣！"亟命别迁一室，以螃蟹数斤生捣，遍敷其身。不一二日，肿消病愈。盖其人为漆所毒，他医皆不识云！

本则《医须周密》选自清代浙江名医陆以湉编著的《冷庐医话》卷二。通过崔默庵诊病一事，说明医生诊断疾病必须细心观察，用心体察，方能准确把握病因。文中详细描述了患者的症状，及在既往就医后诸多医生都束手无策的情况下，崔默庵并未急于施治，而是细心观察，反复思考，最终找到因油漆而致中毒的病因。此外，医案中以医患问答交流的方式记录，也呈现出医案医话的一种表述形式，更能体现出医生对患者细致入微的体察和共情，从细微处体现人文关怀。

综上，中医医案医话内容全面，涉及患者的年龄、性别、形志乐苦、对环境的适应情况、发病季节及具体治疗方案等，体现了临床过程中的人文关怀和医生对自身行为的反思，经过整理提炼，包含医生个人的临床经验与心得，蕴有叙事医学的核心内涵，可视为平行病历精神在中医学中的具体体现，可供后人细心品读、反复钻研。这也是中医学"天人相应""心身合一"的整体医学诊疗模式的重要内容。同时，它又补充了平行病历中缺乏的四季昼夜更迭、自然环境和社会生活史，描述发病原因及疾病转归，充分流露出对疾病观、生死观及人生观的思辨。

（二）医案医话对平行病历撰写的启示

中医的医案医话风格各异、类型丰富，是丰富和补充平行病历写作的宝库。中医医案医话中的精髓为平行病历的撰写起到了以下几点启示作用：

中医学在"时—空—社会—心理—生物"医学模式的指导下，[11] 讲求全面细致地采集临床信息，如"十问歌"：一问寒热二问汗，三问头身四问便，五问饮食六问胸，七聋八渴俱当辨，九问旧病十问因，再兼服药参机变，妇人尤必问经期，迟速闭崩皆可见，再添片语告儿科，天花麻疹全占验。可见问诊之翔实全面，体现了医学人文关怀，提供临床问诊的顺序和思路，强调患者的个体化差异。对比平行病历写作的背景资料，可考虑将患者的一般资料、家族史、既往史、社会关系、应激史、患病过程、患病起因、家庭情况、人生经历、脾气秉性、为人处世、情绪心态、疾病用药、疾病转归及预后等基本情况信息加入，以丰富背景资料。例如，询问患者的"社会生活史"，增加对症状和病因的世俗解读，对治疗效果与疾病转归及预后的俗世判断，对医生和医学的期许与接纳，以及生死观的流露等。中医医案给予的启示是，基本情况中可包含的内容丰富，但在写作平行病历时，不宜逐条详述，而是选择与写作中心内容及反思内容相关的要点信息进行精练描述。应注重陈述简明、层次清晰、内容具体、数据可靠。病历不是诊疗资料的简单编辑、整理、罗列和堆砌，而是要通过夹叙夹议的记录文本，使之成为一个有机、缜密、连续和精练的患者的故事，并能从中体现学术价值。病历是成果的展示，并能充分体现主诊者的学术思想和临证思辨特点。

平行病历可借鉴医案医话中按语的形式进行写作，可以认为是医案分析，是医案的重点、医案的精华所在，也可认为是医生对患者的共情以及医生对自己行为的反思。书写时应重视患者的主观感受，侧重患者个人的脾气秉性、情绪、感情及认知等心理状态，注重其与病因病机、方解、病情演变、治疗方案及疗效关系的分析，同时总结患者的身心特点与疾病的关系，在此基础上提炼临证思辨的思路与要点。

平行病历主要用来记录反思的内容，反思的内容往往记录了问题外化的过程，或是某事物引起言难尽意的反思。通过故事的形式，夹叙夹议的描述使难以尽意的反思内容得以外化。中医医案就将复杂的病机病因以故事的形式得以外化，使读者身临其境，感悟外化的内容。因此，在平行病历的写作中提倡将反思的内容做相应外化的处理。

反思和思辨伴随的不一定是积极正向的结论。但平行病历这一反思性写作是为了通过写作增强医生对患者疾苦感同身受的能力，因此其所描述的内容大多是积极正向的。中医医案医话中对医生的医术及医德不断进行审视，即使是医疗过程中的错误，也会给予分析性的反思内容，自我审视，内容正向积极。因此，平行病历应撰写正向积极的反思内容，通过写作深入了解自我，摒弃消极态度，提高积极正向的认知过程。

[案例 3]

张 × ×，男，42 岁，1964 年 5 月 27 日初诊。

　　1963 年 4 月起，患者自觉咽喉不舒畅，渐有梗阻之象，继则食管天突穴处似有堵物，咯之不出，咽之不下，西藏数医院皆疑为肿瘤，心情更加忧郁。据述某些中医医生认为其工作繁忙，劳累致虚，服中药共 200 多剂，病情亦未改善，自觉梗阻之物增大如鸡子，妨碍吞咽，甚则微痛，不能吃硬的食物，经常大便秘结难解，便秘时伴有腹胀且痛，咽喉更觉不舒，不思饮食，胸部不适，平时常有头晕头痛，形体渐瘦，特来北京诊疗。在某医院检查，已除外食管癌，食管亦未发现其他异常，唯十二指肠有痉挛现象，自觉症状依然如上。近四天未大便，脘腹胀满，伴有嗳气厌食，得矢气较舒，小便黄，工作劳累之后常有心跳心慌，睡眠不实、多梦。1961 年曾在新疆手术切除肠系膜囊肿。脉沉弦迟，舌质红，苔薄白带秽。综合脉证，病属气滞热郁，三焦不利，治宜开胸降逆。

　　处方：

　　全瓜蒌（打）五钱　薤白三钱　法半夏三钱　黄连八分　炒枳实一钱　郁李仁（打）二钱　川厚朴一钱五分　降香一钱　路路通二钱　姜黄一钱

　　三剂。

　　1964 年 6 月 1 日再诊：服药后喉部堵塞感减轻，肠鸣矢气多，腹胀转松，食欲好转，大便每日一次，量少成形，睡眠略安，脉沉弦有力，舌质正常，秽腻苔减。续调三焦、宣通郁热，以原方加通草一钱，续服五剂。

　　1964 年 6 月 6 日三诊：服药后腹胀已除，矢气亦少，小便已不黄，饮食接近正常，唯大便干燥难解，有时只能便出杏核大的黑色粪块，咽部已觉舒畅。脉沉弦细，舌正苔退，原方去黄连加柏子仁二钱，火麻仁（打）三钱，连进五剂。

　　1964 年 6 月 8 日四诊：服上药两剂后，大便转正常，精神转佳，若吃硬物，咽喉尚有轻微阻滞。因工作关系，明天即将离京。患者自觉病除八九，脉缓有力，舌质正常无苔，郁热已解，肠胃渐和，宜继续调和肝胃，并清余热，嘱将五剂汤药服完后，继续再服丸剂一月，以资稳固。每日上午煎服越鞠丸二钱，以解郁热。每晚用蜂蜜一两，冲开水和匀服，以滋阴液。并嘱改善性情急躁，庶不再生此病。

　　按：该患者心情素急，容易生气，致病之初，咽喉有梗阻之物，疑为肿瘤，而情绪更加抑郁。"思则气结"，病情渐增无减。盖气本无形，忧则气滞，聚则似有形而实无形。气机阻滞，则三焦不利，故咽阻、胸闷、脘胀、大便失调。久则必化热，热郁则耗津伤液。蒲老综合此证，抓住气滞热郁、三焦不利的重点，用全瓜蒌开胸散结，薤白通阳行气，法半夏、黄连辛开苦泄，枳实、厚朴除痞散满，郁李仁泄肝而兼通利阳明，以及降香解血中滞气，路路通、姜黄皆疏畅气机之品。改变前医皆作虚治，避免滋腻之品，壅滞气机，助长郁热，而无实实之弊。服第一次药后，喉部堵塞感即觉减轻，矢气增多，腹胀转松，已见三焦气机初转之效。再诊加通草以利肺气，咽喉部更觉舒畅，唯大便干燥难解。三诊去黄连之苦燥，加柏子仁、火麻仁润下，大便亦转正常。患者自觉病除八九，乃予越鞠丸解郁热，调和肝脾，蜂蜜滋阴润燥，以善其后。在治疗过程中，反复给患者分析病因病机，对疾病起了很大作用。蒲老常说："七情内伤之病，说理劝导，使其思想开朗，心情舒畅，杜绝致病诱因，再以药石调理，可达事半功倍之效。"

　　本则为蒲辅周先生治疗梅核气的一则医案。医案中将思辨反思的过程记录下来，为后人提供经验教训，同时，也记录反思的结果或反思后的解决方案。或以继续铺陈医案结尾的方式，或是以按语的方式展现。无论哪种，都将使反思得到进一步的提升。因此，在平行病历的写作中可效仿中医医案医话将反思后付诸实践的结果有所记录。

第二节 叙事医学在中医临床中的实践

一、中医临床实践中的叙事医学

（一）中医诊疗过程在叙事医学实践中的优势

整体观念是中医理论中的重要指导思想。整体观念既强调了人体脏腑间的协调完整性，也强调对人与外部环境统一性的重视，认为生命是不断运动、变化、发展的，维持好正常的生命活动是需要使人体的内外环境保持一种动态的平衡。整体恒动观在中医诊疗过程中有所体现，如司外揣内、见微知著等。这对中医临床中的叙事医学实践有着促进作用。

1. 司外揣内

《灵枢·外揣》云："日与月焉，水与镜焉，鼓与响焉。夫日月之明，不失其影，水镜之察，不失其形，鼓响之应，不后其声，动摇则应和，尽得其情。……昭昭之明不可蔽，其不可蔽，不失阴阳也。合而察之，切而验之，见而得之，若清水明镜之不失其形也。……故远者，司外揣内；近者，司内揣外。"这是用生动形象的比喻来说明，医生诊治疾病是通过表面的现象推测内部的变化，犹如日月之投影、水镜之照形、击鼓之有声一样，通过观察到的外表的病理表现，可以推测内脏的变化，认识内在病理本质，解释表现于外的征候。同时，通过观察到的外在表征，使医生和患者对产生疾病病因的成因有所交流，例如，中医望诊中望患者的精神状态。如患者进入诊室后始终眉头紧锁，不自觉地叉腰叹气，医生不仅可以了解到这是一种气机淤滞的表现，同时，患者的情绪因素应该同样受到医生的重视。医生可以在听取患者对疾病的描述后，酌情以观察到的外在表现为主题开始医患交流，如"您哪里不舒服让您有些着急（焦虑）？"就此拉近医患之间的关系，使患者感受到医生以关心为开始进行疾病的诊治，从而将叙事医学的实践自然地融入诊疗中。

2. 见微知著

"见微知著"意指通过微小的变化，可以测知整体的情况，强调机体的某些局部包含着整体的生理和病理信息。正如"耳为宗脉之所聚"，耳郭的不同部位能反映全身各部的变化；"舌为心之苗，又为脾胃之外侯"，舌与其他脏腑也有密切的联系，所以舌的变化可反映脏腑气血的盛衰和邪气的性质；"五脏六腑之精气皆上注于目"，故目可反映人体的神气，并可观察全身及脏腑的病变等。临床实践证明，某些局部的改变确实有诊断全身疾病的意义。同样，"见微知著"也指导着叙事医学在中医诊疗中的实践。医生秉持着见微知著的思想，细心观察和体悟患者的细微变化，重视局部与整体的关联性，及时对发现的细微变化进行沟通和诊疗，从而了解在诊疗中对疗效有利的因素，以及诊疗中患者的经济条件、家庭与社会支持、社会压力等方面的困难和疑惑，另外，医生还能及时关注患者对诊疗方案的质疑，对预期效果的不确定性，以及因疾病的反复而产生的焦虑和担忧等方面的细微变化，有利于增强患者治疗疾病的信心与治疗的依从性。

3. 治病求本

早在《黄帝内经》中，《素问·阴阳应象大论篇》已总结"治病必求于本"的治疗法则。例如，《素问·标本病传论篇》有"人有客气，有同气。小大不利治其标，小大利治其本。病发而有余，本而标之，先治其本，后治其标。病发而不足，标而本之，先治其标，后治其本"，《素问·异法方宜论篇》有"医之治病也，一病而治各不同……地势使然也"，《素问·汤液醪醴论篇》有"病为本，工为标，标本不得，邪气不服"。这些论述充分体现了古代医生的治疗原则为分清标本缓急、通权达变，注意四时节令与气候的变化，因人、因时、因地制宜，强调医生与患者的合作，注意早期治疗，并立足于整体观。就临床中的心身疾病而言，《素问·汤液醪醴论篇》云："精神不进，志意不治，故病不可愈。"由此可见，医生治病时既要考虑生理与病理的变化，也要考虑精神与心理的变异，将人作为一个与自然、社会相关联的统一整体，诊疗中考虑患者的外环境、体质因素及心理精神因素等诸多方面，从而抓住患者的"本"。《素问·疏五过论篇》强调"医之道"乃"上知天文，下知地理，中知人事""圣人之治病也，必知天地阴阳，四时经纪，五脏六腑，雌雄表里，针灸砭石，毒药所主，从容人事，以明经道，贵贱贫富，各异品理，问年少长，勇怯之理，审与分部，知病本始"。因此，中医临床工作的基本法则为辨证论治，是通过不同手段和方法，结合患者居住地的风土人情、季节、气候特点，以及患者的年龄、性别、职业、经历、体质及心理状况等，辨别患者的征象，分析致病成因、性质和发展趋势，从动态上掌握疾病和患者，对每个患者做具体分析，把握住每个患者对疾病的不同反应，判断出疾病的本质所在，从而全面地确定治疗方案，采用相应的手段整体、动态地实施治疗。

　　同时，分清标本对医生理解患者交流中的隐喻具有积极的作用。患者往往言不达意，会借助一些象征性的描述来表达，或出于家属在场，不便自由表达，而对真实想法欲言又止，或隐藏，或将真实原因转移为其他原因，从而使医生难以把握真正的"本"。医生可通过患者给予的隐喻信息，先从"标"入手，建立互信关系，通过诊疗检查和医疗沟通逐步探究患者真正难言之隐的"本"。这样的交流过程使患者及家属更容易接受，从而敞开心扉，畅谈患病过程，也使医生了解疾病的全貌。

[案例4]

　　　丹溪治陈状元弟，因忧病咳唾血，面黧色，药之十日不效。谓其兄曰：此病得之失志伤肾，必用喜解，乃可愈。即求一足衣食之地处之。于是大喜，实时色退，不药而愈。由是而言，治病必求其本，虽药中其病，苟不察其得病之因，亦不能愈也。

由这则医案可见"治病必求于本"的重要性。此案例中朱丹溪考虑到疾病的本质为失志伤肾所致，因此用喜胜忧的情志相胜疗法治疗忧病，达到不药而愈的疗效。由此启示医生：治病应求其致病本质，若只考虑疾病产生的生理或病理因素，而忽视了导致疾病的本质，如心理和精神因素，尽管给予患者对症的药物，疗效也会差强人意。

4. 四诊合参

望、闻、问、切四诊是中医诊疗的特色，并充分体现了医生对患者的尊重与关怀。

（1）望诊："望而知之谓之神。"望诊主要望神、色、形、态几个方面。其中，神为心身健康的标志，是生命总貌的综合表现。色是通过面部等处所表现出来的颜色，推测脏腑的气血盛衰，疾病部位、性质及深浅，也包括不同情志所反映出来的颜色。形指外观和外形，如体质的强弱、个子的高矮、身体的肥瘦及气血的盛衰等。态是指外态、动态，如眼神的灵活与呆板、对外界刺激反应的敏捷或迟钝、动作的协调与否等。通过望诊，医生可以收集到有价值的资料。这些通过感官可以搜集的信息，已经在帮助患者讲述疾病故事。医生可以通过望诊的信息大致推断患者患病过程中承受的压力、疾痛、心理变化、大致的心理预期及求医的急切程度等。医生往往简单地对患者的精神状态有所描述，既可以体现对患者的关怀，也同时拉近彼此之间的距离，让患者感到在平等交流，并可以从医生处得到理解和帮助。例如，医生在开始交流时说："您好！看您很是疲倦，应该近来睡眠不是很好吧？感到浑身乏力吗？"患者往往会表示认同，并急切地想诉说其患病经历。

（2）闻诊："闻而知之为之圣。"闻诊包括耳和鼻两部分内容。在闻诊中除了嗅气味外，主要通过患者发出的声音推断疾病的性质、部位及程度。声音所反映出来的心理状况是直接而明显的。当人盛怒时，常发生呼叫以示抗拒；欢乐时则发出嬉笑，以表达快意；思有所得，有时歌咏以抒其怀；而悲伤时往往哭泣，以诉内心之凄切；见可敬的事物时，声音是恭正肃穆的；遇可爱的事物时，声音是温柔和顺的。因此，听患者声音的急缓、语声的高低、陈述病史的翔实粗略以及语言中的情感等，可使医生更加敏感地捕捉到需要进一步了解和沟通的焦点。

（3）问诊："问而知之谓之工。"问诊中包含了丰富而广博的内涵，尤其是对致病心理因素的发掘，如通过问诊了解患者的病因、阅历、情志、精神、居处、睡眠及职业嗜好中的心理因素。《医原·问证求病论》强调："当问其人平昔有无宿疾，有无恚怒忧思。"有不少心理因素是埋藏很深的，患者不愿轻易说出。这就需要医生通过问诊技巧加以发掘。要发掘出隐藏的心理因素，必须取得患者的信赖。诚恳的态度、恰当的方式、耐心的启发是不可缺少的。情志的苦乐是问诊中很重要的一项。喻昌在《寓意草》"议病式"中明确地列出"形志苦乐者，验七情劳逸也"，即重视致病的内因。患者所处环境的逆顺主要从问诊中来，环境对人的影响直接关系到立方遣药。《医学入门》云："当问所处顺当否？所处顺，则性情和而血易调；所处逆，则气怫郁，须于所服药中，量加开郁行气之剂。"正如临床所见，现今人们的情志及心理因素对疾病的影响极为普遍。

（4）切诊："切而知之谓之巧。"切诊是中医诊疗中最显著的特征。医生通过切脉的动作有助于与患者建立良好的关系。医生认真专注的切脉，使患者对医生医术的信任感倍增，同时这也是医生良好医疗态度的体现。通过脉诊得到的信息，医生运用好问诊技巧，使患者感受到医生对其细致入微的关怀，有助于患者开解患病后不被理解的孤独感，更愿意与医生交流，提供真实有效的诊疗信息。

> 黄帝曰：余闻先师，有所心藏，弗著于方，余愿闻而藏之，则而行之，上以治民，下以治身，使百姓无病，上下和亲，德泽下流，子孙无忧，传于后世，无有终时，可得闻乎？岐伯曰：远乎哉问也。夫治民与自治，治彼与治此，治小与治大，治国与治家，未有逆而能治之也，夫惟顺而已矣。顺者，非独阴阳脉论

气之逆顺也，百姓人民皆欲顺其志也。黄帝曰：顺之奈何？岐伯
曰：入国问俗，入家问讳，上堂问礼，临病人问所便。

本节选自《灵枢·师传》，论述了如何使"百姓人民皆欲顺其志"，其
中，"临患者问所便"是指要了解患者在病中的喜恶得宜。内脏病变表现
于外，除医生察知的症状外，还表现在饮食起居方面的喜恶变化，需通
过问诊而得，从而判断其病变部位、寒热性质，有助于临床分析病机，
并据此对患者施以相宜的调理。

5．劝说开导

在中医临床中，医生在与患者进行疾病沟通，给予诊疗方案时，可
遵循"告之以其败，语之以其善，导之以其所便，开之以其所苦"的原则。

（1）告之以其败：例如，肿瘤患者经常会问"为什么我会患有肿
瘤？"这一提问真正的不解有两个方面。其一，是疾病的病因和病机；其
二，是引发疾病的社会和心理因素。在确诊疾病的病因和病机后，医生
会对患者及家属做详细说明。而社会和心理因素是多方面的，医生通过
倾听患者的叙说，理解和询问言语中的隐喻，才能引导患者自己认识到
发病原因是来自不良生活习惯，或是工作和生活压力，或是持续应激和
不良情绪。同时，再次告知疾病的程度、所处阶段及患者自身应对的情
况，使患者及家属对疾病有正确的认识，建立正确的疾病观和生命观，
既不对就医效果有过度期待，也不对自身病情过度悲观甚或绝望。

（2）语之以其善：医生在讲解治疗方案的同时，说明治疗方案对疾
病的控制和转归的有利之处，分析和总结患者目前情况对疾病治疗起到
积极作用的方面，以此增强患者对抗疾病的信心，提高对治疗方案的准
确理解，提高对治疗方案的依从性，更有利于进行医患间对治疗过程、
治疗效果和治疗方案的沟通。

（3）导之以其所便：医生在提供医学诊疗的同时，对患者生活中的
注意事项给予指导，如饮食、天气寒温、康复锻炼及心理的自我建设等。

患者会对医生给予的细致入微的建议心存感激，感受到医生对他们的理解和支持，更有利于医患共情和彼此的相互信任。

（4）开之以其所苦：中医学中的"时—空—社会—心理—生物"医学模式，使医生全面地看待患病的人，在治疗躯体疾病的同时也关注影响疾病治疗的社会及心理因素。中医心理学中"以情胜情""顺情从欲""澄心静志"等是医生用于开导患者的有效疏导方式，让患者感到医生比自己更了解自己，也能帮助他们从不良情绪中得以解脱。

（二）中医人文思想在叙事医学实践中的作用

中医药文化植根于中国传统文化，诠释中医学对生命、健康、疾病及生死等问题的价值观、认知思维方式、人文思想和医德伦理等。中医典籍无不为医学与文化结合的集中体现。医生无论是体会和领悟医学的真谛，还是进行医学实践，都需要在审视和剖析文化母体的基础上开展符合本土化特点的实践。[12] 因此，中医学中蕴含的人文思想将对叙事医学在中国的实践提供更好的助力。

1. 关于生命、健康、疾病及生死的价值观念

（1）关于生命的观念：《素问·宝命全形论》云："人生于地，悬命于天，天地合气，命之曰人。"人类的生命是源于自然。人类与其他动物、生物一样是自然演化过程的产物，是迄今为止宇宙间一切生命现象的最高存在形式。《素问·宝命全形论》云："天覆地载，万物悉备，莫贵于人。"这一观点的关键在于阐明生命源于自然，人区别于其他动物、生物，具有更复杂的生命活动，有其精神和意识。人类能认识世界，认识自我，掌握自然规律，遵循自然规律调整自己，保持人与自然环境及社会环境的和谐共处。这一观念有助于医生不仅重视诊疗患病的躯体，也重视疾病与时、空、自然、社会及心理因素的联系，从而使医生能通过身心多角度立体地看待患病的人，真正体现"人贵论"的思想。同时，《素问·上古天真论》和《灵枢·天年》中均对人体"生死壮老已"的过程做了比较详

细的记载。这有助于人们正确地认识生命过程，了解生命本质的规律。

（2）关于健康的观念：健康是生命的一种自然状态，《黄帝内经》对"人之常平"（健康人）的生理特点有详细描述，其内涵概况有三：一是人体功能活动正常，即"气血和"；二是人的精神活动正常，即"心身和"；三是机体能适应外界环境，即"天人和"。以上三条内容与近年来世界卫生组织关于健康的定义有异曲同工之妙，即躯体无异常，心理活动正常，能适应外界环境。可见，其实质均为"和"字，这充分体现了中国数千年传统文化的积淀。[13]《黄帝内经》中阐述医学的最终目标和意义是维护人体健康，而健康必须保持人与自然、社会环境、时、空的和谐及人体心身和气血的和谐。

（3）关于疾病的观念：中医学认为，疾病是天与人、心与身、气与血失调的结果。《灵枢·百病始生》云"两虚相得，乃客其形"，是指天人失和；《灵枢·寿夭刚柔》云"忧恐忿怒伤气，气伤藏，乃病藏"，是指心身失和；《素问·调经论》云"气血以并，阴阳相倾，气乱于卫，血逆于经，血气离居，一实一虚"，是指气血阴阳的失和。由此可见，疾病是致病因素作用于人体，导致天人、气血及心身失衡的结果。此外，《黄帝内经》提出"生病起于过用"的疾病观，即机体功能被过度消耗，或致病因素过于强烈，损害人体的生理极限，扰乱脏腑气血所致。如情志过用、饮食过用、劳力过用或药物过用等均可导致疾病。这一理念也对现今人们倡导健康的生活方式有所启迪。同时，对疾病的产生与转归给予解释，有助于医生帮助患者正确看待疾病的发生，建立正确的疾病观。

（4）关于生死的观念：生死是医学永恒的主题。《素问·上古天真论》提出健康长寿的关键在于天寿过度、气血常通、肾气有余，即取决于先天遗传因素，生命活动中的气血流动畅通，以及人体肾气的旺盛。医学的目的就是为了"宝命全形"，以提高"生"的质量，延年益寿。

中医对死亡的诠释有以下两种：一种为"尽终天年"，即自然死亡。《黄帝内经》认为人类的自然寿命是"尽终天年，度百岁乃去"。另一种为

"不能终寿而死者"，其原因为"其五藏皆不坚，使道不长……数中风寒，血气虚，脉不通，真邪相攻，乱而相引，故中寿而终也"，是由于中了病邪得病不治而死亡。

2．"医乃仁术""德医并重"的价值取向

儒家的"仁爱"思想对中医医生"医乃仁术""德医并重"的道德规范影响深远。在这种价值取向的指导下，中医临床实践重视与患者建立良好的互相关系，把尊重患者、平等待人、专注病情、体贴关爱作为医生的责任与义务。清代吴鞠通在《医医病书》中提到："天下万事，莫不成于才，莫不统于德。无才固不足以成德，无德以统才，则才为跋扈之才，实则以败，断无以成。"体现了医患平等、医德为先的观念。

3．"治病求本"的医患互动原则

良好的医患互动是减少医疗纠纷的重要保障。"治病求本"的标本理论不仅指导中医临床，也对医患沟通有助力作用。《素问·汤液醪醴论》的"病为本，工为标，标本不得，邪气不服"即指出患者为本，医生为标。若医生诊察不能得到患者的信任与积极配合，就会出现"标本不得"的情况。《灵枢·师传》云："人之情，莫不恶死而乐生，告之以其败，语之以其善，导之以其所便，开之以其所苦，虽有无道之人，恶有不听者乎。"即说明医生要将诊疗方案、诊疗风险与效果坦诚地告诉患者，让患者参与治疗方案的讨论，征求患者的意见，由患者自己决定是否接受治疗。

二、中医心理学在叙事医学实践中的作用

中医心理学具有很强的实践性。它以解决临床中的实际问题、提高防病治病的效果以及保障人类心身健康为目的。中医心理学思想的产生和发展是以临床实践为基础的，对于心理活动规律的认识、情志致病的机制、心理治疗的方法以及调神养心的措施等都源于诊疗实践，并反作用于临床，指导临床，验证于临床。

（一）中医心理学与叙事能力的培养

中医心理学的"形神合一论"立足于整体观，从生命整体的宏观角度认识心身关系。心身关系问题实质上是形神关系问题，是一个生命整体观问题，因此，将整体分割式的分析研究不能阐明整体的生命现象。由此可见，中医心理学形神合一论有助于医生在叙事医学实践过程中自然而然地将身心合为一体，全面看待和治疗患者，从而可以更进一步认识到患者所遭受的躯体痛苦，由此痛苦所带来的一系列精神情感变化，以及实际生活中的困难和忧虑。情感痛苦和躯体痛苦相互交织、互为因果，因而诊病时应整体看待。只有这样，医生才能有效地倾听，提取其中的有效信息，为诊疗服务。

中医心理学的"三才整体论"以《周易》"三才说"为基础，整合了人与天地、自然及社会的关系，充分体现了人具有自然和社会双重属性的特点，将天道、地道和人道三者的关系整合为"三才整体观"。这正是中医学"医道"之所在，也是中医学所倡导的医学模式，即"时—空—社会—心理—生物"医学模式。"三才整体观"认为，"三才"概括了人类赖以生存的自然环境和社会环境。人类生活在"天覆地载"的人间社会，即将生命融入天、地、人"三才"之中。天、地、人"三才"皆有阴阳变化之道，三者皆影响着人的生命活动。这也体现了中华传统文化的中医学整体观。就叙事实践而言，"三才整体论"更有助于医生帮助患者理解疾病的产生和患者本人的因果联系以及疾病发生的偶然性和必然性。同时，也有助于医生关注每个不同的患病个体，重视每个患者的独特性，以及其疾病故事的时间性和空间性。

中医心理学的认知学说源于《黄帝内经》的认识论，并充分吸取了先秦诸子百家的思想精华，例如，"立象以尽意"这一具有中华传统文化特色的思维方式，对中医理论的形成具有重大影响。中医心理学的认知学说阐述了中华民族对客观世界传统的认识方法，提示了对生命认识以

"象"为中介的由"言不尽意"发展到"言以尽意"的方法。叙事医学实践中强调对隐喻的重视，隐喻即借"象"以达意，由象中生意，以将尚未明白如何准确表达的意思借托"象"的中介而得"意"。因此，可以通过这一学说了解隐喻的重要性，掌握抓住隐喻中的重点，即其中的"象"。在通过理解后，医生以设问的形式表达，反问患者是否意思表达准确，这也是叙事医学的"再现"方法，有助于医患间充分沟通，精准地理解疾病故事。

情志是机体在心神主导下对客观外界事物与人的需要之间关系的反映，是在人与自然和社会的接触中产生的。中医心理学的"五脏情志论"不仅指出脏腑气血是情志活动的生理基础，更强调了情志对脏腑的反作用。正常的情志变化是脏腑在心神主导下生理活动的一种外在表现形式，异常的情志变化则可伤及脏腑气血而成为致病因素。这种异常的变动，包括过于强烈和虽不强烈但过于持久两方面，可统称为"情志过度"或"七情太过"，是内伤致病的重要病因。因此，在诊疗疾病的过程中，医生应注意患者在疾病不同阶段的情绪变化，应用以情胜情、劝说开导和暗示解惑等方式减轻患者的情绪负担，并使患者认识到过多负面情绪的累积不仅对疾病转归不利，甚至会加重病情。

[案例 5]

　　疏五过论云：尝贵后贱，虽不中邪，病从内生，名曰脱营。镇阳有一士人，躯干魁梧而意气雄豪，喜交游而有四方之志。年逾三旬，已入任至五品，出入从骑塞途，姬侍满前，饮食起居，无不如意。不三年，以事罢去，心思郁结，忧虑不已，以致饮食无味，精神日减，肌肤渐至瘦弱，无如之何，遂耽嗜于酒，久而中满，始求医。医不审得病之情，辄以丸药五粒，温水送之，下二十余行。时值初秋，暑热犹盛，因而烦渴，饮冷过多，遂成肠鸣腹痛而为痢疾，有如鱼脑，以至困笃，命予治之。诊其脉乍大乍小，其证反复闷乱，兀兀欲吐，叹息不绝。予料曰：此病难治。

启玄子云：神屈故也，以其贵之尊荣，贱之屈辱，心怀慕眷，志结忧惶，虽不中邪，病从内生，血脉虚减，名曰脱营。——主贪人欲，天理不明，则十二官相使，各失所司，使道闭塞而不通，由是则经营之气脱去，不能灌溉周身，百脉失其天度，形乃大伤，以此养生则殃，何疑之有焉？

此案例节选自《卫生宝鉴·药误永鉴·卷二·脱营》，充分体现了上文中阐述的"形神合一论""三才整体论"及"五脏情志论"在指导疾病诊治中的重要作用。医案中阐明患者因尝贵后贱，而致"心怀慕眷，志结忧惶"，可以说明社会心理因素与疾病产生之间存在的因果联系。因心思郁结、忧虑不已、情志太过而内伤致病，可见患者的情绪变化应受到医生的关注。同时，情感痛苦和躯体痛苦互为因果，诊病时应整体看待。因此，了解中医心理学的相关理论，将其应用于诊疗过程中，会使医生更好地理解患者的致病原因，给予患者准确的回应，以及有效的情绪疏导，将会使诊疗达到事半功倍的疗效。

（二）中医心理学在叙事医学实践中的作用

中医心理学在叙事医学实践中具有重要的指导作用。中医临床对疾病诊治的程序，一般是四诊合参、审证求因、辨证论治。中医诊断注重对"象"的辨识，而"象"便是"神"的表露。神本之于形，以脏腑气血为物质基础，因此，通过对外在"象"的辨识便可了解内在脏腑气血的生理和病理变化。中医在运用望、闻、问、切四种手段对"象"的辨识中，皆重视"神"之有无，故曰"得神者昌，失神者亡"。望诊为四诊之首，"望而知之谓之神"亦是因得望神之奥妙。中医心理学的"形神合一论"强调神对形的反作用。也正是因为神对形的反作用，所以调神即可调形，同时也说明了通过叙事医学实践给予患者一定的人文关怀对疾病的转归是具有积极向好作用的。

　　因时、因地、因人的"三因制宜"是中医临床辨证论治的重要内容，充分体现了天、地、人"三才"在中医辨证论治中的重要作用。"三才整体论"所阐述的"天道""地道""人道"的具体内容，都可作为辨三因的参考，尤其是辨"人"，提示了不仅重视辨人的体质，更要在诊疗及叙事医学实践中注重社会因素对人心理的影响。在阐述天道、地道、人道与人的密切关系时，可以看出天道、地道多是通过生理而影响心理，由身而及心；人道则是多通过心理而影响生理，由心而及身，因此强调人类要努力做到与自然和谐，更要做到与社会和谐。"三才整体观"更有助于医生在叙事医学实践时更有的放矢地与患者就疾病故事进行交流，有助于在患者的疾病历程中探究其发病原因，有利于疾病的转归，将患者没有注意到的应避免的生活习惯和情绪管理方式等告知患者，强调患者对疾病正确的认识。同时，医生也要敏锐地感知患者在就医过程中遇到的经济、家庭关系及社会支持等方面的问题，及时依照患者可接受的方案制订诊疗计划。

　　疾病的诊治过程是医生和患者两方面的互动过程。医生对疾病的认识直接影响诊断和治疗。中医心理学的认知学说可指导医生如何正确地认识疾病，通过学习和实践以积累经验，不断提高治疗水平；尤其是对亚健康状态，可指导从"象"入手去认识，从而指导对"未病"的辨证论治，充分体现了中医治未病的优势。在疾病的治疗康复中，患者的主观能动性对诊疗效果的提高具有重大作用。中医心理学的认知学说有助于患者正确认识疾病，通过学习及反思等手段充分调动患者在疾病治疗康复过程中的主观能动作用，从而产生战胜疾病的勇气和智慧，有利于疾病的治疗和康复。

　　情志因素自古以来是重要的致病因素之一。随着社会的发展，因情绪因素致病的趋势日益增长。中医心理学情志学说的"五脏情志论"是从脏腑气血及生理病理变化探讨情志变化的认识论，揭示了情志致病的一般规律，并认为"情动于中而形于外"。这为通过"四诊"了解疾病的情志因素提供了理论依据，也使医生在叙事医学实践中更容易理解就诊患者经常带有的负面情绪，也将探究患者的负面情绪作为治疗的一部分，从而有助于了解患者真正的需求与痛苦，弥合医患分歧，更好地建立医患双方的互信及相互尊重。

小结

本章对叙事医学的医学人文思想和中医学中的人文关怀内涵进行了梳理，阐述了叙事医学和中医学在人文关怀领域虽有各自的优势，但也有异曲同工之处，阐述了叙事医学中的故事思维和中医学中的象思维对医学人文关怀能力培养的异同，并就中医诊疗方式和中医人文思想对叙事医学在中医临床实践中的优势和作用，以及中医心理学理论对叙事医学实践的指导作用进行了阐释和论述。

综上所述，中医学和西医学有各自的优势，在医学发展的长河中均做出了巨大贡献。因此，医生应兼收并蓄，特别是在医学人文方面，发挥中西医学所长，在崇尚"尚一尚同"的中国智慧下，"各美其美，美美与共"。[14]

医学即"人学"，在每一个病例的背后都有一段值得尊重又迥然不同的故事。治疗方案或许是近乎相同的，但医学人文关怀给予每个患者的温暖和感动又不尽相同。医学恰巧集合了理智的科学与温暖的情感。面对疾病，需要先进的医疗技术与有温情的医疗关怀共同为患者保驾护航。

参考文献

[1] 王子旭, 王永炎, 杨秋莉, 等. 叙事医学: 医学人文复兴之实践 [J]. 现代中医临床, 2018, 25(2): 1-3.
[2] 杨秋莉, 王永炎. 叙事医学与中医学的人文关怀 [J]. 现代中医临床, 2015, 22(02): 1-3.
[3] 王子旭, 王永炎, 杨秋莉, 等. 叙事医学的故事思维与中医学的象思维 [J]. 中医杂志, 2020, 61(16): 1384-1386.

[4] 平克.全新思维：决胜未来的6大能力 [M].高芳，译.杭州：浙江人民出版社，2013: 119.

[5] CHARON R.叙事医学：尊重疾病的故事 [M].郭莉萍，魏继红，张瑞玲，译.北京：北京大学医学出版社，2015: v.

[6] 王永炎，于智敏.象思维的路径 [J].天津中医药，2011, 28(1): 1-4.

[7] 王永炎.高概念时代的象思维 [J].中国中西医结合杂志，2016, 36(8): 902-904.

[8] 王一方.病历的现代性反思 [J].中国医院院长，2012(08): 86-87+8.

[9] 郭莉萍.叙事医学在中国：现状与未来 [J].医学与哲学，2020, 41(10): 4-8.

[10] 刘更生，徐庆会，王长美.医案、医话、医论说略 [J].山东中医药大学学报，1997, 21(05): 381-384.

[11] 薛崇成，杨秋莉.中医的医学模式与中医学心理学 [J].亚太传统医药，2006(01): 31-33.

[12] 李洁，杨秋莉，杜渐，等.中医人文视域下关于医患分歧的思考 [J].现代中医临床，2021, 28(03): 25-27.

[13] 王庆其.《黄帝内经》文化专题研究 [M].上海：复旦大学出版社，2014.

[14] 费孝通.文化与文化自觉 [M].北京：群言出版社，2010.

第十章

叙事医学与医护人员福祉

王昊

第一节 以医护人员为导向的医学人文关怀

2017 年 11 月 3 日，国务院批复同意自 2018 年起将每年 8 月 19 日设立为"中国医师节"。习近平总书记对首个"中国医师节"做出重要指示，要求"各级党委、政府和全社会都要关心爱护医护人员，形成尊医重卫的良好氛围"。尊医重卫是社会文明的重要标志，体现的是对医护人员的人文关怀。"中国医师节"的设立，体现了党和国家对医护人员的充分尊重和人文关怀，极大地提升了医护人员的职业使命感、责任感与自豪感，对于全社会给予医护人员群体应有的尊重和呵护、更好地改善医患关系和医生执业环境、不断提高医护人员的生活待遇有着非常积极的意义。以往强调医学人文工作要以"患者为中心"，自叙事医学概念提出之后，医疗关系中主体间性的特征愈发受到学界的重视。一味强调医护人员"对患者的共情与理解"容易造成医患关系隔阂的产生。把握"一切为了人民健康"这个核心，倡导生命第一、以患者为中心的工作导向，同时也要强化对医护人员的关爱。医务工作属于服务业的第三产业，但是同时又具有保卫国家人民安全的特殊使命。长期以来，我国广大医护人员爱岗敬业、辛勤工作，为保护和增进人民健康做出了重要贡献。更完整的医学人文视角应从"医""患"两者入手，将关爱融入医学过程。

一、"仁心仁术"背后的压力

（一）医学的职业特殊性

医学是一个特殊的职业。从研究的对象上来看，医学与物理学、化学、天文学等自然学科一样，都是研究自然界存在的事物，需要大量物理、化学知识和仪器设备。但是，医学与其他自然科学相比，又有其独立的、与其他学科相区别的特点：医学的研究对象是人，而不是其他的客观存在的现象。人有其重要的自然属性，同时还有特殊的心理属性与社会属性。钱学森提出人体是一个开放的复杂巨系统。[1] 人体具有庞大数量的多层次的子系统。不同的大分子组成不同的细胞，不同的细胞组成不同的器官和生理系统，由此可以认为，整个人体是由复杂程度不同、功能不同、层次不同的子系统组成的。人体是一个开放的复杂巨系统，同时也是特殊的复杂巨系统——社会系统的子系统。人体是复杂的，医学的研究对象决定了医护人员的工作必然也是复杂的。

医护人员的职业特殊性概括为"四高"，即高风险、高负荷、高技术、高期待。

1. 高风险

医护人员直接面对患者的疾病与痛苦，有些疾病还具有感染的风险。在"非典"及新冠疫情肆虐时，最能够体现医护人员不顾自身安危、逆行奔赴医疗前线的精神，也从侧面反映了其工作的危险性。同时，医学涉及生死，很多患者情况复杂。一旦出现微小的失误，改变的不只是患者的人生，更可能意味着生命的消失，因此医护人员承受着巨大的精神压力。然而，医护人员也是人，也会犯错，各个级别和职称的医护人员都有发生医疗纠纷的危险和可能，甚至需要参与诉讼，与昔日自己全力救治的患者对簿公堂。另外，当医患关系出现问题时，医护人员还面临暴力伤医的职业风险。

2. 高负荷

不论内科医生还是外科医生，医护人员的脑力劳动和体力劳动强度往往大于其他行业，比如要完成一台小手术，需要在手术台旁至少站 2 小时，而一台大型手术甚至需要 9 小时以上，同时还需要各种准备以及精细的操作。2018 年中国医师协会发布的《中国医师执业状况白皮书》显示，三级医院的医生平均每周工作 51.05 小时，二级医院的医生平均每周工作 51.13 小时，均远超国家法定的每周工作时间（40 小时）。[2] 由于医疗工作的特殊性，绝大多数临床医生的工作时间无规律，无固定节假日与休息时间。《中国医师执业状况白皮书》显示，在大量工作下，仅有 24% 的医生表示能够休完年假，23.6% 的医生不休年假，一半医生少休年假，4.4% 的医生不知道有年假。高负荷的工作压力除了对医护人员的身体及心理素质有要求外，同时也在一定程度上限制了其个人生活的丰富性及家庭生活的顺利发展。过度的负荷容易让医护人员长期处于应激状态，导致身体和心理上的疲惫。

3. 高技术

由于研究对象的复杂性，医疗工作对于从业者的知识储备以及技术熟练的要求较高。临床医学除了日常工作之外，还要求医生持续学习。医学技术日新月异，医护人员必须活到老、学到老，不学习就跟不上技术的进步，不创新就有可能被淘汰。医生需要经过 4～5 年基本的本科教育后，再经过硕士和博士阶段的学习、临床轮转和规范化培训，才能够进入医学临床执业阶段。正式进入执业阶段后，医生还需要进行每年常规的继续教育、院内科室轮转及院外进修等学习，同时也需要大量临床经验的磨炼。所以相较其他职业，医生的成熟周期更长，培养一个成熟的技术骨干周期至少为 10 年，而在这 10 年中，他们的收入相对较低。

4. 高期待

自古以来，医护人员就被社会认定为救死扶伤、悬壶济世、大公无私、不计名利的角色。医护人员除了必须具备全面的医学知识，掌握精湛的手术技能和熟练的护理技术外，还必须有良好的医德、和蔼可亲的服务态度等。因为他们身上承载了患者对死亡的恐惧，更寄托了患者对生命的希望。崇高的社会认可度与较高的社会责任感是大多数医护人员从业的初心。但过高的社会期许、患者的盲目信任甚至"迷信"，以及出现并非期待结果时产生的失落与纠纷，很容易让这份"高期待"转变为"高风险"。特别是在现代医学科技发展日新月异、医学投入逐渐增多的背景下，人们希望自己在健康上投入的财富和精力能够获得确定的回报，但医学的复杂性与不确定性又无法保证其得偿所愿。可以说，社会对医学的高期待既是医护人员的职业动力，也是职业压力的来源。

医学的特殊性决定了医护人员工作性质的特殊性。社会与学界对医护人员环境的关注正是源于对医疗卫生系统的重视。在党中央和国家的支持下，我国医护人员的执业环境也在不断改善。2018 年中国医师协会发布的《中国医师执业状况白皮书》显示虽然仍有 45% 的医生不希望子女从医，但这个比例是历年最低。[2] 这一方面说明了医护人员的从业环境仍需要调整，另一方面也从侧面印证了他们对自身职业的信心正在逐步恢复。在这种背景下，叙事医学为主的医学人文工作将成为润滑医患关系、关怀医护人员的关键。

（二）医护人员的工作压力

工作压力是指工作者在工作环境中受压力源的影响产生的生理、心理和行为反应。适度的工作压力能够推动医护人员更加主动地参与工作，有助于工作潜能的激发和效率的提升，增强医护人员的紧迫感和使命感，有助于工作积极性的充分发挥，而过高的工作压力会对个体的生理、心理、行为和认知产生不良影响。在欧美等发达国家，医护人员的压力表现在工作负荷重、工作时间紧张、责任及风险大及不可控因素多等方面。卡恩（R. L. Kahn）、沃尔夫（D. M. Wolfe）和奎恩（R. P. Quinn）等 [3] 最早开始进行医护人员压力影响因素研究。他们的研究从五个方面来解释医护人员职业压力的根源：角色冲突、角色模糊、工作负荷过度、无法得到满足的希望，以及成员间的人际冲突。国内施跃健等 [4] 的文章中最先归纳出影响医护人员职业压力的因素，主要包括环境资源、人际关系、专业水平、工作负荷和工作待遇、自我价值、周围环境、医疗风险及医院管理与评价八个方面。医护人员过大的工作压力且缺少应对压力的方式是造成医护人员离职、职业倦怠及隐性缺勤等的重要原因。

综合国内对医护人员工作压力的研究，显示医护人员的主要压力来自工作与组织、社会与家庭、环境以及自身等几个方面。除了共性特征，比较一致的结果还表现在青年医护人员的压力相对较大，护理人员的工作压力大于临床医生以及辅助医疗人员等。另外，还有各类研究阐述军医、重症监护及产科医生等的不同压力来源。除了以上因素之外，还有几点值得叙事医学关注。

1. 职称、晋升与青年医护人员的压力

医学的高技术性使医护人员相对其他专业成熟周期较长，这意味着青年医护人员需要在工作不稳定且收入较低的阶段，一边开展临床工作，一边进行继续教育学习、轮转、进修及职称评审等工作。熊智在对医护人员职业压力的研究中发现，职称、晋升、深造及医疗纠纷等都是影响医护人员工作压力的因素，而青年医护人员因为从业时间短、经验不足及职称较低等原因，成为压力相对更大的人群。青年医护人员怀揣着对工作的一腔热忱投身临床工作中，却发现自己在知识和经验方面严重缺乏。同时，由于职称及晋升的压力，他们还需要在学习摸索临床知识之余发展科研。因而青年医护人员格外需要组织与同事的重视与帮助，协助其适应工作的特殊性。尤其是需要学习并掌握书本中没有的临床经验以及医患沟通技巧，这是医护人员走向成熟的关键。叙事医学重视对青年医生医患互动的学习和反思，并通过各种方法帮他们顺利、和缓地度过医学临床适应期中的恐惧、焦虑和纠结，在医学人文实践中也可将此类问题作为青年医护人员进行叙事医学实践的重要方向。

2. 医疗纠纷与共情疲惫

医患关系一直是近些年社会舆论关注的热点问题。随着我国社会不断向前运转和生活水平的不断提高，人们对健康越来越关注，这对医疗工作提出了更高的要求。医护人员面对的是患者的生命，容不得一点疏漏，本身就具有一定的工作压力。再加上一些恶性伤医事件，也加剧了广大医护人员的主观心理压力。2018 年中国医师协会公布的《中国医师执业状况白皮书》显示，有 38% 的医生从未亲身经历过医疗纠纷，62% 的医生发生过不同程度的医疗纠纷；在伤医问题上，34% 的医生从未亲身经历过暴力伤医事件，66% 的医生经历过不同程度的医患冲突，但绝大多数为偶尔的语言暴力（51%）。[2]

面对复杂的医患关系，医护人员需要对患者有大量共情和理解，但是单方面从道义上强调医护人员对患者的共情，也容易造成医护人员的共情疲惫。

20 世纪 90 年代初，乔伊森（R. Joinson）[5] 在关于护士在工作中产生倦怠情绪，以致其工作时出现失准情况的研究中首先提出了"共情疲劳"这一概念。接着，菲格利（C. R. Figley）[6] 将这一词汇完善并引入助人者的心理健康研究领域。目前学界普遍认为，助人者的倦怠感源自共情疲劳，并且倦怠感对助人者的心理健康状况有较大的负面影响。它会降低助人者的共情与助人能力。共情疲劳常常和"继发性创伤"或"同感创伤"是同义词，用来描述助人者对他人体验到的创伤的反应。共情疲劳的主要信号包括共情能力下降，害怕照顾他人并感到内疚或急躁，愤怒或焦虑，人格解体，对情绪材料的过度敏感化或感觉迟钝，还有头痛、睡眠困难及关系问题等，从而造成工作与生活平衡的紊乱。

由于临床工作长期承担救死扶伤的重任，也面对情况各异且复杂的患者及家庭，因而在实际工作中经常会面对经历创伤性事件的患者。医护人员不仅要为这些患者提供医疗技术上的支持，还需要提供心理上的理解和支持。同时，医护人员还需要处理自己在家庭成长或者从医职业经历中的创伤，而涉及亲情、死亡及经济等现实的问题往往容易牵动医护人员的创伤记忆，这也直接导致临床医护人员成为共情疲劳的高发群体。

田泽宇整理了共情疲劳的相关文献，认为共情疲劳的影响因素主要包括一般人口学特征、心理行为特征以及工作与组织环境。其中的心理行为特征强调了助人者的心理资源和自我照顾能力也会影响助人者的共情疲劳状况。彼得兰托尼（L. Pietrantoni）[7]等针对救灾一线群体抗逆力（又称"复原力""心理弹性"）开展的研究表明，心理资源中的抗逆力能有效地预防助人者的各种心理不适问题。在自我照顾能力上，史密斯（B. D. Smith）[8]认为，自我照顾能力犹如过滤器，可以精炼并加工类似于创伤事件等刺激助人者的信息材料，减轻这些刺激信息的影响。如果上述机制能够有效运转，将有助于减少共情疲劳的发生或降低共情疲劳水平。叙事医学通过对医护人员的关照，增强其社会支持系统及心理素质。叶佩芝在护士共情能力与共情疲劳的关系研究中发现，临床护士的共情能力和心理弹性越高，其共情疲劳的发生就越低。对于具有较高共情能力的个体，则会有更多的共情关怀发生，进而促进共情过程的持续发展。同时，在共情的过程中，拥有较高共情能力的个体能够调动自身更高的情绪认知和调节能力，体现出更高的心理适应性，因此会产生较少的倦怠感和减轻创伤感受对自身的伤害，共情疲劳的发生也较少。对于拥有较高共情能力的护士，共情的过程有可能促进其心理适应能力和情绪调节能力的发展，从而减轻了倦怠感和心理压力的创伤。可见叙事医学的落脚点为医护人员共情能力的提升，而共情能力的提升正有助于应对医护人员的共情疲劳，更好地处理医患关系问题。

3. 职业倦怠与隐性缺勤

目前公民对医疗卫生服务需求不断增加，现代社会对职业选择持开放的态度，使医护人员面临格外严峻的工作压力和职业挑战。医疗行业的高风险与高负荷使医护人员在承受压力时也更容易出现职业倦怠甚至离职。职业倦怠是由美国临床心理学家弗洛登伯格 CH. J.（Freudenberger）[9]提出的，是指个体在服务业及医疗领域从事连续性工作，因对情感和人际关系压力源具有长期的应激反应而表现出一系列心理和生理综合征，具体表现为情绪疲惫、对他人日益冷漠、去人格化和个人成就感降低。职业倦怠到比较严重的程度后会发生职业耗竭，克里斯蒂娜·马斯拉奇（Christina Maslach）[10]提出职业耗竭是对工作持怀疑态度，以及个人成就感或工作效率感下降。职业倦怠与共情疲劳有类似之处，特别是都具有共情能力下降的表现，而职业倦怠与组织管理的关系更加密切，突出表现为对能力和工作价值的怀疑。

职业倦怠和职业耗竭会使医护人员产生心身疾病、因故旷工及效率低下等一系列后果，隐性缺勤是其中非常具有代表性的一类。"隐性缺勤"由库帕（C. Cooper）[11]在 1996 年提出，之后引起欧美国家学者的广泛关注。隐性缺勤是指由于健康原因本应请假休息，但鉴于各种原因不得不去上班的情况，表现为员工虽然在工作岗位上，但工作效率低下。对其定义大致可分为两类：一类为"带病工作"行为，另一类为"由于健康问题造成的生产力损失情况"。对于医学领域的相关研究，学者更倾向于第二类定义，强调隐性缺勤对工作效率造成的影响。在临床中隐性缺勤的情况体现了医护人员在工作或生活中产生的生理及心理问题无法排解，又未实际请假而产生的工作低效状态。国外研究发现，医护行业的隐性缺勤发生率明显高于其他行业，米斯蒂佐（B.T. Mdziniso）[12]等调查显示有 62% 的护士存在隐性缺勤现象。截至 2021 年，我国多个研究表明，护理岗位隐性缺勤率为 47.4%～77.1%，[13-16]总体比较高，值得进一步重视。隐性缺勤对护理管理而言是一种挑战，它不仅会增加经济成本，同时也会导致护理工作效率严重低下，护理差错的风险增加，导致不良事件的发生，影响护理质量并对护士和患者的健康和安全造成不良影响。

隐性缺勤也是职业倦怠的反映之一。梁馨之[13]及任正[15]等的研究表明，职业倦怠维度中情感衰竭程度越高，隐性缺勤行为就越明显。临床上也有因为工作压力导致身体及心理负担过重而无法工作，造成健康劳动力的损失以及医护人员的主观幸福感降低。叙事医学通过反思医患互动中的各类内容，对患者的苦痛进行深入觉察和换位思考，也强调医护人员的个人反思与个人觉察。叙事医学为每一位医护人员在从医职业历程中对医学的属性及生命的价值等问题的反思提供了一个理性、开放的空间，并且重视重塑医护人员的自我认同感和职业认同，在一定程度上也有助于缓解医护人员职业倦怠和隐性缺勤的现象。

综上，可以看到以往的医学人文更多的是强调"以患者为中心"，但随着科学技术的提升带来的医护人员与患者的隔离的问题，也给成长中的医护人员带来了困扰和迷惑。我们在坚持"医患关系首先是人与人的关系""去关注人而不是病"的氛围中，更应该看到医护人员也有自身的情感、期待、自我认同、压力及困惑。以医护人员为导向的医学人文关怀将进一步丰富和整合医学人文体系。叙事医学是医学人文的重要实践方式，以医护人员作为实践主体，可以借助叙事医学的技术与形式，从支持和关怀医护人员的福祉角度入手，增强医护人员的共情能力、反思能力、心理复原力以及职业认同感。

二、对医护人员的关怀方式

对医护人员的具体关怀的层面有以下几种：

（一）医护人员自我关怀

古语有"医者不能自医"的说法。医护人员是健康的守卫者，但自身的身体及心理健康反而容易被忽略。2018 年中国医师协会发布的《中国医生执业状况白皮书》显示，[2] 在自我身体状况的认知上，仅 7.26% 的医生认为自己的身体健康状况很好，22.82% 的医生认为自己的身体状况好，55.32% 的医生认为自己的身体状况一般，14.56% 的医生认为自己的身体状况差。其健康认知与职称、年龄相关。职称越高，年龄越大，健康认知越差。同时，三级医院医护人员的健康认知水平也低于二级和一级医院。另外，由于医护人员猝死、离职、自杀的消息不断，因而他们的心理健康也需要被关注。

著名心理学家马斯洛提出了需要层次理论，将人的需要由低到高分为生理的需要、安全的需要、社交的需要、尊重的需要和自我实现的需要。一般来说，满足了底层的需要才可以顾及高层需要，长时间对底层需要的剥夺和缺失会出现各类应激问题。很多医护人员在忙碌中难以顾及自己进食、饮水甚至排便的需要。虽然靠着顽强的意志与对医疗工作的强力认同可以克服这类困难，但底层需要的缺乏也会给医护人员的归属感、自尊乃至自我价值实现带来挑战。例如，忙碌的门诊、长时间的手术使得他们休息的时间也无法保证，工作处于长期应激状态。同时，夜班、值班及加班经常使作息时间不规律，从而导致睡眠时间不足，身体处于亚健康状态，有的甚至因此患上职业病。在经济收入上，《中国医师执业状况白皮书》显示医护人员中对经济收入现状非常满意和满意的仅达到 22.13%。年龄、工作年限和分配制度是影响医护人员收入满意度的主要因素。[2] 晋升及聘岗等越来越多的职业压力给医护人员带来了一定的职业不安全感。因此，在基本的生理需求和安全需求常常都不能得到满足的情况下，会影响医护人员职业尊严的发展、职业理想的实现以及自我价值感。

在传统文化中，救死扶伤的医护人员往往被塑造成舍己为人的道德形象，容易使他们忽视自身正当、合理的需求。在社会卫生事业急需医护人员时，他们可以放弃对安全、尊重甚至基本生理需要的满足，投身于医疗工作中而不知疲倦。但这种状态难以持久，持续地忽视自身合理、恰当的需要容易造成职业倦怠甚至耗竭。医护人员在实现他人对自身社会角色期待时，也需要适当表达自己的合理需求，可从以下几个方面入手：

第一，照顾好自身的身体健康。定期体检，定期进行运动锻炼，在情况允许时安排充足的睡眠和定期的休假。叙事医学在疾病反思中涉及患者的疾病，有时也会涉及医护人员自身的疾病与健康。通过叙事医学的关注，他们也可以更能关照到自己的身体健康。

第二，关照自身各种合理的心理需求，注重自己的心理成长。医护人员可经常进行自我反思和觉察自己的需求，并在工作上适度调整工作节奏。经常对自己进行觉察和关照是自我成长的不竭动力，也是保持职业活力的重要途径。同时，医护人员应在力所能及的时刻多关照自身情感，增强职业自豪感，并准确地进行个人定位，学会沟通，通过释放和缓解工作压力来提升生活质量。叙事医学中平行病历书写便是一个自我反思的路径以及专业化成长和自我修炼成长的过程。平行病历以书写作品的形式呈现，而构思平行病历的过程需要带着审视的视角反思自己的言行以及细微的心理变化。反思过程往往会触及自身意识到、但因精力不足和当下的能力不足而选择无视或者忽视的内心成长细节。叙事医学给了医护人员机会来面对这些微小而重要的成长细节。通过平行病历书写幽微曲折的内心故事，将自己的故事讲出来，可获得听众的见证与认同、多元的建议和意见。可以说叙事医学是应对职业倦怠感的重要工具。

第三，关照自己与家人、朋友、同事的关系。人是在社会中的个体，各类身心感受都离不开人群。救死扶伤是医护人员的宗旨，崇高的社会认同强化了职业特性，而除此之外的社会属性如家庭关系和朋友关系往往容易被忽略。忙碌的医护人员往往容易忽略家庭关系与朋友关系。笔者在叙事医学实践中注重家庭关系对医护人员的滋养，如在亲子关系中一位医生父亲的敬业对孩子的影响，在朋友关系中一位护士闺蜜对朋友的体贴等。这些虽然不是医疗工作的重心，但的确是医护人员生活中重要的部分。如果能将医生的父亲爱子之心、护士闺蜜的朋友之爱渗透到医疗过程中，也具有很强的社会意义。另外，叙事医学在实践过程中重视在科室中建立叙事人文氛围，形成叙事合力，注重同事间的关系。对于工作繁忙且依赖合作的医护人员来说，每天与同事在一起的时间甚至超过与家人在一起的时间。在叙事医学实践中重视因共情而产生的情感链接，有助于科室同事间的相互理解、彼此看到，滋生出友爱互信的科室文化，对于医护人员的关系压力也有缓解的作用。

第四，医护人员也要利用有价值的医患关系滋养自己的职业价值感。医护人员承担着繁重的工作负荷及较高的患者期待，但需要认识到，患者给医护人员带来的并非只有麻烦，医患故事也是医护人员的宝藏。通过叙事医学的平行病历书写和分享，可以放大这类故事的积极影响。从被病痛折磨得屡弱的疾病故事中看到患者的伟大与不易，从一个个患病故事中看到宝贵故事、力量故事与美丽故事，医护人员也会重新看到医疗这个职业的不平凡与价值。

第五，定期拥有属于自己的空间。每个人都有自己的情绪、压力及困难，也都有与自己的卑微、懦弱、贪婪斗争的时候，医护人员也需要接纳自己合理的各类需求，给自己的心理压力找到合适的出口。例如，可以适当地通过体育、文艺及社交等方式调整自己，通过自身的兴趣爱好获得成就感与自信，甚至通过旅游和放松适当地放空自己，都有助于获得较好的心理弹性和韧性，以更好地应对生活与工作压力。

做一个好的医护人员的前提应该是做一个张弛有度、有理想、有抱负、甘于奉献、乐于奉献的人。总之，对医护人员的关怀必须先从自身做起。当无法改变他人和环境时，需要先改变自己。在他人和环境不能理解和善待自己时，自己需要先理解自己。理解自己之后，方能理解他人。

（二）医院科室的关怀

医护人员的从业压力很大程度上与工作的具体环境有关，如科室氛围、同事关系、科室陈设环境及文化建设等。作为医护人员的基层战斗堡垒，科室对关爱医护人员起到了重要的支持作用。科室可通过美化工作环境、完善值班休假制度、完善利益分配机制、开设医学人文沙龙及关爱职工心理等多角度开展实践，一方面增强凝聚力关怀医护人员，另一方面塑造科室良好的医学人文氛围，真正打造"以人为本"的温情科室，提升医护人员对科室的归属感。

从科室角度进行叙事医学实践，可以通过叙事阅读及平行病历的撰写突出医护人员对各类医疗故事的关注，从而获得科室同事间情感的链接，有助于调整医疗过程中严谨的气氛，建立有温情的人文气氛。基于叙事医学的医患沟通学习，也可先以同事之间的沟通作为练习方式，进而过渡到医疗及家庭关系，也可以增强科室的凝聚力与向心力。

（三）医院对医护人员的关怀

医务工作是涉及人民健康的重要社会工作，因此营造良好的院内及社会氛围是医院关爱医护人员的重要方式。医院管理应确定以人为本的管理理念，坚持以人为服务对象和工作主题，解决人的需要，激发人的热情。基于医护人员高风险、高负荷、高技术、高期待的职业特性，医院管理的方方面面都可以体现医院对医护人员的关怀。

医院首先需要做好饮食及调班等日常基本管理，保证医护人员的基本需要。有条件的医院可协调工会开展活动，安排职工家属就学和就医等，以解除职工的后顾之忧；也可协助医护人员制订个人的职业生涯规划以及心理疏导，促进医护人员的自身成长和进步；或者制订并开展医疗领域的员工帮助计划，协助医院做好员工心理支持，提升胜任力与归属感；做好医疗安全管理，对医疗活动中的高危因素进行有效控制，以最大限度地减少医疗事故；也可为医护人员提供相关法律讲座，提高医护人员的法律意识，更合理地保障自身及患者的权益；还可通过与保险公司开展合作，建立健全医疗风险分担机制，为参与诊疗行为各方的合法权益提供保障。医院管理者可合理地配置人力资源部门，并制订科学、合理的薪酬绩效激励机制，在提高医护人员工作热情和积极性的同时，使其工作压力得到缓解；也可以依托医院党办或工会加强医院文化建设，组织医护人员参与丰富多彩的文娱活动，以增强医护人员的凝聚力和归属感，营造富有人情味的医院文化氛围，有助于医护人员放松身心；同时，组织通过立足科室并辐射医院的叙事医学实践，可以提高医护人员的沟通能力，还可以提高科室凝聚力，建立医院文化，并关照医护人员的心理成长，切实落实人文精神。总之，可将医院的各方面管理工作切实地融入以人为本的精神，做到对医护人员的关怀。

（四）源自社会的关怀与理解

造成我国医患关系紧张的一部分原因是患者和整个社会群体层面对整个医疗行业缺乏信任。由于个别媒体的恶意炒作和医疗知识的缺乏，使很多正常的医疗事件被宣扬为对患者的不公，例如，一度被各大媒体争相报道的深圳"产妇缝肛门"事件及徐州"丢肾门"事件等。这些事件都在社会上引起了强烈的反响，大众矛头直指医生没有职业道德及对患者过度治疗等，虽然最后事实都证明医生或医院并无过错，但是这种报道已经在大众心中留下阴影，严重损害了医护人员的形象和声誉。因此，亟需建立医学与社会的链接，建立健全相关的法律、法规，加强对医疗工作的支持，对医护人员的合法权益进行保护，促使医护人员能够全身心地投入工作。

使这些矛盾升级的原因，首先，医学是一门探索性科学，具有复杂性、不确定性及不完美性等特点，然而，大众并不了解医学的深度、广度和难度，对医疗结果期望过高。其次，大众把"看病难、看病贵"的医疗体制问题怪罪到医院和医生的头上，导致医患关系的不断恶化。医患关系的紧张与不信任感使患者的依从性逐步降低，为医护人员的救治工作设置了障碍，更让医护人员对职业产生倦怠感。

叙事医学关注的一个关系就是医护人员与社会的关系，可以医院为单位促进医患间开展更深入、更多层面的交流，比如医院宣传部门的平行病历就是让患者从另一个视角了解医生的一个窗口。使医者了解医疗过程除了"求真"之外，也有对善意的坚持，以及对生命之美、医学之美的追求。这也需要医疗机构打开藩篱，欢迎新闻媒体等社会机构的监督与了解，促进医学人文精神的传播。

总之，从个体到群体，从组织到社会，在临床医学中从微观到宏观的各个方面都可以将"以人为本"的思想贯穿其中。对于医护人员的关怀能够帮助其以更饱满的精神、更健康的身体以及更坚定的自我认同来服务人民健康事业。

第二节　叙事医学与医护人员支持

一、叙事医学视角对医护人员自身的关怀

叙事医学的来源除了经典的文学叙事理论之外，以患者为中心的医疗模式与医患共同决策模式也推动了叙事医学的诞生。当前医生与患者之间的关系正从以往的"主动－被动型"逐渐向"指导－合作型"甚至"共同参与型"转变。世界卫生组织在1996年发布的题为《迎接21世纪的挑战》的报告中指出，21世纪的医学将由"以疾病为中心"转变为"以患者为中心"。这种转变反映的是医疗行业从"医本位"向"人本位"的转

变。在疾病诊治过程中，医生起主导作用，但不是诊疗活动的中心，患者才是中心。也就是说在现代医疗行业中，要"以患者为中心"，疾病诊治的各个环节都要围绕"患者"这个中心来展开，而不是"以医生为中心"。这也是"人本位"与"医本位"的本质区别。坚持"人本位"，倡导"以患者为中心"，是医疗行业科学发展的客观需求。医患之间的沟通与共同决策是基于"人与人"之间的交流。我们逐步从只关注"人的病"开始能够尊重"病的人"，或像丽塔·卡伦的著作名称一样——"尊重疾病的故事"。然而，我们也需要看到除了有"病的人"，也有"医的人"，即医护人员，除了有患者和疾病的故事，还有医生和患者的故事，医生和疾病的故事等。"人"作为医疗行为的主体，具有理性的同时也具有感性，因而不可避免地产生随机性和偶然性，同时也尊重人作为意义与价值的生命体，天然重视自身存在的价值。丽塔·卡伦归纳了叙事医学的五个叙事特征，其中"主体间性"是对医患关系的重要描述。主体间性源于个体可以建构性地看待每个人看待世界的不同视角，也尊重每个人视角的不同以及这种不同背后的脉络，避免过度专家化与概括化，因而可以真正地尊重人与人之间的关联。在叙事阅读与反思性写作中，医护人员除了可以体会患者的疾苦之外，也能提高对生命观的领悟以及激活与唤醒自身价值。医护人员对患者的共情以及对同事的共情也更容易让其脱离自我中心、技术中心及疾病中心的视角。"关系性医学"（relational medicine，RM）是现代医学的一个新视角，强调医疗活动的双向互动，注重主体间的关系，参与到这个活动中每一方的价值观和观点都应该受到尊重，既包括患者，也包括医生，还有护士和患者家属等其他涉及医疗活动的个体。在"以人为本"的医疗模式中，我们首先需要认识到医护人员是实践的主体，对医护人员的关怀，帮助医护人员感受与看见"病的人"，给医护人员成长和反思的空间，也是更好地关注"患者"的基础。

二、叙事医学与企业员工帮助计划

在从医院管理的视角关注医护人员福祉方面，有一种新的组织形式——企业员工帮助计划（employee assistance program，EAP）。它是由组织为员工设计的长期且系统的援助和福利计划。最早由美国学者在20世纪70年代末提出，经过几十年的发展，EAP作为解决员工心理健康及行为问题的有效模式，已在欧美成功地运用，成为现代人力资源管理的有效手段。引入单位通过与EAP提供者签署协议，使单位执业人员获得专业人员的指导、培训和咨询建议。EAP融入了心理学、管理学和社会学相关理论，帮助组织成员解决影响其工作的生理健康、心理卫生、社会适应、个人成长和职业生涯发展等问题。

医护人员作为医院最重要的资源，对工作状况及所服务医院的满意度，不仅关系其个人身心健康，也直接影响其所提供医疗卫生服务的质量、工作效率及医院团队的稳定性。因此，医疗领域引入EAP服务顺应了时代的发展。2013年上海华山医院等医院开始在公立医院推广医疗领域的医院员工帮助计划（hospital employee assistance program，HEAP），并取得了一定进展。

（一）EAP的作用

对员工个人而言，EAP的开展有利于员工培养积极健康的职业心态，降低工作压力，提高生活质量水平和社会适应能力，促进身心健康和家庭和睦。对医疗机构而言，EAP则能及时化解医疗危机事件及院内人力危机事件，减少或消除管理者与员工之间的隔阂，提高员工满意度，促进医护人员的心身健康，增强组织凝聚力。

（二）EAP的服务模式

EAP的执行模式可以分为内置模式、外设模式、联合模式和混合模式四种，不同规模的医院在不同阶段宜采用不同的 EAP 模式。

一般规模较大、资源较丰富的三甲综合性医疗结构应以内部主导、辅以部分外包的混合模式为首选。大型医疗机构有能力安排专职或兼职人员负责项目统筹策划、组织和实施，并可以充分利用院内精神医学、心理学或者社工背景的专业人员提供技术支持。在此基础上，适当引入 EAP 供应商服务，项目的开展既具有规范性，又能符合本医院的自身特点，同时还能控制成本。大多数规模小、资源较少的医疗机构在 EAP 初始阶段，可首先选择外部服务模式，待内部服务系统逐步建立后再回归混合模式。各医疗机构 EAP 发展到一定阶段时可采用联合模式。这种方式可建立起医疗机构间 EAP 协作平台，协调各方资源，整合需求共性，开展外部合作，做到优势互补，最大程度地减少重复投入，提高员工关爱质量水平和效率。

（三）EAP 的服务内容

EAP 的服务内容包括个别心理咨询、团体心理辅导、其他咨询服务、职业生涯规划、教育培训、特别服务、紧急服务和研究工作等。然而，医护人员具有行业特殊性，对 EAP 需求的聚焦点有所不同。前期调研发现，医护人员的需求主要集中在：①身心健康。主要包括健康体检、健康生活指南、压力疏导、心理健康知识普及等。②个人成长与职业发展。主要包括新职工入职培训、个人成长发展规划、职业技能培训及职称晋升辅导等。③社会适应。主要包括科室团队建设、人际交往和沟通、危机事务援助等。④家庭建设。包括亲子关系、和谐家庭关系、家庭理财等内容。

（四）EAP 的开展流程

EAP 除了重视服务之外，也重视对项目的评估与管理，评估中会借助定性、定量各种研究方式。项目首先从员工职业压力和心理健康等角度评估实施 EAP 的组织环境，确定实施方案和具体内容。随后在不同科室针对不同人群分层次地开展服务。最后进行阶段性或全程的结果评估。

（五）叙事医学与 HEAP

医学人文是眼下所有医疗机构都非常重视的工作，而叙事医学是医学人文落地的具体工具。随着叙事医学的发展，叙事医学的理论被学界以及越来越多的医疗机构所接纳，但现阶段如何更大规模地将其付诸实践，让更多的医疗从业者及患者因叙事医学而重拾有温度的医学，还需要进一步的探索。很多医疗单位或科室因叙事医学起效慢、效果不显著、临床中不必需等原因而犹豫或者未引入叙事医学的实践，使其更多地停留在实习医生或进修医生的培训内容上。但医学人文思想不应只是应学的知识，而是应像血液一样融入医疗实践的方方面面。

HEAP 将对医护人员的关怀以员工福利的形式提供，受到了无暇关照自己的医护人员的欢迎。叙事医学在进一步实践落地时，也可参考 HEAP 的服务与管理。

首先，叙事医学的实践主体为医护人员，可以从对医护人员的关怀着手，通过精细阅读、反思性写作的实践，提升与患者共情的能力，并促进对医疗过程和从医人员的自我反思。可以举办类似叙事读书会的叙事沙龙，一方面促进共情能力的提升，另一方面关照医护人员的心理成长。

其次，在 HEAP 服务内容中，除了危机干预、心理咨询、生涯规划及培训课程之外，还可以加入叙事医学实践或者巴林特小组的医学人文形式。医护人员的工作压力往往来源于医疗环境，增强其对患者的感受能力，提升医患沟通能力本身就是对医护人员心理支持的方式。

再次，还可借助后现代心理学及叙事心理治疗技术等方法，在关怀医护人员身心健康的同时，也让他们学习这种方式去关怀自己身边的重要关系，进一步关怀他们的服务对象——患者。将服务与学习结合，一方面宣泄自己的焦虑和挫败情绪，调整认知的失调，在故事的解构与改写中重建自我认同，同时了解到自身在沟通中忽略的细节，学习通过人际换位有效地沟通，在疗愈自我的同时也学会了帮助他人的方法。

叙事医学是医学人文新的实践形式，它在我国本土化的医疗形式中已悄然萌芽，并迅速发展。在这个过程中，医疗机构可以基于我国传统文化及本土特点，借助文学、心理学、伦理学及管理学等多种学科，丰富叙事医学的实践方式，发扬叙事医学的核心精神。

三、叙事医学实践对医护人员的支持——以读故事—听故事—讲故事—写故事的中医叙事医学实践为例

本部分以中国中医科学院 2018 年 1 — 4 月在河北雄安新区容城县人民医院进行的叙事医学实践为例，为读者展示以医护人员为导向的医学人文关怀与 EAP 结合的叙事医学实践，为叙事医学实践的多样化发展抛砖引玉。

本研究以前期中国中医科学院自主选题"医学平行病历的建构""基于半结构化访谈与平行病历的叙事医学实践研究"等多个课题为基础，初步提出了"读故事—听故事—讲故事—写故事"的叙事医学实践探索模式，探索相对有效且具有影响力的叙事医学实践方式，同时探索叙事医学的中医学特性以及在中医院展开的本地化特征。河北雄安新区容城县人民医院以中医学、心理学及叙事学为指导，提供了哲学的视角以及心理学的技术，强调提升医护人员的共情能力，也体现了浓厚的中医学重仁心仁术的理念。同时侧重通过练习建立医护人员互助团体，关怀医护人员自身的心身及生命状态，从而更好地服务于患者群体与社会。

本研究进行了前、中、后三次评估，以了解实践效果。同时，每次学习及练习课程后均会进行具体评估，以从整体到具体优化实践方式。

（一）人员组成

实践地点为雄安新区河北保定市容城人民医院的中医科、中西医结合皮肤科及中西医结合康复科。康复科 9 人、皮肤美容科 10 人、中医科

3人、心理科1人，共参与23人。其中有3名运动治疗师，1名心理咨询师，19人为其他科医生。该医院为县级二甲医院，医疗水平有限，但由于国家雄安新区的规划设定，再加上医院对于人文管理的要求，以及该科室对医学人文的重视，使其具备了实践叙事医学的基础。

（二）实践方式

　　通过前期工作发现中国的临床现状与美国不尽相同。中国人，特别是中医人的思维方式、文学构建模式与美国人也有所不同。在临床中，医护人员最迫切的需求与美国也有所不同，因此提出了具有中国特色的叙事医学模式。叙事医学的实践模式是以叙事知识学习与练习的过程中进行"叙事阅读"（读故事）、"听故事、讲故事"（叙事对话）、"平行病历撰写"（写故事）三种实践方式循环的形式进行（图10-1）。医生通过学习与练习掌握叙事医学基础理论及方法：通过叙事阅读来进行精细阅读，以提升医生对患者疾苦的感受，反思医疗行为；通过听故事与讲故事进行叙事

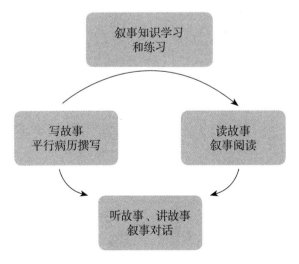

图 10-1　"读故事—听故事—写故事"的叙事医学实践模式

对话，提高医生的共情能力并学习调动患者的主动性；通过平行病历撰写提高医生的医学反思能力。医生带着叙事阅读带来的感受与收获投入医患对话互动中，利用叙事对话的态度与方法与患者产生更深入的链接。这种医患之间的深入互动产生的感动为反思及平行病历的书写提供了素材，而完成的平行病历也可以成为叙事阅读的重要材料，从而使整个过程进一步循环下去，使医学人文以叙事医学为手段落地。

在实践过程中将叙事阅读、平行病历书写与传统文化"仁爱精神"、叙事疗法、心理学技巧及后现代思想等相结合。叙事医学实践课程的学习与练习内容主要包括"基础理念知识学习""叙事阅读知识学习""平行病历撰写知识学习"及"叙事对话学习"四部分。其中叙事知识的学习包括医学人文思想、叙事医学基础理论及后现代哲学思想等。叙事阅读主要是阅读经典叙事医学文学作品或者已有的成熟平行病历等。在实践前期，为医护人员推荐叙事相关文学作品进行阅读，不强求阅读速度。医护人员可在自己的空闲时间进行阅读，并将有所感触的话语或自己的思考等分享到阅读群中。之后的书籍则由医护人员自行决定，可涵盖临床医生工作及生活的各个方面。叙事对话是医护人员在诊疗过程中融入叙事医学思维与方法，倾听患者的故事，体会患者的感受，并结合故事的思维与患者互动，与患者共情并反思自己的临床行为。平行病历撰写通过书写和记录临床细节及临床感受达到反思自我和生命的意义。在平行病历书写中，不要求其书写模式，可以是记叙文、诗歌和对话等方式，主要记录医护人员在临床工作及生活中的所感所思，并在平行病历分享会上进行分享。

（三）具体实践形式

实践时间分为四个阶段：第一阶段为2018年1月、2月，第二阶段为2018年3月、4月。具体实践形式包括叙事医学学习与练习、叙事阅读及平行病历撰写，同时叙事访谈（沟通）过程在医疗过程中自然进行。

1. 叙事阅读

在实践过程中，通过两阶段约 6 周时间，将美国医学伦理剧《周一清晨》(10 集，每集 40 分钟)、医学叙事经典《错把妻子当帽子》以及我国的死亡医学叙事作品《死亡如此多情》作为叙事阅读材料，让医护人员在非工作时间进行精读。医护人员建立了"容城书院"的微信学习系统，每天将读书心得或典句摘录在微信群中进行分享，并形成了阅读与反思的习惯。

在实践过程中将集体阅读的读书感想及反思进行后现代的团体沙龙分享。叙事阅读分享会一般以叙事阅读中的反思与感受为主要内容，同时融入医护人员通过阅读引发的对于医疗处理、医患关系、个人成长、家庭支持及生命体验等内容的反思。在后现代团队尊重、平等等原则以及中医学"医乃仁术"的理念下，反思医疗过程给"人"与各类因医疗行为而产生的关系带来的深刻影响。通过不断实践，逐渐形成半封闭的医护人员互助式成长团体。

他常常从患者那里受到启发，他是人类伟大的先驱，他的医学知识和行动的宗旨是：患者和医生是平等的，每次在帮助他人的同时都能从中学习知识，提升自己的洞察力和治疗水平。

2. 平行病历书写

研究团队在实践之初便分享了平行病历的书写方法，要求参与的医生根据研究团队指导及自己的反思与理解试写平行病历，在第一和第二阶段末尾时进行了全科平行病历的分享。前两阶段完成了 40 多篇平行病历，开展了四次平行病历分享会，实践频率约为每位医生每两周完成一篇平行病历，每个月进行一次平行病历的分享，并择优发表在期刊和科内公众号上宣传。

平行病历的体裁不限，目前平行病历以记叙文为主，内容主题主要以医学叙事、生活化叙事、疾病叙事与死亡叙事为主。医学叙事主要描述在医疗过程中医生与患者之间的故事与反思，例如，《一位父亲的思念》《康复旅程》及《好好说话》等文章，医生通过叙事医学可以体会到患者不一样的生命故事，与患者一起重塑与解构被病痛困住的故事，看到一个个与生命共存、带着希望、饱含期待、有力量的全新故事。疾病叙事是医生与自身或患者疾病的会话、交流以及深度叙事，如《揭开婚纱的那一天揭开我的纱布——致受伤的手指》。通过叙事的多元视角，医生与疾病的关系进行了转换与突破，先前灾难性的疾病也可以成为自己的动力或者新生活的见证。医生难以摆脱衰老与死亡。死亡叙事主要描述医生面对自身或患者与死亡有关的故事产生的感动与反思，如《安静地离去》。生活化叙事主要描述医生运用叙事的思路及技术与家人相处，与自己相处时的所感所想，如《洗袜子》。此部分虽然不是医疗的核心，但也会触动到医生内心深处从医的重要动力与职业认同感。

最能够代表本次叙事医学实践并进而影响到医患关系的文章是《揭开婚纱的那一天揭开我的纱布——致受伤的手指》。故事的主角是一位年轻的皮肤美容科医生，她在一次事故中失去了两根手指。作为美容科医生，她无法面对自己的残缺，常以自卑的状态应对他人，也没有勇气再面对患者。然而，碰巧当时正在该科室进行叙事医学的实践探索，通过叙事医学的科普，医生体会到疾病也有属于自己的故事，而医生也有属于自己的故事。在疾病叙事的外化练习中，引导老师让医生与自己的身体或者疾病的部位对话。这位医生第一次面对自己受伤的手指，看到了手指的无辜、自己的痛苦、父母的不易以及对患者更深的理解。随后同事们也见证了她的分享，并看到了她很多难得的品质。有了这一份平行病历，这位医生以自己受伤的手指作为对话对象，谈到自己受伤的过程以及手指承受的委屈。她自己暗下决心，要在结婚揭开婚纱时揭开自己受伤手指的纱布，让自己的伤口接受到阳光。这篇平行病历的分享让同事们看到了那个了不起的她，也给了她很多建议和支持。在下一次的平行病历书写中，她写到了自己把克服内心自卑、面对受伤手指的故事分享给了自己的患者，并取得了患者的信任，深深地影响了她的患者在面对自己躯体不完美时的心态。这个故事体现了叙事医学实践从医生的角度出发，通过阅读、书写以及对话的方式，与自己的身体共情，与患者共情，与家人共情，完成自身叙事能力的提升，进而影响到了医患关系，体现了叙事的魅力。

每次平行病历分享会邀请 8～10 位医生通过阅读或汇报分享自己完成的平行病历，其他医生及应邀前来的旁观者作为见证团队参与分享过程，并进行分享的回应。每次平行病历分享会也成为多元视角下医生看待患者的精彩过程，一方面，医生分享诊疗过程中人文和社会的思考，展示了医学作为科技、人文及艺术交叉学科背后的"善"和"美"；另一方面，通过分享与回应，可以聆听到不同视角的多元理解与诠释，并且通过该过程也建立了在深度理解基础上的相互信任与依赖的互助医疗团队。

3. 叙事医学学习与练习

该部分包括 10 周，20 次学习、练习或者展示课程，每次用时约 1 小时。其中有三次叙事阅读分享，两次平行病历的分享。具体课程内容见表 10-2。

学习及练习课程包括叙事医学基本知识及实践方法、医患沟通技巧、叙事医学哲学基础以及叙事干预技术等内容。叙事医学的学习与练习并非单一的教学过程，而是充分尊重医生的专业知识与其本地化和个性化的知识，从而进行"学习—练习—分享"的多样化学习方式。在课程中研究团队首先进行课程内容分享，随后邀请 2～3 名医生组成小组，进行对话练习，练习相关交流技术，同时也更新对对方的了解，形成互助式成长团体。

（四）实践效果

研究团队经过间断的 20 次学习与练习课程以及叙事阅读、叙事沟通、平行病历撰写的过程，逐渐了解了叙事医学的概念及核心，掌握了叙事

表 10-2 雄安新区"读故事—听故事—写故事"的叙事医学实践安排

	时间	课程内容
第一阶段	第一周	①叙事医学实践开场白；②平行病历撰写（网课）
	第二周	③医生的自我关照；④叙事阅读；⑤中西医医学人文思想
	第三周	⑥叙事阅读分享（一）；⑦医患沟通技巧——聆听；⑧后现代与叙事哲学观
	第四周	⑨叙事阅读分享（二）；⑩医患沟通技巧——共情；⑪叙事干预思路及态度
	第五周	⑫叙事干预技术——外化；⑬叙事干预技术——打开特殊意义事件的空间；⑭叙事干预技术——见证；⑮平行病历分享与总结（一）
第二阶段	第六周	⑯叙事阅读分享（三）
	第七周	⑰叙事干预技术——改写
	第八周	⑱疾病叙事
	第九周	⑲基于叙事的思路：以美好的方式面对死亡与哀伤
	第十周	⑳平行病历的分享与总结（二）

医学的实践方法与技术。本研究是将定性研究与定量研究相结合，以定性研究为主的研究方法。通过对访谈文稿的分析，叙事医学在中医临床上的实践收获最终提炼出促进关系、加强反思两个主类属。其中促进关系包括医患之间、同事之间、医生和自己三个亚类属。加强反思包括看问题的角度和自我反思两个亚类属，确定了"叙事医学认知的深入"这一核心类属。在对叙事医学临床实践体会上提出具有实用性、实践中的问题两个主类属，其中具有实用性包括理论认识和技术学习及运用两个亚类属，实践中的问题包括技术应用问题和时间安排问题两个亚类属，并提出"叙事医学中医临床应用认识"这一核心类属。通过对这 35 份实践感受报告的认真审阅和仔细编码，共编码 114 个节点，通过不断的比较、归纳和演绎，提取了四个主类属——叙事医学的理解、临床诊疗的改变、医生自我的认知改变、实践中的问题及建议，以及一个核心类属——叙

事医学实践的影响。同时，统计前、中、后三次测量结果显示在五态人格测量中，阴阳和平维度有显著性差异（$P<0.05$），体现了医护人员调节矛盾能力的提升以及心态变得更加平和。

研究发现，叙事医学临床实践有助于提高医护人员的叙事能力，具体体现在对反思与共情的新认识与新体会，而叙事能力的提升有助于改善医生与患者、同事、自我之间的关系，改善临床诊疗过程。另外，叙事医学实践对医护人员的人格产生一定影响，阴阳和平、太阳维度有一定的提升，反映医护人员在临床工作中平衡能力及处理问题的能力得到提高。同时，研究对叙事医学的实践方式进行了评估，肯定了平行病历分享及叙事阅读讨论会等多种实践形式。

在研究团队结束研究后，该科室继续进行叙事医学的实践，陆续完成了《周一清晨》《错把妻子当帽子》《死亡如此多情 2》《恩宠与勇气》《陪孩子遇到美好的自己》《追逐日光》等叙事医学文学作品的每日阅读以及叙事阅读分享，书写了超过 200 份平行病历，同时规定科室每周固定一天下午下班后一小时为叙事医学学习与交流时间。根据活动内容，分别进行叙事阅读分享、叙事医学知识分享、平行病历讨论（类似巴林特小组形式）或平行病历分享。在此活动不断循环进行的过程中，叙事医学逐渐在该医院落地。

通过叙事医学的实践，反映在医患关系维度上，表现为医生更能体会到患者的疾苦，并且不再焦虑与患者产生共情，可以较好地支持患者，并发掘患者身上的力量，甚至向其学习，使医生避免了无意间因沟通而对患者造成的心理或精神"伤害"，同时提升了其深度帮助和支持患者的能力。通过患者间的宣传，在社会维度上也体现了"仁心仁术"的医德风采。同时，通过医生的互助练习，加深了同事间的理解和信任，凝聚了医生的团体动力。医生通过探索，对于自己的从医初心以及现阶段医学技术与个人发展有了更多的认识，使家庭关系更为融洽，初步实现了"让医生成为自己更期待样子"的叙事医学实践目的。

（五）实践特色

1. 浓厚的中医学叙事特色

本研究的实践主体为中医科、康复科及皮肤科医生，在中医叙事医学实践过程中凸显了中医人文思想与理念。通过中医师之口，中医学话语体系中带有浓厚的叙事特色。中医学以四诊作为信息采集的主要方式来进行辩证依据，而与西医学不同，中医学的四诊更强调对患者心理、社会因素信息的采集，以及对医患关系的关注，并且格外重视患者的性格、情感表达模式、心理健康、经济状况、家庭关系、甚至疾病与家属的关系。四诊中的"闻诊"与"切诊"更是强调以医生的经验与状态去体验患者的感受与疾苦。如果说循证医学以最优化的证据作为收集医疗信息进行决策的关键，从传入信息的通道上看，更近似于"望"或"看"，中医学则在重视证据的基础上，同时注重医生对患者的感受与体会，近似于"闻"或"听"。"看"和"听"双通道的医学模式似乎也象征着在中国医学文化下循证与叙事思路的结合。同时，中医学强调"调病"与"治未病"，而非仅"治病"，更加重视人在与疾病正邪斗争交织中的积极作用，而非视人为"异化的疾病"。另外，基于中医学叙事理论的疾病观与生死观，对于"阴阳""平衡""辨证论治""整体""动态平衡"等思维有着更多的理解和反思。

2. 关照医生的多元社会关系

研究团队认同并接纳医护人员的"共情疲惫"现象，通过叙事方法关怀医生的身心状况、工作和生活压力、重要关系、从医初心、面对疾病与死亡的困惑等层面，借助医患沟通技能的提升以及医生互助团体提供的安全感与支持，探索医生在医疗实践中人文层面的困惑与资源，深入提升医生的感知和解释疾病的能力。叙事医学以医护人员作为干预对象，通过医护人员自我关怀与医护团体互助，提升其职业认同和自我认同，从而使医生的家庭关系、医生群体关系以及医患关系都更为融洽。

3. 发现病痛背后的积极面

人类学家杰罗姆·布鲁纳（Jerome Bruner）认为认知世界的两种思维是"逻辑科学思维"和"叙事思维"，[17] 而医学是人文与科学的结合，也是逻辑科学思维与叙事思维的碰撞。医学人文的实践若要对医患关系产生真正深刻的影响而非流于表面，需要以全新的视野面对病痛。叙事医学在后现代哲学、心理学和叙事学等理论基础上，通过解构式倾听、内容情感反应和叙事问话等方法，帮助医护人员以叙事的思维看待被现代医学建构为"负面问题"的"疾病"。通过描述"疾病"或"问题"的产生脉络和影响等内容，解构"疾病"带来的负面影响，将其转化为对自己带来的积极影响、自己坚持治疗的动力等积极力量，发现潜藏在"阴"中的光明、积极、指向未来及带着希望的部分。同时随着可以看到患者身上的闪光点，医生便可怀着好奇的态度，谦卑、尊重地面对患者的疾病与生命故事。

4. 尊重医护人员的专业权威的同时又不失人文温度

工业革命之后，现代主义求真、实证、理性的科学思维成为推动人类进步的主流。然而，随着战争及意识形态的冲突，资本主义发展遇到瓶颈，越来越多的文化、社会和心理问题成为制约人类突破的关键，后现代主义在哲学、建筑、文学、心理学及社会学上越发受到重视。作为现代主义的重要补充，后现代主义更重视多元可能性，尊重本地化声音，强调人的意义及人与人关系的链接。随着科学技术对医学的渗透，数字化与智能化是医学发展的必然趋势。叙事医学对医学科技的进展也非常认可，然而从长远来看，这并不能简单地解决人类深层的幸福和意义的终极问题。叙事医学的实践帮助医生更多地体会到患者在精神心理以及社会人文领域的求索与困境，并尝试回应其困境，使医学在科学的武装面前仍不失其37℃的温度。

小结

由于医学的特殊性，医务工作具有高风险、高负荷、高技术及高期待的特征。面对当下的医疗形势，医护人员也亟需被关注。医学实践由关注"人的病"转向关注"病的人"，而"以人为本"的医疗管理理念也不应仅关注患者，也应关注医疗的主体——医护人员。因此，以医护人员为导向的医学人文需要格外重视。叙事医学关注医患间关系的主体间性，强调通过共情与换位思考，重塑医患关系、医生与自我的关系、医生与同事的关系以及医生与社会的关系。叙事医学可以借鉴医疗领域的员工支持计划，以更多元的方式将叙事医学落地，将人文精神温暖整个医学过程。

参考文献

[1] 张现明.从系统论谈人体科学的创建 [J].卫生软科学, 2000, 14(5): 246-249.

[2] 中国医师协会.中国医师执业状况白皮书.北京：中国医师协会, 10-17.

[3] Kahn RL, Wolfe DM, Quinn RP, et al. Organizational stress: studies in role conflict and ambiguity[J]. Amer Sociol Rev, 1965, 30(4): 620.

[4] 施跃健, 王玲凤.医生职业压力与心理健康状况关系 [J].中国公共卫生, 2007, 23(5): 529-531.

[5] JOINSON R. Coping with compassion fatigue[J]. Nursing, 1992, 4(12): 116-121.

[6] FIGLEY C R. Compassion fatigue: psychotherapists' chronic lack of self care[J]. J Clin Psychol, 2002, 58(11): 1433-1441.

[7] PIETERANTONI L, PARTI G. Resilience among first responders[J]. Afr Health Sci, 2009, 8(S1): S14-2.

[8] SMITH B D. Sifting through trauma: compassion fatigue and HIV/AIDS[J]. Clin Soc Work J, 2007, 35(3): 193-198.

[9] FEREUDENBERGER H J. Staff burn-out[J]. J Soc Issues, 1974, 30: 159-165.

[10] MASLACH C, SCHAUFELI W B, LEITER M P. Job burnout[J]. Ann Rev Psychol, 2001(52): 397-422.

[11] COOPER C. Hot under the collar[J]. Times High Educ Suppl, 1996, 1245(1233): 15.

[12] P HEMP. Presenteeism: at work——but out of it [J]. Harvard Bus Re, 2004, 82: 49-58.

[13] 梁馨之, 孙运波, 尤薇, 等.ICU 护士职业倦怠与隐性缺勤的相关性研究 [J].中国护

理管理 , 2017, 17(7) : 933-937.

[14] 唐楠 , 王艳红 , 马玉霞 , 等 . 基层医护人员隐性缺勤现状及影响因素研究 [J]. 护理学杂志 , 2018, 5(5): 52-55.

[15] 任正 , 张秀敏 , 郭霞 , 等 . 齐齐哈尔市介入医护人员隐性缺勤现状及其影响因素 [J]. 医学与社会 , 2020, 33(4): 75-77.

[16] 魏万宏 , 陈苗苗 , 李莹 . 河南省二级医院护士医院伦理氛围感知与隐性缺勤的相关性研究 [J]. 现代预防医学 , 2021, 48(21): 2166-2169.

[17] WHITE M. 叙事疗法实践地图 [M]. 李明 , 党静雯 , 曹杏娥 , 译 . 重庆 : 重庆大学出版社 , 2016: 45.

第十一章

叙事医学与医院文化建设

郑卫平　耿庆山　严晋　刘贵浩

"hospital"（医院）一词来自拉丁语，原意是客人（guest），因为它最初建立时是用来避难的，那时也设有休息室，让来访者可以感到舒适和愉快。后来它逐渐成为一个专业机构，提供医疗服务以满足人类的医疗需要，是接待和治疗患者的服务场所。医院是一个充满故事的地方，医院里每一个感人的故事、每一个情感的细节都蕴含着丰富的内涵。讲故事即"叙事"，讲好医院故事，用叙事医学的理念建构医学人文精神，能更好地促进医院文化建设。

第一节　医院文化与医院文化建设

一、医院文化

(一)医院文化的概念

所谓医院文化，就是医院价值观在其指导思想、经营理念、管理方式和行为上的体现。具体来说，是指医院在一定的民族文化传统和地域文化特征下逐渐形成的价值观、基本信念、管理制度、行为准则、工作作风、人文环境以及相应的思维和行为模式的总和。社会学认为，医院是社会分工的产物，是人类社会生活和社会结构的重要组成部分。在长期的社会实践、生活实践和医疗实践中，形成了不同于其他社会群体的职业特征、服务手段、科技结构、职业规范、价值取向、思维定势、心理状态、利益共识和功能作用，成为社会运行链条中的一个系统层次。因此，医院既是社会文化发展的产物，也是医院文化的载体。[1]

首先，医院是一个专业性的社会群体，它孕育着独特的文化氛围。医院是以专科(医学)为核心的独立社会组织，是为适应医学发展和临床诊疗的需要而设立的。医院群体及其成员通过医疗专业活动的中介服务于整个社会，构成了医院群体的独特特征，如专业气质、专业规范、专业技能和专业沟通等。除了群体的活动方式和空间范围外，还营造了反映和发展医院群体特色的文化氛围。

其次，医院是一个公益性的集体，形成特殊的文化环境。为患者提供专业化的医疗服务是医院职业功能的一个重要特征，反映了医院的社会保障水平和社会福利水平。在为社会提供技术服务的过程中，医院虽然不以营利为目的，但是医院群体内部存在着一系列与社会有经济关系的经济活动，使医院群体的每一个成员逐渐形成共同的利益要求，在共同的工作方式、分配方式和生活方式上对医院集团的利益和价值有共同的认识，从而提高医院群体在社会经济、政治和文化方面的认识，以及医院群体在文化领域物质和精神方面的认识。

再次，医院是一个功能性社会组织，它构成了一个合理的文化价值体系。在为社会提供医疗卫生服务的实践中，医院已成为社会结构和社会关系中的一个互动实体，具有强烈的理性意识和功利意识。通过由一系列职能部门组成的组织，把不同的医院组织成员联系起来，在同一方向形成正式的角色关系。以组织目标为中心，医院将经济建设、政治建设、文化建设、科技建设、道德建设和其他建设融为一体，实施自身的医疗、护理、检测、药品和后勤等工作，使医院组织成为一个动态的工作体系，形成独特的价值观、行为准则和具体文化特征的知识结构。

（二）医院文化的属性

医院文化具有自然属性和社会属性的双重特征。医院作为服务人类基本活动和为特定群体提供非自然生存力量的场所，依靠具有医学科学技术和一定文化素质的人，通过物质、科学技术手段和直接或间接手段，为患者提供服务。医院组织及其成员的行为针对整个社会，受益者是与医院组织有直接或间接联系的人，使医院文化成为人类社会的共同财富。这种科学性和开放性充分体现了医院文化的自然属性。同时，医院作为一个社会实体，必然与一定的生产关系和制度关系联系在一起。在不同的社会制度环境中，医院的性质、社会目标、价值观和行为准则是不同的。它有一定的基础和统治阶级的意志和利益。医院文化的这种阶级属性清楚地标志着医院文化的价值取向。这种价值取向是由医院制度的社会属性和生产关系所决定的。医院文化属性的二重性告诉我们，自然属性是医院文化建设的基本方面，主要体现在对社会客体的适应性和合理性上，而社会属性是医院文化发展的根本问题。这表明不同制度下的医院文化具有非常不同的价值观。医院文化的社会属性对医院文化主体的价值态度，即医院角色的行为方向或目标行为的意义和价值起着主导作用，对医疗目的、医院建设、医院形象和医疗质量起着无形的主导作用。

（三）医院文化的内因

现代医学模式揭示了人们对保护健康、抵御疾病的认识，从简单的生物学到心理学和社会学，医院组织、医院主体和医院客体以及整个医学问题都将纳入社会关系体系，从而使医学与社会、医院与文化的结合更加紧密，有利于医院组织建设。医学科学的发展和医院文化建设对医院文化的推进、选择和整合起着举足轻重的作用，主要表现在：

1. 思维方式的转变

现代医学模式认为，人不仅是生物自然人，也是社会政治人和社会经济人。我们必须把人类健康和疾病放在更广阔的背景下来理解疾病的本质，即从生物因素到社会因素来理解。

2. 知识结构的调整

由于影响人们健康的因素是生物自然因素、社会因素和心理非自然因素相结合的结果，因此，医院不仅需要装备先进的仪器设备来检测疾病的生物变量，还要创造条件，使心理学、社会学、生态学、伦理学和管理学等现代社会科学成果进入医学领域，提高医学的整体水平。

3. 医院职能的转变

新医学模式认为，人类疾病不仅是某些生物变量的结果，也是生理与心理、精神与心理、行为与社会之间正常关系破坏的结果。疾病预防和治疗手段必须从"修复人体故障"的生物医学水平转变为生物学、心理学和社会学的综合防治手段，以促进患者建立完整的生理、心理状态和社会适应能力。

4. 服务方式的转变

随着生产力的发展和生活水平的提高，人们对健康的需求已经从治疗和预防疾病转变为改善健康和延长寿命。原有的"坐等医生"的单一服务模式已不能适应社会发展的需要。在生物—心理—社会模式的指导下，必须从医疗到预防，从生理到心理，从技术服务到综合服务，从医院到社区，全面推广促进人类健康的工作。

5. 管理内容的拓展

随着现代医院模式的发展，医疗实践越来越社会化和集团化，医院运行机制已经从医院的小圈子进入了社会圈子。因此，在现代医院管理中，必须充分利用计算机与系统论、信息论、控制论、协同论、突变论和耗散结构论等现代科技手段，使医院管理的实践更加科学，医院管理的理论体系更加完善。

（四）医院文化的结构

医院文化作为一种管理制度，从外到内可分为表层物质文化、浅层行为文化、中层制度文化和深层精神文化。

1. 表层物质文化

表层物质文化又称外显文化，是医院实体的物质形态。医院物质文化层的横向网络结构由医院的各种物质要素组成，如医院门诊、病房和各种辅助房等建筑，以及医院景观等环境要素，展馆、道路、花卉、医疗器械设备、医疗生活设施、交通救护车、文化体育设施、医院内与外界相连的交通和道路、各种文档数据、医疗记录、图书情报数据及财务数据等。它们之间形成有机结合网络，成为医院为人民健康服务的物质基础。

2. 浅层行为文化

浅层行为文化又称实践文化和现象文化，是医疗服务和医院生活中的活动文化，主要包括医院宣传、团体活动和文化活动中的服务态度、服务技术、服务方式和文化现象。它不仅是医护人员精神风貌、医院形象和医院人际关系的动态体现，也是医院精神和医院价值观的体现。

3. 中层制度文化

中层制度文化又称模式文化，体现在医院的规章制度、规范管理和行为规范等方面。医院不仅是一个高科技密集型单位，也是一个经济实体，要求规范员工的个人行为，形成共性文化和行动统一文化。这个系统是权威的。一旦建立，该系统必须实施，以协调和控制个人行动。制度层面是医院价值观、道德规范和行为准则的具体体现，也是科学、民主管理的集中体现。

4. 深层精神文化

深层精神文化属于意识形态范畴，直接通过医护人员的观念和行为表现出来。精神文化的核心是高尚的道德，包括医院员工的文化心理、道德规范、风俗习惯、经营理念和精神风貌等。医院文化不仅是物质文化和制度文化在人们精神和心理上的反映，也是每个员工理想信念、价值标准、精神面貌、服务理念及行为取向等具有"人性"特征的直接表现。这些因素与工作态度、一般心理特征、传统习惯和生活方式等构成了医院文化的深层文化结构。这种文化结构往往表现为非常稳定的状态，是医院文化的核心。精神层面是医院文化特色的决定性方面，对医院文化的影响最大。[2]

医院文化的物质层、行为层、制度层和精神层相互联系、相互影响、相互渗透，构成医院文化的整体结构，实现医院文化的功能。医院文化的精神层面是制度层面、行为层面和物质层面的灵魂；物质层面是精神层面的统一体，是行为层面和制度层面良性发展的操作平台；制度层面调节和约束行为层面和物质层面，并体现精神层面；行为层面是物质层面和制度层面的具体执行者，是精神层面的载体。

（五）医院文化的功能

医院文化的功能是指医院文化在医院工作和医院建设中的作用和效

率。根据国内外学者的研究和近年来许多医院的实践，[3] 医院文化的功能可以分为六类：

1. 导向功能

医院文化的导向作用是指引导医院工作人员自觉努力，积极适应不同层次人们的健康需求，以实现医院制订的目标。医院文化的导向功能主要通过以下四个方面体现和发挥：第一，是价值目标的导向。医院作为价值主体，在服务社会的过程中实现自身的价值，在服务人民健康的过程中满足自身的需求。因此，医院的价值应该是有针对性的，以满足日益增长的卫生保健需求。第二，是校准方向。每一个医院工作人员都必须内化自己的价值观，正确定位自己的价值取向。第三，建立规章制度。通过规章制度明确价值取向，起到导向作用。第四，将价值观转化为所有员工的共同信念和意愿，并将价值观转化为真正的医疗保健活动。这种变化既是价值的外化，也是医院文化导向功能的最终体现。

2. 凝聚功能

医院文化的凝聚功能是指医院员工为了实现共同的目标和理想，为共同的事业而努力奋斗。医院管理的一个职能就是组织。要建立适当的组织体系，协调组织内部的人力和物力资源，就必须具有强大的凝聚力。医院文化的凝聚功能主要体现在以下几个方面：一是通过强大的医院文化培育群体价值意识；二是医护人员对人民健康的使命感；三是医护人员对医疗这一神圣职业的自豪感；四是医护人员对医院的归属感。

3. 激励功能

医院文化的激励功能是通过外部激励使医院员工具有更高的情感和进取精神。医院在确定发展方向、总体目标或阶段目标时，通过呼唤、影响和教育等方式使员工意识到这些方向或目标，并将其转化为自觉行动。个人或群体达到目标后，通过激励反映自己的价值。这种价值会逐渐产生激励效果。医院文化的激励功能体现在三个方面：一是激发医院员工的精神；二是激发员工的自觉工作意识，在很大程度上调动人们的工作积极性；三是激发员工的荣誉感。

4. 约束功能

医院文化的约束功能是指通过观念文化（观念）、道德文化（道德观念）和制度文化（规范）来约束和规范医院员工的行为。规章制度已经深深植根于医院文化中，具有约束和规范员工行为的功能，是一种强制约束。在医院文化和医院管理中，软约束与硬约束同样重要。从某种意义上说，医院文化更注重软约束。医院文化的约束功能主要体现在两个方面：一是以"良心"为基础的内在信仰，它是规范人们行为的指导委员会；二是调节人们行为的调节器，是一种依靠观念和意识的内在约束，即依靠道德力量来规范员工的行为；三是通过规章制度规范员工行为。医院文化的约束功能主要体现在维护社会秩序和医院秩序的"道德"和"法律"两大支柱上。

5. 协调功能

医院文化的协调功能是协调医院与员工的关系，以及医院与社会的关系。任何医院都存在着各种矛盾冲突和认知差异等不协调现象，需要通过医院文化统一员工观念，使员工自觉努力实现医院的整体目标。医院的协调功能主要体现在以下两个方面：一是主要通过平等协商、共同发展、相互协作协调内部关系；二是通过沟通、积极收集和反馈社会信息，协调医院与社会的关系，树立良好的公共形象和医院品牌。

6. 教育功能

医院文化的教育功能是指通过医院文化的培育和熏陶，不断提高医院员工的素质。医院文化的教育功能主要体现在以下两个方面：一是以科学的价值观引导员工的行为，培养员工的知识、能力、智力和技能；二是运用文化理论、文化实践和文化环境对人进行教育。

二、医院文化建设

（一）医院文化建设的基本方法

医院文化建设的方法有很多，运用有效的方法是加快医院文化建设的保证。[4] 根据不同时期的不同需要，可以单独或联合地选择以下方法，并合理地实施，以达到预期的目标。

1. 示范法

通过总结和宣传代表医院文化精神的先进典范人物的事迹，建立符合医院文化价值取向的模式，探索医院文化建设的方法。在使用这种方法时，要注意榜样的代表性。榜样应在医院有一定的声望。

2. 激励法

通过开展系列与医院文化内涵相关的活动，为参与者提供精神和物质上的激励。运用这种方法时，员工要感受到自身与医院的一致性关系，并将医院的文化价值体系与工作目标联系起来，实现对共同价值的认同。

3. 浸染法

通过医院文化氛围的营造，培育员工的医院文化价值。在使用这种方法时，应充分发挥员工的积极性，强调员工的主人翁意识，帮助员工打破对领导权威的恐惧，建立平等的人际关系，为员工提供指导，给予员工自主选择的自由。

4. 灌输法

通过宣传、研讨会及各种媒体等宣传手段开展医院文化交流。开展这种方法的目的应该明确，概念应该到位，观念应该正确，评价应该方正，环节应该合理，方法应该恰当。

5. 疏浚法

只有正确反映地医院文化价值体系的目标行为，有针对性地开展各种活动，引导员工树立医院文化所要求的价值观和行为规范，才能真正实现医院文化的价值目标。运用这种方法时，要注意把握医护人员思想的主流，选择适当的方式。

6. 价值澄清法

通过对话，鼓励员工发现、考虑、选择和更新他们的价值观。采用价值澄清法时，注意选择正确的话题，尊重员工的想法并注意引导他们分析自己的行为。

（二）医院文化建设的主要内容

医院文化建设应作为医院的发展战略和长远目标，贯穿于医疗服务、队伍建设、学科建设、制度建设、学术研究、党建、群众工作、安全生产、品牌形象、健康促进和教育等方面，[5] 基本内容如下：

1. 制度保障

建立健全医院文化建设体系，建立专门的医院文化建设机构，完善医院文化建设的各种保障机制。

2. 核心价值观

以尊重生命、救死扶伤、甘愿牺牲、爱无止境的崇高职业精神体系为核心，运用医院培训、医院歌曲及医院历史等手段塑造医院及其员工的独特精神风貌。

3. 优质服务

不断完善医疗服务，注重人文关怀，为患者提供舒适安全的就医体验，让患者充分感受到医护人员的关怀，例如，优化医疗流程设计，节省患者等候时间，以及使老年人、儿童和残疾人等弱势群体方便地获得医疗保健服务。

4. 环境建设

建立统一、清晰的影像识别和医院指导系统，为患者就医提供便利。充分利用医院空间，创造宣传阵地，弘扬崇高精神，展示先进事迹，开展医学科普，传播健康文化。通过建立电视和医院无线网络，为患者提供健康信息服务。建设有特色的文化设施，为医护人员和患者服务。

5．医患共进

建立和谐、友善、互惠的医患关系，建立医患共融的社会。通过患者俱乐部、志愿者服务及社会监督等形式与患者建立长期接触，开展健康管理，吸引患者参与医疗服务和健康促进。

6．能力提升

关注员工的学习进度和健康状况，倡导医学人文，为员工提供医学文化培训和交流的机会，组织文化兴趣小组，开展各种活动。照顾员工的身心健康，提供休息、健康护理和锻炼条件，为员工家庭提供养老和托儿服务，减轻员工的烦恼。

7．社会公益

积极开展公益活动，积极参与义诊周、"三农"、卫生扶贫、援疆、援藏和对外援助等活动。着力提供对口支持，建立医疗联盟，充分发挥辐射作为优质医疗资源动力的作用。依托健康知识普及工程、健康教育和健康促进工作，提高人们的健康知识水平，向患者和全社会传播健康的生活方式。

8．文艺创作

鼓励员工创作文学、摄影、微电影及歌曲等。医院经常组织文化交流、比赛和表演。与文艺界建立合作关系，支持健康与健康主题作品和专栏的创作，协助卫生行政部门指导和评价社会创作。

9．典型宣传

注重选树育人，通过媒体进行宣传，积极参与卫生系统典型榜样选择和宣传活动。挖掘先进型的精神内涵，围绕先进型打造医疗服务品牌，让医护人员有值得尊敬的榜样，让广大群众真正感受到先进典型的力量和温度。

10．媒体宣传

积极构建医院新媒体，传播健康文化。建立医院发言人制度，配合主要媒体，积极围绕热点问题发声，开展健康科普，引进医学知识，加强医院文化辐射。[6]

第二节　叙事医学在医院文化建设中的作用

医院文化建设的核心是人文化管理。叙事医学在很大程度上推动医学人文走向临床，通过心与心的叙事交流，促进社会对医院和医护人员的理解，为紧张的医患关系松绑，从而营造出良好的医院文化。[7]

一、叙事医学的医学叙事功能

（一）促进人文关怀

"医学科学主义"在医患关系中一直处于主导地位。这种思维模式侧重于从基因、器官和各种数据对疾病进行分析和治疗，导致当前医护人员忽视与患者交谈、倾听患者的表达和叙述。在大众文化领域，患者对患病经历、住院治疗以及患病原因的理解被忽视了。随着生物医学模式向生物—心理—社会模式的转变，人们越来越关注患者身份的丧失以及社会角色的转变，也呼吁医护人员和全社会从超越生物医学、重视文化心理分析的角度，关注不同文化群体和边缘化患者对健康和疾病的认知，了解不同人群赋予身体的象征意义。[7]

（二）推动医患共进

克服疾病是医生和患者的共同愿望。丽塔·卡伦认为，医生和患者对死亡的看法有很大不同。对医生而言，疾病是一种生物现象，需要医学干预，从医学研究的普遍性的角度分析患病的原因，并延缓死亡的进程。患者对死亡充满了不可避免的恐惧，倾向于在个人生活的整体框架内看待患病的原因。他们对疾病带来的羞耻、指责和恐惧的看法也不同。叙事医学有助于弥合医患双方在死亡、病情、病因及情感等方面的差异，调动医护人员和患者共同抗击疾病和痛苦的积极性，促进医患双方的相互了解，形成一个医患共同体，从源头上消除医疗纠纷的隐患。

（三）提升健康素养

民众的健康素养水平决定着国民的健康水平。如果民众具有预防疾病和促进健康的知识，了解医学的局限性和不确定性，生病时了解疾病的进程和转归，能以坦然的心态面对生死，就可以认为民众具有了较高的健康素养。但这个过程需要医生和学者持续不断的开展大量的科学普及工作。医学领域的科普工作的目的是预防疾病，促进健康，提高生命质量。医生要积极地传播经得起推敲的健康信息，要用大众听得懂的语言、喜闻乐见的形式，做到情感共鸣和利益相关，科普作品才能真正吸引人。同时，要做好传播和沟通，有同理心和同情心，善于换位思考。

（四）培养职业精神

通过对疾病和痛苦的分析，叙事医学揭示了患者的患病经历、心理体验、疾病和痛苦的社会文化意义，以及个人与社会的关系，从而为了解医患关系及其周围的社会关系提供有效的思路和方法。在叙事医学中，医生叙事使医护人员能够调整知识结构，尊重患者的权利和生命尊严，培养敏锐的洞察力。通过阅读和理解虚构疾病文学的基本叙事，医生可以激发他们的同情心，改变他们的视角，反思疾病及其带来的痛苦。在医患沟通中，医护人员应倾听患者的叙述，了解患者的生活历程和内心世界，能够更全面地了解患者的基本情况，向患者及其家属普及医疗卫生知识，与患者进行良好的沟通，增强与患者沟通的能力，提高同理心、专业精神、亲和力和自我反思，赢得患者的信任、支持、合作和理解。[9]

（五）塑造医院形象

在现代医院管理中营造人文氛围已成为医院在日益激烈的市场竞争中赢得胜利的法宝。随着社会的进步和经济的发展，人们的情感和心理需求的增长，对医疗服务的需求，除了优秀的医疗技术外，还更加重视医院的人文环境和人文关怀服务。患者参与是医学发展的重要组成部分，提供疗效好、损伤小、成本低的医疗服务是患者最大的需求，也是医院和医生最大的期望，同时也是医疗人文关怀的基础。[10]

二、构建医院文化品牌化的叙事路径

医院文化建设离不开文化传播，文化传播就是"讲好医院故事"。在某种程度上，"讲好医院故事"等同于医院文化品牌化，讲故事的过程实际上就是品牌化的过程。通过系统性的品牌故事构建，基于深刻理解历史文化而提炼出价值符号和故事元素，从更深层次的文化底蕴筛选故事和表达内容，从而内在传递医院价值观，以引起社会大众的情感共鸣与深度认同。[11]

现借鉴哈罗德·拉斯韦尔（Harold D. Lasswell）的"5W传播模型"理论构建如下医院文化品牌叙事路径。

1. 建立积极的故事主题

首先是设置故事的主题，让观众有一个有意义的连接。同时，只有一个品牌故事具有明确的价值观，才能形成鲜明的个性和价值积淀。医院故事的主题，以其固有的核心价值观和明确的口号与公众相关，包括内部医院的梦想及外部社区的命运。这些鲜明的宣言、命题或口号能够反映医院文化的核心利益，对内外受众具有价值相关性。在实践中，这些主题也可以让观众更清楚地了解"医院是谁，它从哪里来，它将去哪里"，反映了医院的身份、历史和愿景。

2. 创造动人的故事内容

一个好的品牌故事既符合品牌的个性和相应的品牌原型，又能激发受众的内在欲望和冲动（受众的复杂角色），使品牌活跃起来。同时，故事必须有真实的内容，激发读者的灵感，体现读者的共识和改变读者的承诺。结合品牌原型理论的作用，医院应呈现"技术高度、人文温度"的品牌形象。

3. 遵循品牌叙事的一致性

医院故事必须依靠医院文化的内涵和个性，只有围绕一个核心故事原型，才能保证内外对医院文化的同一认知。这与医院故事的定位是一致的。这就是反复说过的"核心故事"，是医院"仁医仁术"的情怀。

4. 以差异化方式整合传播

在新媒体时代，应该加强网络思维，建立多维的传播体系，通过图片、文字、视频及声音等优秀故事广泛传播医院文化。医院的故事会透过不同的渠道，以不同的方式向不同的受众广泛传播。

5. 保持品牌的简洁叙事

无论是什么样的叙事结构或沟通，最好的品牌故事就是利用受众能够理解和接受的语言，给予受众想象和记忆的空间。当你讲故事的时候，必须有适当的想象力，让听众成为故事的一部分，增强身份认同感，最大化故事的力量。

6. 考虑到品牌所处的阶段

现代营销学之父菲利普·科特勒（Philip Kotler）认为，品牌像产品一样，也会经历从导入、成长、成熟到最后衰退并消失的过程。在不同的生命周期中，受众接收信息的频道有所不同。"医院故事"也面临着一个周期性的问题。应把握时代的变化，及时自我更新，根据不同的发展阶段确定故事的主题、受众和传播渠道，传播不同的故事，定期维护和管理"故事库"，及时关注故事的拐点并做相应的调整。

第三节　医院文化品牌化叙事样本：广东省人民医院白求恩学堂

　　广东省人民医院创建于 1946 年，综合实力名列国内前茅，患者来自国内外，深受广大群众的信赖。2008 年，广东省医学科学院恢复挂牌，与广东省人民医院合署办公。2014 年，广东省人民医院与华南理工大学签约合作共建华南理工大学医学院和华南理工大学第一临床学院。2017年，挂牌"华南理工大学附属广东省人民医院"。医院的院训是"大医厚德、精博至善"。简单八个字，凝练了几代人的文化精髓。著名作家梁晓声用"植根于内心的修养，无需提醒的自觉，以约束为前提的自由，为别人着想的善良"这几句话来解读"文化"二字的内涵。而优秀的医院文化的意义，也正是要用这种"修养""自觉"和"自由"去守护医护人员的善良。2015 年 4 月，广东省人民医院创设白求恩学堂，引入叙事医学理念，遵循本章第二节中提及的医院文化品牌化叙事路径，将白求恩精神融入医院文化建设之中，并开展行之有效的特色医院文化建设探索。[12]

一、白求恩学堂的总体情况

　　广东省人民医院白求恩学堂以传承"大医厚德、精博至善"的医院文化为主线，重点突出医学人文的内容，紧紧围绕医院文化、医患沟通、党建理论与实务、医院管理理论与技能、健康教育与健康传播等主题，具有很强的理论性、针对性和实践性。学堂的宗旨是使职工争做高尚的人、纯粹的人、有道德的人、脱离了低级趣味的人、有益于人民的人。学堂的使命是传承不朽精神，引领员工成长，提升人文素养，锤炼优良作风。学堂的目标是培养有技术、有温度、有深度、有情怀的医护人员。

学堂的愿景是培养和输送优秀的医院管理者，着力打造医院管理界的"黄埔军校"。

白求恩学堂师资力量强大，除了邀请院内领导和专家外，还积极邀请国内外具有较高威望和水平的院士、知名教授、专家学者针对前沿医院文化建设、医学人文素养及医院管理领域重大科学问题前来传道、受业、解惑。课程结束以后，我院仍与众多专家、学者保持良好的沟通，并继续以白求恩学堂为载体，开展全方位、多层次、宽领域的联系交流和互动合作。

白求恩学堂的举办形式灵活多样，根据每一讲的主题选择合适的举办形式，有课堂授课、体验式培训、座谈研讨会、流动学堂、访谈及演讲比赛等，讲授、活动、交流及总结穿插进行，使学员主动投身其中，从而不断提高培训的效果，强化医院文化建设成效。2015 年 4 月 30 日至2020 年 10 月 10 日，白求恩学堂共开展了 204 期活动，相关分类、归纳和分析见表 11-1。

表 11-1　白求恩学堂开展活动情况

内容	例数（*n*=204）	百分比（%）
授课教师来源		
院内	176	45.4
院领导	22	12.5
临床专家	90	51.1
行政管理专家	64	36.4
院外	212	54.6
境外教师	21	14.6
北京地区教师	20	9.4
上海地区教师	20	9.4
广州地区教师	97	45.8
其他地区教师	43	20.3

（续表）

内容	例数（*n*=204）	百分比（%）
课程内容类别		
医院文化与医学人文	39	19.1
医院管理	25	12.3
党的建设	20	9.8
医学教育与人才培养	19	9.3
医患沟通	17	8.3
医疗质量与管理	16	7.8
科研设计与管理	10	4.9
学科建设	10	4.9
健康教育与自我保健	8	3.9
支援帮扶	6	2.9
诗歌朗诵与音乐鉴赏	4	2.0
其他（比如国学文化、礼仪服务、消防安全及信息管理等）	30	14.7
受众情况		
中层干部	78	38.2
党员干部	20	9.8
医护人员	62	30.4
自愿参加	44	21.6
举办形式		
课堂授课	168	82.4
体验式培训	13	6.4
座谈研讨会	10	4.9
访谈	3	1.5
流动课堂	3	1.5
其他形式（比如音乐鉴赏和演讲比赛等）	7	3.4

　　白求恩学堂的开办，极大地提升了医院员工的人文素养和管理技能，对我院中层干部、党务干部、医护人员以及全院职工进行系统培训，塑造"人文省医、科技省医、和谐省医"的医院文化建设品牌。以白求恩学

堂为载体建立的优秀医院文化，激发了全院干部职工的工作干劲，形成了人心思干、人心思进的良好干事业氛围。白求恩学堂的文化品牌效应也得到了业界的普遍认可和肯定。在 2019 年 12 月 21 日召开的传承白求恩精神研讨会上，我院因白求恩学堂的医院文化品牌荣获"弘扬白求恩精神先进单位"荣誉称号。

二、活动案例

（一）促进人文关怀的案例

以下案例的主题是"让我感受你的感受——巴林特小组提高医生的幸福感"。

[案例介绍]

2017 年 8 月 18 日，为了缓解医生的工作压力，加强医患沟通技能，学堂举办了以"住院医师培训学员医患沟通技能体验式培训"为主题的巴林特小组主题活动。医院精神卫生中心的谢永标主任在讲座中介绍了医患双方在沟通过程中存在的注意力范围差异和视野差异等，并介绍了巴林特小组的起源、目标、特点、开展流程以及在减轻医生职业倦怠感方面的应用。他指出，医生参加巴林特小组，可以帮助其自我放松，从而更加自如地处理好复杂的医患关系。讲座结束后，谢主任邀请培训学员进行了巴林特小组体验活动。巴林特小组由一位组员提供亲身经历的医患关系案例，其他组员由谢主任引导在脑海里还原现场，将自己代入故事场景中的医护人员和当事患者等角色，从不同的角度分享自己的感受和想法，帮助这位组员更好地理解患者以及自己在医患关系中的作用，并获得成员的理解和支持，减轻了其职业耗竭。经过深度剖析和激烈探讨，使其繁重的工作压力有了一个比较安全的宣泄途径。

医学科技的进步极大提升了医学诊治生物性疾病的能力，但在重视疾病的共性和普遍性的同时忽略了个人和经验的独特性。近年来，在著名心身医学学者、院党委书记耿庆山教授的倡导下，医院心身医学科开展心身医学和叙事医学的学术研究、交流和实践，具体内容为医护人员讲述个人和患者的故事，倾听患者的生命故事，阅读和写作疾病的故事，发展医护人员的叙事能力，提升医护人员的自我觉察和促进自我成长。通过巴林特小组活动，让医护人员讲述自身、患者和疾病的故事，共同感受和讨论，表达对患者的关注，再现医护人员的见证，反思医患关系、医患沟通、生命的价值和意义以及医学本身。通过心理沙龙活动，探索医护人员作为独立和独特的个体的成长经历、个人的情感、认知、个性、家庭、婚姻和社会生活、个人身份与职业身份等的相互关系和作用。通过员工心理成长系列培训活动，让医护人员学会识别自身、患者及家属的情绪和压力，提升员工的自我调节能力，促进家庭和谐、职业满意，以及培训医护人员应对患者心理问题的基本技能。这些活动发挥了叙事医学的文化功能作用，体现医院对医护人员的关心和关爱，充分展示了医院人文关怀。

（二）推动医患共进的案例

在本次案例中，患者家属、护工、保安及急救车司机齐聚急诊科，分享医患故事。

[案例介绍]

2019 年 8 月 9 日，白求恩学堂走进急诊科，开展了一场别开生面的学习交流活动。本次活动邀请到了急诊就诊的患者家属、医务社工、志愿者、护工、急救车司机、工人、保安及保洁等急诊科各岗位的工作人员代表座谈交流，分享医患故事，剖析心路历程，从不同的角度就如何进一步提升急诊医疗服务水平进行诚恳、坦率的交流。急诊就诊的患者家属代表发言，就自己亲属在急诊科的就医过程现身说法，从患者家属角度提出对急诊科工作的期待。医护人员代表发言，讲述发生在身边的急诊故事，既有病情发展的曲折迂回、一波三折，又有感人至深的医患互动，彰显人文关怀理念。为提升急诊患者的就医感受，党委书记耿庆山书记提出"三服务一行动"理念，即社工服务、志愿者服务、承诺服务及"让患者少跑一趟"行动，创新急诊诊疗模式。急诊科引入社工服务后，为大量患者提供了指引服务、心理咨询及社区联动支持等服务。会上，医务社工分享了在急诊工作期间的相关事迹与工作内容。流动的白求恩学堂走进科室，为患者与科室医护人员、医疗支持岗位人员的深入交流提供了一个有效的平台，增进了多方的理解和互信。来自各方的不同声音为急诊科服务的改善提供了很好的建议。

　　叙事医学的三个焦点是医患关联性、共情和负面情感，三个要素是关注、再现和归属。举办医患叙事交流会的目的，就是以叙事医学为依托，通过倾听患者叙述、关注曾被忽视的情感因素以及再现患者叙述的经历，弥合医患双方在死亡、疾病情景、病因以及情感上的差异，以达到与患者共情、建立关联和归属关系，调动医护人员、患者和家属共同对抗疾病和疼痛的积极性，促进医患之间的相互理解，从而建立医患间的互信。医生倾听他们的主观感受、症状、怎么感觉不舒服，而不只是只有冷冰冰的各项检查数据。同时，通过医生叙事，使患者排解负面情绪，最终提高医疗质量，改善患者的治疗依从性和疗效。

　　护工、保安及急救车司机都是医院社区的组成部分。通过叙事，他们也增强了归属感和荣誉感。他们良好的服务也使患者进一步感受到医院为救治患者齐心协力的态度，推动了医患共建的落实。

（三）提升健康素养的案例

本期白求恩学堂的主题是让健康科普成为每一名医生的必修课。

[案例介绍]

2020年10月21日，白求恩学堂举办健康传播培训，由耿庆山书记主讲《让医生插上健康科普之翼》。根据疫情防控要求，活动采取线下加线上方式。我院实习生、住培生、专培生、进修生及各科通讯员等近200人到会。耿庆山教授首先引述了习近平总书记关于"科技创新、科学普及是实现创新发展的两翼，要把科学普及放在与科技创新同等重要的位置"的重要讲话，强调了健康科普工作的重要性和紧迫性。他的报告从"科普推动医学知识传播、科普彰显医学人文价值、科普塑造医学专业品牌"三个方面展开。他指出，健康科普与医学技术同等重要，因为医学是人学，医生与人打交道，与患者或者至少是亚健康的人群打交道。健康传播的目的就是预防疾病，促进健康，提高生活质量。健康信息的传播者要具备极高的综合素质，传递的健康信息必须经得起推敲，并且要增强互动性，做到情感共鸣和利益相关，才能真正吸引人。我们要学会用叙事医学的方法讲好故事，用患者听得懂的语言做好传播和沟通，要有同理心和同情心，要善于换位思考。如果我们的行动能让更多的医生重视这个问题，那么不仅会让患者受益，也会让医生本人得到更多的患者的关注。我院建立起具有学会性质的科普团队，加强科普队伍建设，培养科普尖兵，把科普工作提高到与医疗、科研工作同等重要的位置，加强多方合作，鼓励更多的医生到群众中去，推进健康知识普及行动，做出让公众能够看得懂、记得住的科普作品，打造医院、学科以及医生个人的"立体化"的科普品牌。

根据每年国家卫生健康委员会发布的数据,中国居民的健康素养水平虽然在不断提升,但总体水平不高,城乡差异明显,西部地区的健康素养低于东部及中部地区,年龄和文化水平对健康素养的影响较大,高龄及文化水平较低人群的健康素养水平较低。但是通过调查发现,在科普类型中,大众对健康医疗主题的关注度最高,对生命健康类的科学常识关注最多。医学科普是医学相关专业人员和社会温度的体现。成功的医学知识科普可以塑造公众正确的健康观念,增加对疾病的认识和了解,增加公众对创造科普作品的医生的信任。对医生来说,这也是一种莫大的成就感。从社会责任心出发,科普更是一种非常有价值的行为,对提高国民的健康素养有不可忽视的作用。用叙事医学的理念做好医学科普,发挥其导向功能,通过叙事能力了解患者(关注),通过共情和反思走进患者的心灵(再现),通过做有温度的事、说温暖的话,建立互信伙伴关系(归属)。

(四)培养职业精神的案例

弘扬白求恩精神,"重走白求恩之路"启动会。

[案例介绍]

2019 年 11 月 13 日下午,医院举办新一届总支书记、支部书记培训班——暨"重走白求恩之路"启动会。耿庆山书记做动员讲话,白求恩精神研究会马国庆副会长受邀出席并做专题报告。马国庆副会长通过讲述白求恩的故事阐述了白求恩精神。穿越历史,回忆白求恩同志的往昔,在艰难险阻的那个年代,白求恩为了挽救伤员,不辞辛劳地工作,并多次为中国八路军无偿献血,最后也为了他热爱的事业贡献出了自己的生命。在面对重大灾难时,医生需要义无反顾。在新的历史时期，一个国家的强大不仅体现在经济和军事上，更应当体现在文化和道德上。弘扬白求恩精神，是让我们在文化和道德方面更加强大起来，让白求恩精神真正成为医疗卫生事业高质量发展的精神力量。耿庆山书记为"重走白求恩之路"12个分队的队长授旗，标志着"重走白求恩之路"正式拉开序幕。新一届总支书记和支部书记将分批分次赴陕西延安、山西五台、河北唐县及石家庄等地"追寻红色足迹，重走白求恩之路"，通过实地参访白求恩同志当年生活和战斗过的地方，以场景式教学、圆桌式研讨和主题报告等多样化的红色教育，开展党务干部教育培训，弘扬白求恩精神，重温峥嵘岁月，传承红色基因，永保政治本色。

在2016年8月召开的全国卫生与健康大会上，习近平总书记用"敬佑生命、救死扶伤、甘于奉献、大爱无疆"来概括广大卫生与健康工作者的职业精神。职业精神属于深层精神文化，是医院的核心文化，其内涵包括人道情怀、关怀、同情、患者利益至上（患者知情同意、自主、获益、安全、无伤害）、利他、诚实及公正。医生首先要珍重生命。对生命的珍爱与敬重之情，医疗的救死扶伤与计生活动中的神圣体验（生命神圣、医者神圣、过程神圣、场所神圣），体现了卫生工作对公众生命权、生存权及健康权的充分认同与尊重，是救死扶伤职业姿态的原动力。职业精神的养成，不是技术教育的"教—练"模式，亦不是知识教育的"教—学"模式，而是人格养成的"化—育"模式。其价值养成不全是物理过程（知识垒砌、建构），而是生发过程（职业神圣与信仰的萌生、发育）。广东省人民医院开展"重走白求恩之路"，就是通过场所叙事、角色叙事、历史叙事和文学叙事，对白求恩这一历史人物形成"集体回忆"，将白求恩精神内化于心、外化于行，滋养新时代医护人员的职业精神。

（五）塑造医院形象的案例

本期白求恩学堂的主题是"让医学充满诗意，让生命踏歌而行"。

［案例介绍］

2019年6月28日下午，在我院和秋月诗社共同举办的白求恩学堂第179讲"让生命踏歌而行"诗歌朗诵会上，党员干部们合诵的《让生命踏歌而行》深情动人，传递了美好温馨的祝愿。医院领导及200余名医护人员参加了朗诵会。这次活动以文学艺术的形式吸纳社会各界的声音，架起卫生行业与社会大众的桥梁，进一步改善医疗服务，让患者舒心，让党和政府放心。本次诗歌朗诵会分为"不忘初心""勇担使命""生命如歌"及"大医精神"四个篇章，广东省人民医院广大党员干部和医护人员参加，并联合秋月诗社，通过优美且深情的诗歌朗诵，包括爱党、爱国诗歌，以及反映广大医护人员敬业爱岗、无私奉献、救死扶伤的诗歌作品朗诵，创新丰富"不忘初心、牢记使命"主题教育活动，提升教育活动的生动性和感染力，增强活动的意义和价值，让广大党员干部牢牢铭记"为中国人民谋幸福，为中华民族谋复兴"的初心和使命。来自医护工作一线的朗诵爱好者与广东朗诵艺术家、歌手同台，献上了一场文字和声音的盛宴，朗诵的作品有《生命的摆渡人——纪念孙家珍主任》《天使赞歌》《生命大营救——致敬"全国抗震救灾英雄集体"广东省人民医院白衣战士》等。两位广州著名诗人姚志彬、王晓超的诗歌佳作也在台上进行了演绎。诗歌诵道："医生本面对疾病、痛苦和无奈，但医生和医学本身又充满温情关怀，这样医学才充满诗意。"姚志彬认为，这样的教育形式效果更好，传播正能量，扩大了医院品牌形象。未来医院将在文化培养、医学人文、医者诗意和温情方面进行更多的投入。

医院形象，是指社会公众及医院成员对医院总体的印象和客观评价。通过文艺创作和诗歌叙事，挖掘典型人物的精神内涵，塑造真实、鲜活、立体的典型人物形象，使事实、主题意义和传播效果之间达成良性统一，让楷模精神回归叙事的合理位置，产生应有的示范和激励作用。围绕先进典型打造医疗服务品牌，使医护人员有可敬可学的榜样，群众切实感受到典型的力量和温度。良好的医院形象的树立是一种巨大的无形资产，它能使医院在提高知名度的同时获得良好的发展环境，有助于吸引患者，吸引高技术人员就聘，从而得到社会各界人士的认可。

参考文献

[1] 薛炜清.医院文化的内涵要义 [J].医学与哲学 , 1995, 16(9): 497-499.

[2] 王建敏，王香平，张国君，等.医院精神文化建设的理论研究与实践体会 [J].中国医院 , 2010, 14(7): 38-40.

[3] YOUNG L J, Kathleen FL, Kyung LM, et al. Hospital culture profiles for better performance in patient safety, patient satisfaction, Six Sigma, and lean implementation[J]. Intern J Produc Econy[J]. 2021, 234(1).

[4] 马晓洁 [J].医院文化建设的难点及其影响因素分析 [J].决策探索 (下), 2021, (01): 91-92.

[5] 陆建明，康小明.试论医院文化建设的理念和实践 [J].中国医院管理 , 2007, 27(3): 50-51.

[6] 常宇，田娟，雪娇.融媒时代医院文化品牌创建的策略建议 [J].学习月刊 , 2020, (07): 53-55.

[7] 武夏林，李乐，张念樵.依托医院文化建设的叙事医学发展模式探讨 [J].叙事医学 , 2020, 3(5): 320-321.

[8] 林巍，徐亚洲，谢娟，等.人文性医院建设实践与体会 [J].现代医院管理 , 2017, 15(02): 90-92.

[9] 王建敏."集体记忆"理论在医院精神文化构建中的应用 [J].解放军医院管理杂志 , 2019, 26(4): 392-395.

[10] 晋华，胡影萍.建立人文化管理机制，构建和谐医患关系 [J].现代医院管理 , 2007, (1): 5-6.

[11] 顾琦静，陆彩凤，顾斌，等 [J].文化品牌在医院文化传承与创新中的功能作用 : 以新华 TV 为例 [J].中国医院 , 2015, 19(1): 50-51.

[12] 刘贵浩，刘宏伟，郑卫平，等 [J].白求恩学堂在促进医院文化建设中的作用探索 [J].中国医院管理杂志 , 2021, 41(4): 89-93.